FÓRMULAS E CÁLCULOS DE
TERAPIA RESPIRATÓRIA

FÓRMULAS E CÁLCULOS DE
TERAPIA RESPIRATÓRIA

3ª edição

David W. Chang, EdD, RRT-NPS

Professor
Department of Cardiorespiratory Care
University of South Alabama
Mobile, Alabama

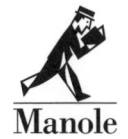

Manole

Título original em inglês: *Respiratory Care Calculations*, 3rd edition
Copyright © 2012 Cengage Learning (www.cengage.com).

Este livro contempla as regras do Acordo Ortográfico da Língua Portuguesa.

Editor-gestor: Walter Luiz Coutinho
Editora de traduções: Denise Yumi Chinem
Produção editorial: Priscila Pereira Mota Hidaka e Cláudia Lahr Tetzlaff
Assistência editorial: Gabriela Rocha Ribeiro e Vinicius Asevedo Vieira

Tradução e consultoria científica: Carlos Toufen Junior
　　　　Graduado em Medicina pela Faculdade de Medicina da Universidade de
　　　　São Paulo (FMUSP)
　　　　Especialista em Pneumologia pela Sociedade Brasileira de Pneumologia e
　　　　Tisiologia (SBPT)
　　　　Especialista em Terapia Intensiva pela Associação de Medicina Intensiva
　　　　Brasileira (AMIB)
　　　　Médico pneumologista da disciplina de pneumologia do Departamento
　　　　de Cardiopneumologia do InCor

Revisão de tradução e revisão de prova: Depto. editorial da Editora Manole
Adaptação de projeto gráfico e diagramação: Lara Editorial e Tkd Editoração Ltda.
Capa: Aline Shinzato da Silva
Editora de arte: Deborah Sayuri Takaishi

Dados Internacionais de Catalogação na Publicação (CIP)
(Câmara Brasileira do Livro, SP, Brasil)

Chang, David W.
　　Fórmulas e cálculos de terapia respiratória /
David W. Chang ; [tradução e consultoria
científica Carlos Toufen Junior]. -- Barueri,
SP : Manole, 2015.

Título original: Respiratory care calculations
3. ed. norte-americana.
Bibliografia.
ISBN 978-85-204-3712-4

1. Cálculos respiratórios 2. Matemática -
Instrução programada 3. Terapia respiratória -
Matemática 4. Testes de função pulmonar -
Matemática I. Título.

| 15-05806 | CDD-615.8360151 |
| | NLM-WF 100 |

Índices para catálogo sistemático:
1. Terapia respiratória : Fórmulas e cálculos :
Ciências médicas 615.8360151

Edição brasileira – 2015

Direitos em língua portuguesa adquiridos pela:
Editora Manole Ltda.
Av. Ceci, 672 – Tamboré
06460-120 – Barueri – SP – Brasil
Tel.: (11) 4196-6000
Fax: (11) 4196-6021
www.manole.com.br
info@manole.com.br

Impresso no Brasil
Printed in Brazil

Nota: Os autores, os editores e os distribuidores não se responsabilizam por quaisquer erros, omissões ou consequências decorrentes da aplicação das informações contidas nesta obra, e não dão garantia, expressa ou implícita, a respeito do conteúdo da publicação. Os autores, os editores e os distribuidores se eximem da responsabilidade de quaisquer lesões e/ou danos a pessoas ou propriedades em decorrência do uso desta publicação.

Dedicado a minha mãe, Tsung-yuin,
meu tio Jim e minha esposa, Bonnie

Sumário

Seção 3
Gráficos de ventilação mecânica   245

Seção 4
Estatística básica e cálculos   265

Seção 5
Respostas para questões de autoavaliação   285

Seção 6
Símbolos e abreviaturas   293

Seção 7
Unidades de medida   299

Lista de apêndices   309

Sumário dividido por área

Introdução

A proposta deste livro é apresentar uma clara e concisa fonte de referência para cálculos de terapia respiratória, direcionados para o uso em sala de aula, laboratório e na prática clínica, por estudantes e profissionais.

Equações relacionadas aos cuidados respiratórios são umas das mais importantes ferramentas que utilizamos direta ou indiretamente na prática clínica. Quando uma equação é corretamente calculada, os dados podem ser interpretados de modo que façam sentido, e os pacientes são beneficiados a partir da adequada aplicação dos dados clínicos.

Por que eu escrevi este livro?

Na primeira edição, o Dr. Donald F. Egan escreveu um prefácio sobre os dias pioneiros da *terapia inalatória*: "Naquela fase inicial de desenvolvimento, a maioria dos fisioterapeutas tinha receio da matemática, porém, felizmente, as habilidades aritméticas tinham pouca relevância no trabalho da maioria dos fisioterapeutas naquela época – situação muito diferente das necessidades atuais." O comentário do Dr. Egan, escrito em 1994, certamente ainda é relevante. Acredito sinceramente que os fisioterapeutas respiratórios continuarão buscando excelência na forma correta de calcular e aplicar os dados clínicos.

Novidades da terceira edição

- Três novos cálculos: pressão de perfusão cerebral, dose AD/DPI e ajuste do nível de pressão de suporte.
- Atualização de todas as questões de autoavaliação com base no formato do exame norte-americano "National Board of Respiratory Care" (NBRC).
- Uma nova seção relacionada aos gráficos de ventilação fornece ilustrações detalhadas da maioria dos gráficos com ondas normais, bem como ondas anormais, resultantes da mudança das condições do paciente/ventilador.
- Mais que o dobro do número de apêndices da edição anterior, com maior número de referências.
- Quantidade maior de exercícios com cálculos e exemplos.

Organização

A organização deste livro representa o formato mais didático e de fácil utilização disponível no mercado. Antes da introdução dos cálculos respiratórios vem a **Seção 1**: *Revisão das funções matemáticas básicas*. Esta revisão de habilidades e conceitos matemáticos serve para assegurar o correto uso dos números e variáveis de uma equação.

Os cálculos respiratórios são apresentados na **Seção 2**. Para leitores que buscam cálculos baseados em tópicos, há uma abrangente lista de cálculos dividida por área no sumário. No total, há 85 cálculos úteis neste livro.

Seção 3: Os gráficos de ventilação mecânica têm 26 diferentes ilustrações que avaliam ondas de volume-tempo a fluxo-volume. **Seção 4**: *Estatística básica e cálculos* – uma seção bastante útil para educadores e estudantes. **Seção 5**: *Respostas para questões de autoavaliação*. A **Seção 6** fornece os símbolos e abreviaturas comumente utilizados no cuidado respiratório. **Seção 7**: *Unidades de medida* – permite que o leitor realize conversões comuns entre diferentes unidades de medida. Ao final do livro, disponibilizamos 34 apêndices que abordam tópicos clínicos que vão desde *Valores anatômicos para crianças e adultos* até *Critérios de desmame*.

Características

Cada cálculo é apresentado com a **equação** seguida por **valores normais**, **exemplos** e **exercícios**. **Referências** são fornecidas em cada seção de cálculo para aprofundar os estudos. Informações complementares e **notas** clínicas aparecem na margem para fornecer explicações adicionais ou tornar a equação mais clara. Questões de autoavaliação, no formato NBRC, podem ser encontradas no final de cada cálculo para melhorar e reforçar o aprendizado e a fixação das informações. As **respostas** para essas questões são listadas na Seção 5 do livro. Com essa ampla abordagem dos cálculos no cuidado respiratório e a extensa fonte de aprendizado disponível, os leitores descobrirão neste livro uma fonte útil no preparo para a prática clínica e em laboratório.

Sobre o autor

David W. Chang, EdD, RRT-NPS, é professor de terapia cardiorrespiratória na University of South Alabama em Mobile, Alabama, EUA. Em seus anos de carreira, tem contribuído com seus conhecimentos para a American Association for Respiratory Care, a Commission on Accreditation for Respiratory Care e o National Board for Respiratory Care. O Dr. Chang escreveu também o livro *Clinical Application of Mechanical Ventilation* e criou o site rtexam.com (em inglês). Ele pode ser contatado pelo e-mail dchang@usouthal.edu.

Agradecimentos

Gostaria de agradecer meus colegas por seus esforços em revisar o texto durante diferentes estágios da produção desta obra. Eles fizeram correções importantes, comentários e sugestões relevantes. A terceira edição deste livro não teria sido aperfeiçoada sem a ajuda dessas pessoas. Minha profunda gratidão a:

Cynthia Annable, RRT-NPS, RPFT
Respiratory Therapy Program Director
Lake Superior College, Duluth, Minnesota

Dana Boomershine, BS, RRT
Program Coordinator of Respiratory Care
Trinity College of Nursing and Health Sciences
Rock Island, Illinosis

Lisa Conry, MA, RRT
Director of Clinical Education
Spartanburg Community College
Spartanburg, South Carolina

Rebecca Jeffs, DOM, RRT, RCP
Respiratory Therapy Program Director
Santa Fe Community College, Santa Fe, New Mexico

Lori Johnston, MEd, RRT
Director of Respiratory Care
Carrington College, Las Vegas, Nevada

J. K. LeJeune, MS, RRT, CPFT
Director of Respiratory Education
University of Arkansas Community College
Hope, Arkansas

Beth A. Zickefoose, BS, RRT-NPS, RPFT
Director of Clinical Education
Sinclair Community College, Dayton, Ohio

Publicar um livro envolve muitas etapas que exigem esforço, desde a concepção do conteúdo à edição e impressão. Os membros da equipe da Delmar, Cengage Learning e S4 Carlisle Publishing Services tornaram meu trabalho menos árduo ao longo de todo o processo. Eu não conseguiria descrever como cada um deles auxiliou em todos os detalhes necessários para a produção da terceira edição de *Fórmulas e cálculos de terapia respiratória*. Por cada esforço diligente individual agradeço:

Tari Broderick
Senior Acquisitions Editor

Meghan E. Orvis
Associate Product Manager

Andrea Majot
Senior Content Project Manager

Nicole Manikas
Editorial Assistant

Allison Frank Esposito
Copy Editor

1

Revisão das funções matemáticas básicas

Revisão das funções matemáticas básicas

1. Adição de números decimais.
   Nota: Alinhar adequadamente os decimais.

   Exemplo $43,45 + 10,311 + 0,25 = 54,011$

   $$
   \begin{array}{r}
   43,45 \\
   10,311 \\
   + \ 0,25 \\
   \hline
   54,011
   \end{array}
   $$

2. Subtração de números decimais.
   Nota: Alinhar adequadamente os decimais.

   Exemplo $198,24 - 40,015 = 158,225$

   $$
   \begin{array}{r}
   198,24 \\
   - \ 40,015 \\
   \hline
   158,225
   \end{array}
   $$

3. Multiplicação de números decimais.
   Nota: Contar os dígitos da parte decimal dos números e colocar adequadamente o decimal na resposta.

   Exemplo $50,6 \times 0,002 = 0,1012$ pode ser resolvido da seguinte maneira:

   $$
   \begin{array}{r}
   506 \\
   \times \ \ \ 2 \\
   \hline
   1.012
   \end{array}
   $$

   Há um total de 4 dígitos decimais nos números (1 em 50,6 + 3 em 0,002). O decimal no produto 1.012 vem após o 2 (1.012 = 1.012,0); movendo-o 4 posições para a esquerda, a resposta observada é 0,1012.

4. Divisão de números decimais.

   Terminologia: $\dfrac{\text{Dividendo}}{\text{Divisor}} = \text{Resposta}$

   Passo 1. Contar e comparar o número de dígitos da parte decimal do dividendo e depois da parte decimal do divisor.

   Passo 2. Mover as vírgulas dos decimais do dividendo e do divisor para a direita de modo que eles se tornem números inteiros. Lembrar de mover a vírgula com o mesmo número de posições para a direita tanto no dividendo como no divisor.

Exemplo

$$\frac{0,68}{3,4} \text{ pode ser escrito como } \frac{68}{340} = 0,2$$

Mover a vírgula duas posições para a direita no dividendo e no divisor (0,68 é modificado para 68 e 3,4 é modificado para 340).

Exemplo

$$\frac{2,4}{0,006} \text{ pode ser escrito como } \frac{2.400}{6} = 400$$

Mover as vírgulas três posições para a direita no dividendo e no divisor (2,4 é transformado em 2.400 e 0,006 é modificado para 6).

5. Adição/subtração e multiplicação/divisão.
   Nota: Realizar a multiplicação/divisão **antes** da adição/subtração.

Exemplo 1

$$12 \times 6 - 2 = (12 \times 6) - 2$$
$$= 72 - 2$$
$$= 70$$

Exemplo 2

$$116 - \frac{455}{5} = 116 - \left(\frac{455}{5}\right)$$
$$= 116 - 91$$
$$= 25$$

6. Parênteses.
   Nota: Realizar o cálculo com parênteses na ordem ( ), [ ] e { }.

Exemplo 1

$$12 \times (6 - 2) = 12 \times 4$$
$$= 48$$

Exemplo 2

$$194 - \{[20 \times (9 - 5)] + 14\} = 194 - \{[20 \times 4] + 14\}$$
$$= 194 - \{80 + 14\}$$
$$= 194 - 94$$
$$= 100$$

7. Razão.
   Nota: Uma razão compara duas quantidades ou medidas relacionadas. Ela é geralmente expressa na forma 1:2, como na relação I:E.

Exemplo 1

Relação I:E de 1:2 significa que a fase expiratória (E) é duas vezes mais longa que a fase inspiratória (I). Uma razão não é dimensionável: ela não inclui unidades como segundos ou polegadas. Uma relação I:E de 1:2 pode significar que o tempo inspiratório (tempo I) é 1 segundo e o tempo expiratório (tempo E) é 2 segundos, ou o tempo I é 2 segundos e o tempo E é 4 segundos.

Exemplo 2

Relação I:E inversa significa que a fase inspiratória é duas vezes mais longa que a fase expiratória.

Exemplo 3   Razão oxigênio:ar de 1:4 significa que 1 parte de oxigênio é combinada com 4 partes de ar.

8. Porcentagem.
   Nota: A porcentagem expressa um valor em partes de 100. Ela é escrita na forma de 65% ou 0,65, como na F_IO_2.

Exemplo 1   Um *shunt* intrapulmonar de 15% significa que 15 de 100 unidades de perfusão não fazem parte da troca gasosa.

Exemplo 2   Um conteúdo arterial de oxigênio de 21 vol% significa que 21 de 100 unidades de sangue arterial são saturadas com oxigênio.

9. Relação de X e Y na equação $A = \dfrac{X^*}{Y}$.
   [Quando A é constante, X e Y estão diretamente relacionados]

Exemplo 1 $$Resistência = \frac{Variação\ de\ pressão\ (\Delta P)}{Fluxo}$$

Quando a resistência das vias aéreas é constante, um **aumento** na variação de pressão gera um fluxo **aumentado**. Por outro lado, uma **redução** na variação de pressão produz um fluxo **menor**.

Exemplo 2 $$Complacência = \frac{Variação\ de\ volume\ (\Delta V)}{Variação\ de\ pressão\ (\Delta P)}$$

Quando a complacência é constante, um **aumento** na variação de pressão gera um **maior** volume pulmonar. Da mesma forma, uma **redução** na pressão **reduz** o volume pulmonar.

10. Relação de A e X na equação $A = \dfrac{X}{Y}$.
    [Quando Y é constante, A e X estão diretamente relacionados]

Exemplo 1 $$Resistência = \frac{Variação\ de\ pressão\ (\Delta P)}{Fluxo}$$

A fim de manter um fluxo constante, um **aumento** na variação de pressão é necessário para compensar uma resistência **maior**. Se a resistência **diminui**, **menos** pressão é necessária para manter um fluxo constante.

Exemplo 2 $$Complacência = \frac{Variação\ de\ volume\ (\Delta V)}{Variação\ de\ pressão\ (\Delta P)}$$

Quando um pico de pressão inspiratória é usado em um ventilador no modo pressão limitada (p. ex., IPPB), o volume distribuído é **aumentado** na presença de **maior** complacência. Por outro lado, o volume distribuído por um ventilador de pressão limitada é **reduzido** com **baixa** complacência.

---

* $A = \dfrac{X}{Y}$ pode ser escrito como $X = AY$ ou $Y = \dfrac{X}{A}$. Quando dois dos três valores são conhecidos, o terceiro pode ser calculado.

11. Relação de A e Y na equação $A = \dfrac{X}{Y}$.

[Quando X é constante, A e Y estão inversamente relacionados]

Exemplo 1

$$\text{Resistência} = \frac{\text{Variação de pressão } (\Delta P)}{\text{Fluxo}}$$

Na presença de uma resistência das vias aéreas **aumentada**, o fluxo para os pulmões é **reduzido** se a pressão (trabalho da respiração ou trabalho do ventilador) permanecer constante. Por outro lado, com a **redução** na resistência das vias aéreas, o fluxo de ar para os pulmões é **aumentado** com pressão constante (trabalho da respiração ou trabalho do ventilador).

Exemplo 2

$$\text{Complacência} = \frac{\text{Variação de volume } (\Delta V)}{\text{Variação de pressão } (\Delta P)}$$

Durante a ventilação controlada a volume, o pico de pressão inspiratória do ventilador **aumenta** na presença de **reduzida** complacência. Com a **melhora** (**aumento**) da complacência, a pressão inspiratória **diminui**.

12. Relação de A,B e X,Y na equação $\dfrac{A}{B} = \dfrac{X}{Y}$ [mesmo que AY = BX].

[A ou Y é diretamente relacionado com B ou X. A e Y são inversamente relacionados um com o outro.]

[B ou X é diretamente relacionado com A ou Y. B e X são inversamente relacionados um com o outro.]

2

Fórmulas e cálculos de terapia respiratória

1

Resistência das vias aéreas: estimada (R_{aw})

Notas

Esta equação estima a resistência das vias aéreas de um paciente intubado em um ventilador a volume. (PPI-$P_{platô}$) representa o gradiente de pressão na presença de fluxo.

Em ventiladores com fluxo constante, o fluxo inspiratório pode ser usado nesta equação. Senão, um pneumotacógrafo pode ser necessário para medir o fluxo inspiratório no PPI. O fluxo em L/min deve primeiro ser convertido para L/s, dividindo-se L/min por 60. Por exemplo:

$$40 \text{ L/min} = \frac{40 \text{ (L/min)}}{60}$$
$$= 0,67 \text{ L/s}$$

Algumas condições levam ao aumento da resistência das vias aéreas, incluindo broncoespasmo, retenção de secreções e uso de tubo endotraqueal ou de traqueostomia de calibre reduzido. Esses aumentos na resistência das vias aéreas podem ser minimizados utilizando broncodilatadores para broncoespasmo, sucção frequente de secreções retidas e o maior tubo endotraqueal ou de traqueostomia apropriado.

Equação

$$R_{aw} = \frac{\left(PPI - P_{platô}\right)^*}{\text{Fluxo}}$$

R_{aw} : Resistência das vias aéreas em cmH$_2$O/L/s
PPI : Pico de pressão inspiratória em cmH$_2$O
$P_{platô}$: Pressão de platô em cmH$_2$O (pressão estática)
Fluxo : Fluxo em L/s

Valores normais

0,6 a 2,4 cmH$_2$O/L/s em um fluxo de 0,5 L/s (30 L/min). Se o paciente estiver intubado, use várias medidas para estabelecer uma tendência.

Exemplo

Calcule a resistência estimada das vias aéreas para um paciente cujo pico de pressão inspiratória é 25 cmH$_2$O e cuja pressão de platô é 10 cmH$_2$O. O fluxo ajustado no ventilador é de 60 L/min (1 L/s).

$$R_{aw} = \frac{\left(PPI - P_{platô}\right)}{\text{Fluxo}}$$
$$= \frac{\left(25 - 10\right)}{1}$$
$$= \frac{15}{1}$$
$$= 15 \text{ cmH}_2\text{O/L/s}$$

Exercício

Dados: Pico de pressão inspiratória = 45 cmH$_2$O
Pressão de platô = 35 cmH$_2$O
Fluxo inspiratório = 50 L/min (0,83 L/s)

Calcule a resistência estimada das vias aéreas.
[Resposta: R_{aw} = 12 cmH$_2$O/L/s]

Referência

Wilkins (2).

* Em pacientes não intubados, uma pletismografia de corpo inteiro deve ser realizada para calcular e medir a resistência das vias aéreas por:
$$R_{aw} = \frac{\left(P_{ava} - P_{alv}\right)}{\text{Fluxo}}$$, em que P_{ava} é a pressão na abertura das vias aéreas e P_{alv} é a pressão alveolar.

Questões de autoavaliação

1a. Quando o modo de ventilação controlada a volume é usado, o gradiente $(PPI - P_{platô})$ está diretamente relacionado a:

(A) resistência da via aérea do paciente.

(B) frequência.

(C) F_IO_2.

(D) complacência pulmonar do paciente.

1b. Calcule a resistência das vias aéreas estimada ($R_{aw_{est}}$) para um paciente cujo pico de pressão inspiratória é 60 cmH_2O e a pressão de platô é de 40 cmH_2O. O fluxo do ventilador foi ajustado em 60 L/min (1 L/s).

(A) 10 cmH_2O/L/s

(B) 20 cmH_2O/L/s

(C) 50 cmH_2O/L/s

(D) 100 cmH_2O/L/s

1c. Dados: PPI = 60 cmH_2O, $P_{platô}$ = 40 cmH_2O, PEEP = 10 cmH_2O. Calcule a R_{aw} estimada para um fluxo constante de 50 L/min (0,83 L/s).

(A) 20 cmH_2O/L/s

(B) 24 cmH_2O/L/s

(C) 28 cmH_2O/L/s

(D) 32 cmH_2O/L/s

2

Diferença alveoloarterial de oxigênio $[P(A - a)O_2]$

Notas

O valor de $P(A - a)O_2$ (também conhecido como gradiente A – a) pode ser usado para estimar (1) o grau de hipoxemia e (2) o grau de *shunt* fisiológico. Ele é derivado da equação do *shunt*, menos utilizada:

$$\frac{Q_s}{Q_T} = \frac{(P_AO_2 - P_aO_2) \times 0{,}003}{(C_aO_2 - C_{\bar{v}}O_2) + (P_AO_2 - P_aO_2) \times 0{,}003}$$

A $P(A - a)O_2$ está aumentada quando a hipoxemia resulta de um distúrbio $\frac{V}{Q}$, alteração na difusão ou *shunt*. Na ausência de uma doença cardiopulmonar, ela aumenta com a idade.

Equação

$$P(A - a)O_2 = P_AO_2 - P_aO_2$$

$P(A - a)O_2$: Diferença alveoloarterial de oxigênio em mmHg

P_AO_2 : Pressão parcial de oxigênio alveolar em mmHg*

P_aO_2 : Pressão parcial de oxigênio arterial em mmHg

Valores normais

(1) Em ar ambiente, a $P(A - a)O_2$ deve ser menos do que 4 mmHg para cada 10 anos em idade. Por exemplo, a $P(A - a)O_2$ deve ser menor que 24 mmHg para um paciente de 60 anos de idade.

(2) Com 100% de oxigênio, cada diferença de 50 mmHg na $P(A - a)O_2$ representa um *shunt* de aproximadamente 2%.

Exemplo 1

Dados: P_AO_2 = 100 mmHg
P_aO_2 = 85 mmHg
F_IO_2 = 21%
Idade do paciente = 40 anos.

Calcule a $P(A - a)O_2$. O valor é anormal para o paciente?

$$\begin{aligned} P(A - a)O_2 &= P_AO_2 - P_aO_2 \\ &= (100 - 85)\,mmHg \\ &= 15\,mmHg \end{aligned}$$

A $P(A - a)O_2$ de 15 mmHg é normal para um paciente de 40 anos de idade.

Exemplo 2

Dados: P_AO_2 = 660 mmHg
P_aO_2 = 360 mmHg
F_IO_2 = 100%

Calcule a $P(A - a)O_2$. Qual é o *shunt* fisiológico estimado em porcentagem?

$$\begin{aligned} P(A - a)O_2 &= P_AO_2 - P_aO_2 \\ &= (660 - 360)\,mmHg \\ &= 300\,mmHg \end{aligned}$$

*Ver pressão parcial de oxigênio alveolar (P_AO_2) para o cálculo da P_AO_2.

Como cada diferença de 50 mmHg na $P(A-a)O_2$ corresponde a aproximadamente 2% de *shunt*, estima-se que uma diferença na $P(A-a)O_2$ de 300 mmHg corresponda a 12% de *shunt*.

$$50 \text{ mmHg} = 2\%$$

$$\frac{50 \text{ mmHg}}{300 \text{ mmHg}} = \frac{2\%}{x\%}$$

$$x = \frac{2 \times 300}{50}\%$$

$$= \frac{600}{50}\%$$

$$= 12\%$$

Exercício 1

Dados: P_AO_2 = 93 mmHg
P_aO_2 = 60 mmHg
F_IO_2 = 21%
Idade do paciente = 65 anos
Calcule a $P(A-a)O_2$.
Considerando a idade do paciente, a $P(A-a)O_2$ é normal ou anormal?

[Resposta: $P(A-a)O_2$ = 33 mmHg. Ela é anormal porque 33 mmHg é mais que 26 mmHg, a diferença permitida para a idade do paciente.]

Exercício 2

Dados: P_AO_2 = 646 mmHg
P_aO_2 = 397 mmHg
F_IO_2 = 100%
Calcule a $P(A-a)O_2$ e estime a porcentagem de *shunt* fisiológico.

[Resposta: $P(A-a)O_2$ = 249 mmHg. O *shunt* estimado é 10% porque, a cada 50 mmHg, a diferença na $P(A-a)O_2$ representa cerca de 2% de *shunt*:

$$50 \text{ mmHg} = 2\%$$

$$\frac{50 \text{ mmHg}}{249 \text{ mmHg}} = \frac{2\%}{x\%}$$

$$x = \frac{2 \times 249}{50}\%$$

$$= \frac{498}{50}\%$$

$$= 9,96\% \text{ ou } 10\%]$$

Referências

Shapiro; Wilkins (2).

Ver

Razão de pressão arterioalveolar de oxigênio (a/A).

Questões de autoavaliação

2a. Dados os seguintes valores em ar ambiente: $P_AO_2 = 105$ mmHg, $P_aO_2 = 70$ mmHg, qual é a $P(A - a)O_2$? Esse valor é normal para um homem de 70 anos de idade?

(A) 70 mmHg; normal
(B) 70 mmHg; anormal
(C) 35 mmHg; normal
(D) 35 mmHg; anormal

2b. Se a P_aO_2 de um paciente é 70 mmHg e a $P(A - a)O_2$ é 30 mmHg, qual é a P_AO_2?

(A) 30 mmHg
(B) 40 mmHg
(C) 70 mmHg
(D) 100 mmHg

2c. Dados: $P_AO_2 = 638$ mmHg, $P_aO_2 = 240$ mmHg, $F_IO_2 = 100\%$. Qual é a $P(A - a)O_2$ calculada e o *shunt* fisiológico estimado?

(A) 240 mmHg; 12%
(B) 240 mmHg; 16%
(C) 398 mmHg; 16%
(D) 398 mmHg; 22%

2d. Um paciente tem P_aO_2 de 540 mmHg com 100% de oxigênio. Se a P_AO_2 é 642 mmHg, qual é a diferença alveoloarterial de oxigênio? Qual o *shunt* estimado baseado nesta diferença?

(A) 102 mmHg; 2%
(B) 102 mmHg; 4%
(C) 540 mmHg; 4%
(D) 540 mmHg; 8%

3

Pressão parcial de oxigênio alveolar (P_AO_2)

Notas

A P_AO_2 é principalmente usada para outros cálculos, como a diferença alveoloarterial de oxigênio (gradiente A – a) e a razão da pressão arterioalveolar de oxigênio (a/A). O valor da P_AO_2 é diretamente proporcional ao da F_IO_2. Sob condições normais, maior F_IO_2 leva a um maior valor de P_AO_2 e vice-versa.

Equação

$$P_AO_2 = (P_B - P_{H_2O}) \times F_IO_2 - (P_aCO_2 \times 1,25)^*$$

P_AO_2 : Pressão parcial de oxigênio alveolar em mmHg

P_B : Pressão barométrica em mmHg

P_{H_2O} : Pressão de vapor de água, 47 mmHg saturada em 37°C

F_IO_2 : Fração inspirada de oxigênio em porcentagem

P_aCO_2 : Pressão parcial de dióxido de carbono arterial em mmHg

$1,25$: $\dfrac{1}{0,8} \left(\dfrac{1}{\text{Quociente respiratório normal}} \right)$

*Essa razão é omitida quando a F_IO_2 é maior que 60%.

Valores normais

Os valores normais variam de acordo com a F_IO_2.

Exemplo

Dados: P_B = 760 mmHg

P_{H_2O} = 47 mmHg

F_IO_2 = 40% ou 0,4

P_aCO_2 = 30 mmHg

P_AO_2 = $(P_B - P_{H_2O}) \times F_IO_2 - (P_aCO_2 \times 1,25)$

= $(760 - 47) \times 0,4 - (30 \times 1,25)$

= $713 \times 0,4 - 37,5$

= $285,2 - 37,5$

= 247,7 ou 248 mmHg

Exercício

Dados: P_B = 750 mmHg

P_{H_2O} = 47 mmHg

F_IO_2 = 50% ou 0,5

P_aCO_2 = 40 mmHg

*Modificado de: $P_AO_2 = (P_B - P_{H_2O}) \times F_IO_2 - P_aCO_2 \times$

$[F_IO_2 + \dfrac{(1 - F_IO_2)}{R}]$, em que R é o quociente respiratório, normalmente 0,8.

Calcule a P_AO_2.

[Resposta: P_AO_2 = 301,5 ou 302 mmHg]

Referências   Shapiro (1); Wilkins (2).

Ver   Apêndice X, P_AO_2 a uma F_IO_2 selecionada; Apêndice Y, Pressão parcial (em mmHg) dos gases no ar, alvéolo e sangue.

Questões de autoavaliação

3a. Qual das seguintes é a equação clínica para calcular a pressão parcial de oxigênio no alvéolo?

(A) $P_AO_2 = (P_B - P_{H_2O}) \times F_IO_2 - (P_aCO_2 \times 1{,}25)$
(B) $P_AO_2 = (P_B - P_{H_2O}) \times F_IO_2$
(C) $P_AO_2 = (P_B \times F_IO_2) - (P_aCO_2 - P_{H_2O})$
(D) $P_AO_2 = (P_B \times F_IO_2) - P_{H_2O}$

3b. Dados: P_B = 760 mmHg, P_{H_2O} = 47 mmHg, F_IO_2 = 0,7 e P_aCO_2 = 50 mmHg, o valor de P_AO_2 é aproximadamente (não use o quociente respiratório na equação porque a F_IO_2 é maior que 60%):

(A) 403 mmHg
(B) 417 mmHg
(C) 428 mmHg
(D) 449 mmHg

3c. Calcule a pressão parcial de oxigênio alveolar (P_AO_2), dados os seguintes valores: P_B = 750 mmHg, P_{H_2O} = 47 mmHg, F_IO_2 = 30% ou 0,3 e P_aCO_2 = 40 mmHg.

(A) 30 mmHg
(B) 100 mmHg
(C) 161 mmHg
(D) 170 mmHg

3d. Dados: P_B = 760 mmHg, P_{H_2O} = 47 mmHg, F_IO_2 = 70% ou 0,7 e P_aCO_2 = 40 mmHg, qual é o valor da pressão parcial de oxigênio alveolar (P_AO_2)? (Não use o quociente respiratório na equação porque a F_IO_2 é maior que 60%.)

(A) 70 mmHg
(B) 100 mmHg
(C) 449 mmHg
(D) 459 mmHg

Capítulo

4

Hiato aniônico

Notas

O hiato aniônico (*anion gap*) ajuda a avaliar o balanço eletrolítico entre cátions e ânions no líquido extracelular. O potássio não é incluído no cálculo, pois ele contribui pouco para a concentração de cátion extracelular. Se o potássio fosse incluído na equação, o valor normal seria de 15 a 20 mEq/L.

A acidose metabólica na presença de um *hiato aniônico normal* é geralmente causada por uma perda de base. Conhecida como acidose metabólica hiperclorêmica, essa condição é assim denominada pois, geralmente, está relacionada à perda de HCO_3^- e ao acúmulo de íons cloro.

A acidose metabólica na presença de um *hiato aniônico aumentado* é geralmente resultado de um aumento de ácidos fixos. Esses ácidos podem ser produzidos (p. ex., na insuficiência renal, cetoacidose diabética e acidose lática) ou eles podem ser de origem externa (p. ex., envenenamento por salicilatos, metanol e etilenoglicol).

Terapia com fluidos e eletrólitos é indicada quando há um hiato aniônico significativo (> 16 mEq/L).

Equação

Hiato aniônico = $Na^+ - (Cl^- + HCO_3^-)$
Na^+ : Concentração de sódio sérico em mEq/L
Cl^- : Concentração de cloro sérico em mEq/L
HCO_3^- : Concentração de bicarbonato sérico em mEq/L

Valores normais

10 a 14 mEq/L
15 a 20 mEq/L, se o potássio (K^+) for incluído na equação

Exemplo

Dados: Na^+ = 140 mEq/L
Cl^- = 105 mEq/L
HCO_3^- = 22 mEq/L
Calcule o hiato aniônico.
Hiato aniônico = $Na^+ - (Cl^- + HCO_3^-)$
= $140 - (105 + 22)$
= $140 - 127$
= 13 mEq/L

Exercício

Dados: Na^+ = 130 mEq/L
Cl^- = 92 mEq/L
HCO_3^- = 20 mEq/L
Qual o hiato aniônico calculado?

[Resposta: Hiato aniônico = 18 mEq/L]

Referência

Wilkins (1).

Ver

Apêndice J, Concentração de eletrólitos no plasma.

Questões de autoavaliação

4a. Um médico pede ao fisioterapeuta para avaliar o balanço eletrolítico do paciente. O fisioterapeuta deve usar o seguinte conjunto de eletrólitos para calcular o hiato aniônico:

(A) Na^+, H^+, Cl^-, HCO_3^-

(B) Na^+, K^+, HCO_3^-

(C) Na^+, Cl^-, HCO_3^-

(D) Na^+, Ca^{++}, Cl^-, HCO_3^-

4b. Dados: Na^+ = 138 mEq/L, Cl^- = 102 mEq/L, HCO_3^- = 25 mEq/L. Calcule o hiato aniônico.

(A) 36 mEq/L

(B) 25 mEq/L

(C) 12 mEq/L

(D) 11 mEq/L

4c. Dados: Na^+ = 135 mEq/L, Cl^- = 96 mEq/L, HCO_3^- = 22 mEq/L, qual é o hiato aniônico calculado?

(A) 15 mEq/L

(B) 17 mEq/L

(C) 20 mEq/L

(D) 22 mEq/L

4d. A acidose metabólica com um hiato aniônico normal é tipicamente causada por:

(A) ganho de ácido.

(B) ganho de base.

(C) perda de ácido.

(D) perda de base.

4e. A acidose metabólica com um hiato aniônico aumentado é geralmente resultado de:

(A) ácido fixo aumentado.

(B) base fixa aumentada.

(C) ácido fixo reduzido.

(D) base fixa reduzida.

5

Razão de pressão arterioalveolar de oxigênio (a/A)

Notas

A razão a/A é um indicador de eficiência do transporte de oxigênio. Uma baixa razão a/A reflete distúrbio de ventilação/perfusão (V/Q), alteração de difusão ou *shunt*.

Essa razão é geralmente usada para calcular a F_IO_2 aproximada necessária para obter uma P_aO_2 desejada.

Equação

$$Razão\ a/A = \frac{P_aO_2}{P_AO_2}$$

Razão a/A: Razão de pressão arterioalveolar de oxigênio em porcentagem
P_aO_2 : Pressão parcial de oxigênio arterial em mmHg
P_AO_2 : Pressão parcial de oxigênio alveolar em mmHg*

Valores normais

> 60%

Exemplo

Calcule a razão a/A se a P_aO_2 = 100 mmHg e a P_AO_2 = 248 mmHg.

$$Razão\ a/A = \frac{P_aO_2}{P_AO_2}$$
$$= \frac{100}{248}$$
$$= 0,403\ ou\ 40\%$$

Exercício

Dados: P_AO_2 = 320 mmHg
        P_aO_2 = 112 mmHg
Calcule a razão a/A.

[Resposta: Razão a/A = 0,35 ou 35%]

Referência

Wilkins (2).

Ver

Diferença alveoloarterial de oxigênio: $P(A-a)O_2$; F_IO_2 necessária para uma P_aO_2 desejada.

*Ver pressão parcial de oxigênio alveolar (P_AO_2) para o cálculo da P_AO_2.

Questões de autoavaliação

5a. Calcule a razão a/A considerando a $P_aO_2 = 80$ mmHg e a $P_AO_2 = 170$ mmHg.

(A) 47%

(B) 80%

(C) 21%

(D) 210%

5b. Dados: $P_AO_2 = 210$ mmHg, $P_aO_2 = 45$ mmHg, calcule a razão a/A:

(A) 12%

(B) 21%

(C) 30%

(D) 47%

5c. Distúrbios na ventilação e perfusão podem levar a um(a):

(A) aumento na P_aO_2.

(B) aumento na P_AO_2.

(C) redução na razão a/A.

(D) aumento na razão a/A.

5d. No cálculo da razão a/A, a P_AO_2 é:

(A) determinada pela ventilação.

(B) determinada pela perfusão.

(C) um valor calculado.

(D) geralmente menor que a P_aO_2.

6

Diferença arteriovenosa de oxigênio $[C(a-\bar{v})O_2]$

Notas

Medidas da diferença arteriovenosa de oxigênio $[C(a-\bar{v})O_2]$ são úteis na avaliação de mudanças no consumo de oxigênio e débito cardíaco. Sob condições de consumo de oxigênio e débito cardíaco normais, cerca de 25% do oxigênio disponível é usado no metabolismo dos tecidos. Portanto, uma $C(a-\bar{v})O_2$ de 5 vol% (C_aO_2 20 vol%–$C_{\bar{v}}O_2$ 15 vol%) reflete uma relação balanceada entre consumo de oxigênio e débito cardíaco (Fig. 2.1).

De acordo com a equação de débito cardíaco (método de Fick estimado):

$$\dot{Q}_T = \frac{\dot{V}O_2}{[C(a-\bar{v})O_2]}$$

a diferença arteriovenosa de oxigênio $[C(a-\bar{v})O_2]$ está diretamente relacionada ao consumo de oxigênio ($\dot{V}O_2$) e inversamente relacionada ao débito cardíaco ($\dot{Q}_T$).

Relação da $C(a-\bar{v})O_2$ e o consumo de oxigênio

Se o *débito cardíaco* permanece constante ou é incapaz de compensar a hipóxia, um aumento no consumo de oxigênio (taxa metabólica) causará um aumento na $C(a-\bar{v})O_2$. Uma redução no consumo de oxigênio causará uma redução na $C(a-\bar{v})O_2$.

Equação

$$C\left(a-\bar{v}\right)O_2 = C_aO_2 - C_{\bar{v}}O_2$$

$C\left(a-\bar{v}\right)O_2$: Diferença arteriovenosa de oxigênio em vol%

C_aO_2 : Conteúdo arterial de oxigênio em vol%

$C_{\bar{v}}O_2$: Conteúdo venoso misto de oxigênio em vol%

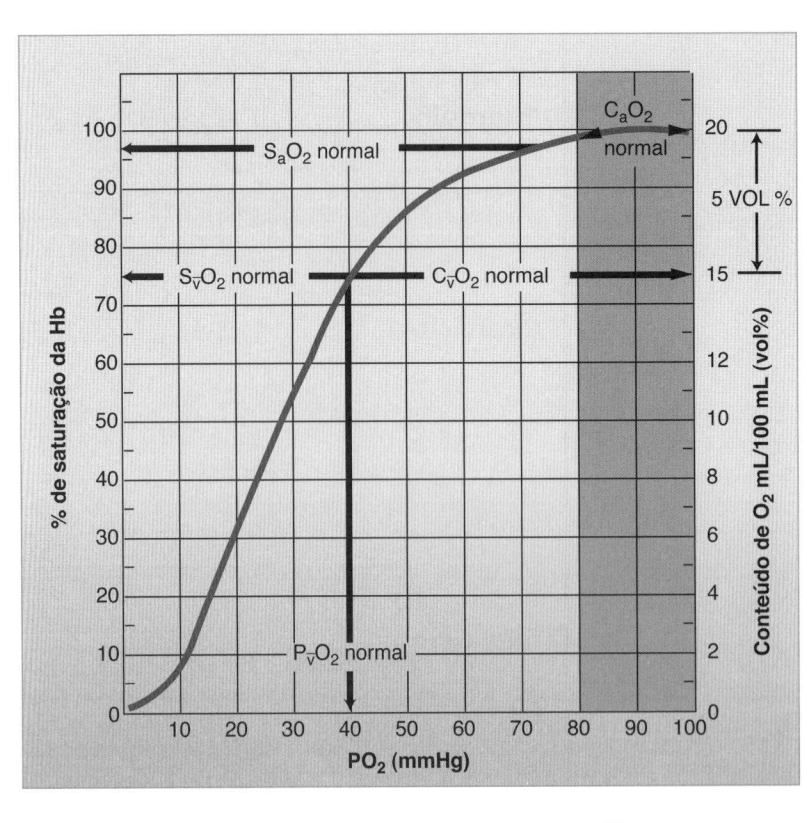

© Cengage Learning 2012

Figura 2.1 Curva de dissociação do oxigênio. A diferença arteriovenosa de oxigênio é cerca de 5 vol%. Note que os lados direito e esquerdo do gráfico ilustram que aproximadamente 25% do oxigênio disponível é usado no metabolismo dos tecidos, e a hemoglobina que retorna aos pulmões é normalmente saturada 75% com oxigênio.

Notas *(continuação)*

**Relação da C(a−v̄)O$_2$
e o débito cardíaco**

Quando o *consumo de oxigênio* permanece constante, a C(a−v̄)O$_2$ torna-se um bom indicador do débito cardíaco. Uma redução da C(a−v̄)O$_2$ é indicativa de um aumento do débito cardíaco, e um aumento da C(a−v̄)O$_2$ reflete uma redução do débito cardíaco.

Para um resumo dos fatores que mudam os valores da C(a−v̄)O$_2$, ver as Tabelas 2.1 e 2.2.

Tabela 2.1   Fatores que aumentam a C(a−v̄)O$_2$

Redução do débito cardíaco

Períodos de aumento do consumo de oxigênio

    Exercício

    Convulsões

    Calafrios

    Hipertermia

Tabela 2.2   Fatores que reduzem a C(a−v̄)O$_2$

Aumento do débito cardíaco

Relaxamento da musculatura esquelética (p. ex., induzido por fármacos)

Shunt periférico (p. ex., sepse e trauma)

Alguns tipos de envenenamento (p. ex., o cianeto impede o metabolismo celular)

Hipotermia

Valores normais

< 5 vol% para pacientes saudáveis ou críticos, compensados do ponto de vista cardiovascular.

< 6 vol% para pacientes críticos sem compensação cardiovascular.

Exemplo

Dados:
$$
\begin{aligned}
C_aO_2 &= 18,3 \text{ vol\%} \\
C_{\bar{v}}O_2 &= 14,1 \text{ vol\%} \\
C(a-\bar{v})O_2 &= C_aO - C_{\bar{v}}O_2 \\
&= 18,3 - 14,1 \\
&= 4,2 \text{ vol\%}
\end{aligned}
$$

Exercício 1

Dados: $C_aO_2 = 16,2$ vol%

$C_{\bar{v}}O_2 = 13,1$ vol%

Calcule a $C(a-\bar{v})O_2$. Ela está normal para um paciente crítico?

[Resposta: $C(a-\bar{v})O_2 = 3,1$ vol%. Normal para esse paciente.]

Exercício 2

Dados: $C_aO_2 = 16,8$ vol%

$C_{\bar{v}}O_2 = 10,6$ vol%

Calcule a $C(a-\bar{v})O_2$. Ela está normal para um paciente crítico?

[Resposta: $C(a-\bar{v})O_2 = 6,2$ vol%. Anormal para esse paciente.]

Referência

Des Jardins.

Ver

Conteúdo de oxigênio: arterial (C_aO_2); Conteúdo de oxigênio: venoso misto $\left(C_{\bar{v}}O_2\right)$; Apêndice V, Transporte de oxigênio.

Questões de autoavaliação

6a. A diferença arteriovenosa de oxigênio $\left[C(a - \bar{v})O_2\right]$ é igual ou menor a:

(A) 20 vol%

(B) 15 vol%

(C) 10 vol%

(D) 5 vol%

6b. Um paciente crítico apresenta as seguintes medidas de conteúdo de oxigênio: $C_aO_2 = 20,5$ vol%, $C_{\bar{v}}O_2 = 16,6$ vol%. Qual a diferença arteriovenosa de oxigênio $\left[C(a - \bar{v})O_2\right]$? Este valor é normal para esse paciente?

(A) 3,9 vol%; normal

(B) 3,9 vol%; anormal

(C) 37,1 vol%; normal

(D) 37,1 vol%; anormal

6c. As seguintes medidas do conteúdo de oxigênio são obtidas de um paciente crítico: $C_cO_2 = 21,0$ vol%, $C_aO_2 = 19,8$ vol%, $C_{\bar{v}}O_2 = 12,8$ vol%. Qual é a diferença arteriovenosa de oxigênio $\left[C(a - \bar{v})O_2\right]$? O valor é normal para esse paciente?

(A) 0,2 vol%; normal

(B) 0,2 vol%; anormal

(C) 7 vol%; normal

(D) 7 vol%; anormal

7

ATPS para BTPS

Notas

De acordo com a lei de Charles, os volumes pulmonares e o fluxo medido em temperatura ambiente devem ser corrigidos para refletir os valores reais na temperatura corporal. Os fatores de conversão, apresentados no Apêndice F, devem ser usados se o aparelho de função pulmonar não corrigir para a mudança de temperatura.

Os valores mostrados no Apêndice F são ajustados para uma pressão barométrica de 760 mmHg. Em pressões barométricas menores que 750 mmHg, mudanças nos fatores de correção são negligenciáveis. Se um fator de conversão preciso é desejável em qualquer pressão barométrica, use a equação dada no Apêndice F.

Equação

$$Volume_{BTPS} = Volume_{ATPS} \times Fator$$

$Volume_{BTPS}$: Volume de gás saturado com água em temperatura corporal (37°C) e pressão ambiente

$Volume_{ATPS}$: Volume de gás saturado com água em temperatura e pressão ambientes

Fator : Fatores para converter volumes de gás de ATPS para BTPS (Apêndice F)

Exemplo

Um volume corrente medido sob a condição ATPS é 600 mL. Qual é o volume corrigido se a temperatura ambiente é 25°C?

$$Volume_{BTPS} = Volume_{ATPS} \times Fator\ em\ temperatura\ ambiente$$
$$= Volume \times Fator\ em\ 25°C$$
$$= 600 \times 1,075\ (Apêndice\ F)$$
$$= 645\ mL$$

Exercício 1

Um volume corrente foi registrado a 23°C. Qual deve ser o fator para converter essa medida de ATPS para BTPS na temperatura corporal normal (37°C)?

[Resposta: Fator de conversão = 1,085]

Exercício 2

Um pico de fluxo de 120 L/min foi registrado a 27°C. Qual é o fluxo corrigido na temperatura corporal (37°C)?

[Resposta: Fluxo = 127,56 ou 128 L/min]

Referência

Wilkins (2).

Questões de autoavaliação

7a. Qual é o fator de conversão de ATPS para BTPS a 26°C?

    (A) 1,068
    (B) 1,063
    (C) 1,075
    (D) 1,000

7b. A capacidade vital (CV) medida sob condições ATPS é 3.600 mL. Qual é a CV corrigida em BTPS se a medida foi feita a 27°C? (Fator de conversão de 27 para 37°C é 1,063.)

    (A) 360 mL
    (B) 3.000 mL
    (C) 3.387 mL
    (D) 3.827 mL

7c. Um volume corrente médio (V_C) de 580 mL foi registrado sob condições ATPS. Se a temperatura ambiente no momento da medida é 25°C, qual deve ser o fator para converter esse volume de ATPS para BTPS (Apêndice F)? Qual é o V_C corrigido sob condições BTPS?

    (A) 1,080; 540 mL
    (B) 1,080; 580 mL
    (C) 1,075; 624 mL
    (D) 1,075; 780 mL

7d. O volume de gás medido em temperatura ambiente (p. ex., 25°C) é:

    (A) maior que o volume em temperatura corporal.
    (B) maior que o volume em qualquer temperatura.
    (C) menor que o volume em temperatura corporal.
    (D) menor que o volume em qualquer temperatura.

Capítulo

8

Correção do déficit de base com bicarbonato

Notas

Essa equação calcula a quantidade de bicarbonato necessária para corrigir acidose metabólica grave. O valor $\frac{1}{4}$ na equação representa a quantidade de água extracelular no corpo.

Durante a reanimação cardiopulmonar ou quando a perfusão do paciente é insatisfatória, a quantidade total calculada é dada.

Se a massagem cardíaca não é necessária, metade da dose calculada é dada inicialmente para evitar compensação excessiva. Bicarbonato pode não ser necessário quando o pH arterial é maior que 7,20 ou o déficit de base é menor que 10 mEq/L. Para pacientes com cetoacidose diabética, o melhor é não administrar bicarbonato até o pH ficar abaixo de 7,10.

De acordo com o *Textbook of Advanced Cardiac Life Support*, publicado pela American Heart Association, o uso de bicarbonato na reanimação cardiopulmonar não é recomendado. Entretanto, em casos de acidose metabólica grave preexistente, 1 mEq/kg de bicarbonato de sódio pode ser usado; doses subsequentes não devem ultrapassar 33 a 50% da necessidade de bicarbonato calculado. Consultar o *ACLS* mais recente disponível para indicações específicas.

Equação

$$HCO_3^- = \frac{\left(DB \times kg\right)}{4}$$

HCO_3^- : Bicarbonato de sódio necessário para corrigir o déficit grave de base, em mEq/L

DB : Déficit de base em mEq/L, excesso de base negativo (−EB) determinado pela gasometria arterial

kg : Massa corporal em quilogramas

Exemplo

Quanto mEq/L de bicarbonato é necessário para corrigir o déficit de base de 12 mEq/L se o paciente possui massa corporal de 60 kg? Se a dose inicial é $\frac{1}{2}$ da quantidade calculada, qual é a dose inicial?

$$HCO_3^- = \frac{\left(DB \times kg\right)}{4}$$

$$= \frac{\left(12 \times 60\right)}{4}$$

$$= \frac{\left(720\right)}{4}$$

$$= 180 \text{ mEq/L}$$

Dose inicial $= \frac{1}{2} \times 180$ ou 90 mEq/L

Exercício

Calcule a quantidade de bicarbonato para um paciente de 70 kg cujo EB é −18 mEq/L. Qual é a dose inicial?

[Resposta: $HCO_3^- = 315$ mEq/L; dose inicial = 158 mEq/L]

Referências

medscape.com; Shapiro (1).

Questões de autoavaliação

8a. Um paciente de 53 kg apresenta um déficit de base de 30 mEq/L. Se indicado, a quantidade inicial de bicarbonato necessária para esse paciente é de:

(A) Não é indicado bicarbonato.
(B) 265 mEq/L.
(C) 199 mEq/L.
(D) 133 mEq/L.

8b. Calcule a quantidade de bicarbonato necessária para corrigir um déficit de base de 20 mEq/L para um paciente com 80 kg de massa corporal. Se a dose inicial é ½ da quantidade calculada, qual deve ser a dose inicial?

(A) 800 mEq/L; dose inicial = 400 mEq/L
(B) 400 mEq/L; dose inicial = 200 mEq/L
(C) 200 mEq/L; dose inicial = 100 mEq/L
(D) 80 mEq/L; dose inicial = 40 mEq/L

8c. Quanto bicarbonato é necessário para corrigir um déficit de base de 16 mEq/L para um paciente cuja massa corporal é 70 kg? Qual deve ser a dose inicial se metade da quantidade calculada for necessária?

(A) 16 mEq/L; dose inicial = 8 mEq/L
(B) 150 mEq/L; dose inicial = 75 mEq/L
(C) 180 mEq/L; dose inicial = 90 mEq/L
(D) 280 mEq/L; dose inicial = 140 mEq/L

8d. O déficit de base (– excesso de base) pode ser determinado pela:

(A) gasometria arterial.
(B) massa corporal em lb.
(C) massa corporal em kg.
(D) bicarbonato sérico.

9

Área da superfície corporal

Notas

A área da superfície corporal (ASC) é usada para calcular o índice cardíaco, o índice de volume sistólico ou doses de fármacos para adultos e crianças. Uma forma de encontrar a área da superfície corporal é usar o gráfico da superfície corporal de DuBois (Apêndice I). Se o gráfico não estiver disponível, a equação de ASC pode ser usada.

Para usar essa equação, a massa corporal em *quilogramas* deve ser conhecida. Divida a massa corporal em libras por 2,2 para encontrá-la em quilogramas.

Equação 1

$$ASC = \frac{\left(4 \times kg\right) + 7}{kg + 90}$$

ASC : Área da superfície corporal em m^2
kg : Massa corporal em quilogramas

Equação 2

$$ASC = 0{,}04950 \times kg^{0{,}6046}$$

(Para esse cálculo, é necessária uma calculadora com função potência.)

Valores normais

Valor médio da ASC em um adulto = 1,70 m^2

Exemplo

Qual é a área da superfície corporal de uma criança pesando 20 kg?

$$
\begin{aligned}
ASC &= \frac{\left(4 \times kg\right) + 7}{kg + 90} \\
&= \frac{\left(4 \times 20\right) + 7}{20 + 90} \\
&= \frac{80 + 7}{110} \\
&= \frac{87}{110} \\
&= 0{,}79 \ m^2
\end{aligned}
$$

Exercício 1

Calcule a área da superfície corporal de um paciente pesando 60 kg.

[Resposta: ASC = 1,65 m^2]

Exercício 2

Use o gráfico da superfície corporal de DuBois, apresentado no Apêndice I, para encontrar a área da superfície corporal de uma pessoa que mede 1,68 m e pesa 63,6 kg. Usando a equação e a massa fornecida, calcule a área da superfície corporal.

[Resposta: ASC (gráfico) = 1,72 m^2; ASC (calculada) = 1,70 m^2]

Referência   Wilkins (1).

Ver   Apêndice I, Gráfico da superfície corporal de DuBois.

Questões de autoavaliação

9a. Calcule a área da superfície corporal (ASC) de uma pessoa que pesa 80 kg.

Dados: $ASC = \dfrac{(4 \times kg) + 7}{kg + 90}$.

(A) 3,14 m
(B) 1,92 m
(C) 1,92 m^2
(D) 3,14 m^2

9b. Qual a área da superfície corporal (ASC) de uma pessoa que pesa 54,5 kg. Se o mesmo indivíduo tem 1,65 m de altura, qual é a área da superfície corporal usando o gráfico da superfície corporal de DuBois (Apêndice I)?

(A) 1,56 m^2; 1,59 m^2
(B) 1,76 m^2; 1,59 m^2
(C) 1,89 m^2; 1,66 m^2
(D) 1,93 m^2; 1,66 m^2

9c. Para usar o gráfico da superfície corporal de DuBois, deve-se conhecer o seguinte:

(A) peso e altura.
(B) peso.
(C) altura.
(D) idade e peso.

Capítulo

10
Índice cardíaco (IC)

Notas

O débito cardíaco normal para um adulto em repouso varia de 4 a 8 L/min.

O índice cardíaco (IC) é usado para normalizar a medida do débito cardíaco entre pacientes com diferentes massas corporais. Por exemplo, um débito cardíaco de 4 L/min pode ser normal para uma pessoa de massa média, mas baixo para uma pessoa mais pesada. Com base na massa corporal, o índice cardíaco será capaz de distinguir essa diferença.

Valores de IC entre 1,8 e 2,5 L/min/m^2 indicam hipoperfusão. Valores abaixo de 1,8 podem indicar choque cardiogênico.

Equação

$$IC = \frac{DC}{ASC}$$

IC : Índice cardíaco em L/min/m^2
DC : Débito cardíaco em L/min (Q_T)
ASC : Área da superfície corporal em m^2

Valores normais

2,5 a 3,5 L/min/m^2

Exemplo

Dados: Débito cardíaco = 4 L/min
Área da superfície corporal = 1,4 m^2
Calcule o índice cardíaco (IC).

$$IC = \frac{DC}{ASC}$$

$$= \frac{4}{1,4}$$

$$- 2,86 \text{ L/min/m}^2$$

Exercício

Dados: Débito cardíaco = 4 L/min
Área da superfície corporal = 2,5 m^2
Calcule o índice cardíaco (IC).

[Resposta: IC = 1,6 L/min/m^2]

Referências

Des Jardins; Wilkins (2).

Ver

Apêndice I, Gráfico da superfície corporal de DuBois;
Apêndice Q, Intervalo de valores hemodinâmicos normais.

Questões de autoavaliação

10a. Dados: débito cardíaco = 4,5 L/min e área da superfície corporal = 1,0 m^2, qual é o índice cardíaco calculado?

(A) 0,22 m^2/L/min

(B) 3,5 L/min/m^2

(C) 4,5 L/min/m^2

(D) 4,5 m^2/L/min

10b. Dadas as seguintes informações a respeito de um paciente que está na unidade de terapia intensiva coronariana: débito cardíaco = 5 L/min e área da superfície corporal = 1,7 m^2, qual é o índice cardíaco do paciente? O valor é normal para esse paciente?

(A) 2,9 L/min/m^2; anormal

(B) 2,9 L/min/m^2; normal

(C) 3,3 L/min/m^2; anormal

(D) 3,3 L/min/m^2; normal

10c. Um paciente de 85 kg apresenta as seguintes medidas: débito cardíaco = 5 L/min e área da superfície corporal = 2,9 m^2. Qual é o índice cardíaco calculado? O valor é normal para esse paciente?

(A) 1,7 L/min/m^2; anormal

(B) 1,7 L/min/m^2; normal

(C) 14,5 L/min/m^2; normal

(D) 14,5 L/min/m^2; anormal

10d. As seguintes informações são obtidas de um paciente com Síndrome de Pickwick com apneia obstrutiva do sono: débito cardíaco (DC) = 6 L/min e área da superfície corporal = 3,3 m^2. O débito cardíaco do paciente está dentro do valor normal? O índice cardíaco (IC) é normal?

(A) DC com valor normal; IC anormal

(B) DC e IC com valores normais

(C) DC anormal; IC com valor normal

(D) DC e IC anormais

10e. Os seguintes valores são obtidos de um paciente de 50 anos com insuficiência cardíaca congestiva: débito cardíaco = 3 L/min e área da superfície corporal = 1 m^2. O débito cardíaco (DC) do paciente está dentro do valor normal? E o índice cardíaco (IC)?

(A) DC com valor normal; IC anormal

(B) DC e IC com valores normais

(C) DC anormal; IC com valor normal

(D) DC e IC anormais

10f. Sra. Morgan, uma paciente de 68 anos em cuidados pós--operatórios, apresenta um débito cardíaco = 4,9 L/min. Se sua área da superfície corporal estimada é 1,4 m^2, qual é o índice cardíaco? O valor é normal para essa paciente?

(A) 3,5 L/min/m^2; normal

(B) 3,5 L/min/m^2; anormal

(C) 4,1 L/min/m^2; normal

(D) 4,1 L/min/m^2; anormal

11
Débito cardíaco (DC): método de Fick estimado

Notas

A equação do DC é usada para calcular o débito cardíaco por minuto.

O consumo de O_2 (130 × ASC) usado na equação é uma estimativa do consumo médio de oxigênio de um adulto. Essa estimativa é mais fácil e rápida para usar do que uma medida real, mas ela pode não ser precisa para a determinação do débito cardíaco, particularmente em pacientes com taxa metabólica (consumo de O_2) muito baixa ou muito alta.

Em condições normais, o débito cardíaco é diretamente relacionado ao consumo de oxigênio (p. ex., o débito cardíaco aumentaria em casos de consumo de oxigênio aumentado). Se o débito cardíaco falha em acompanhar a necessidade elevada de consumo de oxigênio, a $C(a–\bar{v})O_2$ aumenta.

Equação 1

$$DC = \frac{\text{Consumo de } O_2}{C_aO_2 - C_{\bar{v}}O_2}$$

Equação 2

$$DC = \frac{130 \times ASC}{C_aO_2 - C_{\bar{v}}O_2}$$

DC : Débito cardíaco em L/min (Q_T)

Consumo de O_2 : Estimado para ser 130 × ASC, em mL/min ($\dot{V}O_2$)

C_aO_2 : Conteúdo arterial de oxigênio em vol%

$C_{\bar{v}}O_2$: Conteúdo venoso misto de oxigênio em vol%

130 : Taxa de consumo de O_2 estimado de um adulto, em mL/min/m^2

ASC : Área da superfície corporal em m^2

Valores normais

DC = 4 a 8 L/min

Exemplo

Dados: Área da superfície corporal = 1,6 m^2
Conteúdo arterial de O_2 = 20 vol%
Conteúdo venoso misto de O_2 = 15 vol%

$$DC = \frac{\text{Consumo de } O_2}{C_aO_2 - C_{\bar{v}}O_2}$$

$$= \frac{130 \times ASC}{C_aO_2 - C_{\bar{v}}O_2}$$

$$= \frac{130 \times 1,6}{20\% - 15\%}$$

$$= \frac{208}{5\%}$$

$$= \frac{208}{0,05}$$

$$= 4.160 \text{ mL/min ou } 4,16 \text{ L/min}$$

Exercício

Dados: ASC = 1,2 m^2
C_aO_2 = 19 vol%
$C_{\bar{v}}O_2$ = 14 vol%
Calcule o débito cardíaco usando o método de Fick estimado.

[Resposta: DC = 3.120 mL/min ou 3,12 L/min]

Referência

Wilkins (2).

Ver

Consumo de oxigênio ($\dot{V}O_2$); Conteúdo de oxigênio: arterial (C_aO_2); Conteúdo de oxigênio: venoso misto ($C_{\bar{v}}O_2$); Apêndice I, Gráfico da superfície corporal de DuBois; Apêndice Q, Intervalo de valores hemodinâmicos normais.

Questões de autoavaliação

11a. Assumindo que o consumo de oxigênio em mL/min pode ser estimado pela fórmula 130 mL/min/m^2 × ASC m^2, qual é o consumo de O_2 estimado para um paciente cuja área de superfície corporal (ASC) é 1,5 m^2?

(A) 100 mL/min
(B) 130 mL/min
(C) 150 mL/min
(D) 195 mL/min

11b. Dados: consumo de oxigênio ($\dot{V}O_2$) = 156 mL, conteúdo arterial de O_2 (C_aO_2) = 19 vol% e conteúdo venoso misto de O_2 ($C_{\bar{v}}O_2$) = 15 vol%, calcule o débito cardíaco usando o método de Fick estimado.

(A) 156 mL/min
(B) 892 mL/min
(C) 2,3 L/min
(D) 3,9 L/min

11c. Os seguintes valores hemodinâmicos foram obtidos de um paciente na unidade de terapia intensiva: consumo estimado de oxigênio ($\dot{V}O_2$) = 180 mL, conteúdo arterial de O_2 (C_aO_2) = 18,4 vol% e conteúdo venoso misto de O_2 ($C_{\bar{v}}O_2$) = 14,4 vol%. Calcule o débito cardíaco usando o método de Fick estimado. O valor é normal?

(A) 4,5 L/min; normal
(B) 5,5 L/min; normal
(C) 6 L/min; anormal
(D) 6,5 L/min; anormal

11d. Um paciente cuja área de superfície corporal é aproximadamente 1,4 m^2 apresenta os seguintes valores de conteúdo de oxigênio: C_aO_2 = 19,5 vol%, $C_{\bar{v}}O_2$ = 14,5 vol%. Com base no método de Fick estimado, qual é o débito cardíaco?

(A) 2,73 L/min
(B) 2,98 L/min
(C) 3,64 L/min
(D) 4,52 L/min

Capítulo

12

Pressão de perfusão cerebral

Notas

Para calcular a PPC, a PAM e a PIC devem estar na mesma unidade de medida (mmHg). A PAM pode ser obtida diretamente de um monitor de um cateter arterial invasivo. A PAM pode ainda ser calculada a partir de medidas indiretas de pressão:

PAM = (PA sistólica + 2 × PA diastólica) / 3

A PIC é obtida diretamente do monitor de pressão intracraniana.

A PPC tem um limite normal de 70 a 80 mmHg. Uma PPC baixa indica que a perfusão cerebral é inadequada e está associada à elevada mortalidade. Não há forte evidência para o nível ótimo de PPC, mas acredita-se que o limite crítico seja de 70 a 80 mmHg. A mortalidade aumenta cerca de 20% para cada queda de 10 mmHg na PPC. Em estudos que envolveram trauma craniano grave, uma redução de 35% na mortalidade foi alcançada quando a PPC foi mantida acima de 70 mmHg.

Como a PPC é a diferença entre a PAM e a PIC, mudanças na PAM e na PIC vão, indiretamente, influenciar a PPC. Uma maior PPC pode ser alcançada aumentando a PAM ou reduzindo a PIC. Na ausência de hemorragia, a PAM deve ser ajustada inicialmente pela reposição volêmica e, em seguida, por um vasopressor como noradrenalina ou dopamina. Hipotensão sistêmica (PAS < 90 mmHg) deve ser evitada e controlada o mais rápido

Equação

PPC = PAM – PIC

PPC : Pressão de perfusão cerebral
PAM : Pressão arterial média
PIC : Pressão intracraniana

Valores normais

70 a 80 mmHg

Exemplo 1

Calcule a PPC a partir dos seguintes dados: PAM = 90 mmHg e PIC = 14 mmHg. A PPC está dentro do limite normal?

PPC = PAM – PIC
$\quad$ = 90 mmHg – 14 mmHg
$\quad$ = 76 mmHg

A PPC está dentro do limite normal de 70 a 80 mmHg.

Exemplo 2

A pressão arterial de um paciente é 110/60 mmHg. A PIC medida ao mesmo tempo é 18 mmHg. A PPC calculada está dentro do limite normal?

PAM = (PA sistólica + 2 × PA diastólica) / 3
$\quad$ = (110 + 2 × 60) / 3
$\quad$ = (110 + 120) / 3
$\quad$ = 230 / 3
$\quad$ = 76,66 ou 77 mmHg

PPC = PAM – PIC
$\quad$ = 77 mmHg – 18 mmHg
$\quad$ = 59 mmHg

PPC é menor que o limite normal de 70 a 80 mmHg.

Exercício 1

Dados: PAM = 110 mmHg e PIC = 22 mmHg, calcule a PPC. O valor está dentro do limite normal?

[Resposta: PPC = 88 mmHg; maior que o limite normal de 70 a 80 mmHg]

Notas *(continuação)*

possível, pois a hipotensão precoce está associada com elevada morbidade e mortalidade após trauma craniano grave.

A PIC normal é 8 a 12 mmHg. Na prática, a PIC é geralmente mantida dentro de limites clínicos normais (p. ex., < 20 mmHg).

Exercício 2

Um paciente apresenta uma pressão arterial média de 90 mmHg e uma pressão intracraniana (PIC) de 20 mmHg. Calcule a pressão de perfusão cerebral (PPC). Ela é normal?

[Resposta: PPC = 70 mmHg; dentro do limite normal de 70 a 80 mmHg]

Referência

Chang.

Questões de autoavaliação

12a. Qual das seguintes condições é indicada para pacientes com prognóstico ruim relacionado à redução de perfusão cerebral?

(A) Pressão arterial elevada

(B) Pressão de perfusão cerebral baixa

(C) Pressão arterial média alta

(D) Baixa pressão intracraniana

12b. Calcule a pressão de perfusão cerebral de acordo com os seguintes dados: pressão arterial média = 70 mmHg e pressão intracraniana = 18 mmHg. A PPC está dentro do limite normal?

(A) 52 mmHg; menor que o limite normal

(B) 52 mmHg; maior que o limite normal

(C) 98 mmHg; dentro do limite normal

(D) 98 mmHg; maior que o limite normal

12c. A pressão arterial média de um paciente é 100 mmHg. A pressão intracraniana é 22 mmHg. Qual é a pressão de perfusão cerebral? Ela é normal?

(A) 78 mmHg; anormal

(B) 78 mmHg; normal

(C) 122 mmHg; anormal

(D) 122 mmHg; normal

12d. A pressão arterial de um paciente é 90/50 mmHg. O monitor marca uma PIC de 20 mmHg. Qual é a PPC calculada? Ela é normal?

(A) 76 mmHg; normal

(B) 66 mmHg; normal

(C) 43 mmHg; anormal

(D) 53 mmHg; anormal

12e. Um paciente apresenta pressão arterial de 120/70 mmHg e pressão intracraniana de 28 mmHg. Qual é a PPC calculada? A PPC está dentro do limite normal?

(A) 64 mmHg; dentro do limite normal de 60 a 70 mmHg

(B) 64 mmHg; menor que o limite normal de 70 a 80 mmHg

(C) 59 mmHg; dentro do limite normal de 50 a 60 mmHg

(D) 59 mmHg; menor que o limite normal de 70 a 80 mmHg

13

Complacência: dinâmica (C_{dyn})

Notas

A complacência dinâmica é usada para avaliar mudanças na resistência não elástica (vias aéreas) ao fluxo de ar.

A mudança *independente* da complacência dinâmica, sem uma mudança correspondente na complacência estática, é indicativa de mudança na resistência das vias aéreas. Por exemplo, se a complacência dinâmica reduz com mínima ou nenhuma redução na complacência estática, essa queda é, provavelmente, resultado de um aumento na resistência não elástica (vias aéreas). Esse tipo de mudança na resistência pode incluir broncoespasmo, intubação seletiva, circuito ou tubo endotraqueal dobrado, muco impactado etc.

Equação

$$C_{dyn} = \frac{\Delta V}{\Delta P}$$

C_{dyn} : Complacência dinâmica em mL/cmH$_2$O
ΔV : Volume corrente corrigido em mL
ΔP : Variação de pressão (pico de pressão inspiratória – PEEP) em cmH$_2$O

Valores normais

30 a 40 mL/cmH$_2$O
Se o paciente estiver intubado, use medidas seriadas para estabelecer uma tendência.

Exemplo

Dados: ΔV = 500 mL
Pico de pressão inspiratória = 30 cmH$_2$O
PEEP = 10 cmH$_2$O
Calcule a complacência dinâmica.

$$C_{dyn} = \frac{\Delta V}{\Delta P}$$
$$= \frac{500}{30 - 10}$$
$$= \frac{500}{20}$$
$$= 25 \text{ mL/cmH}_2\text{O}$$

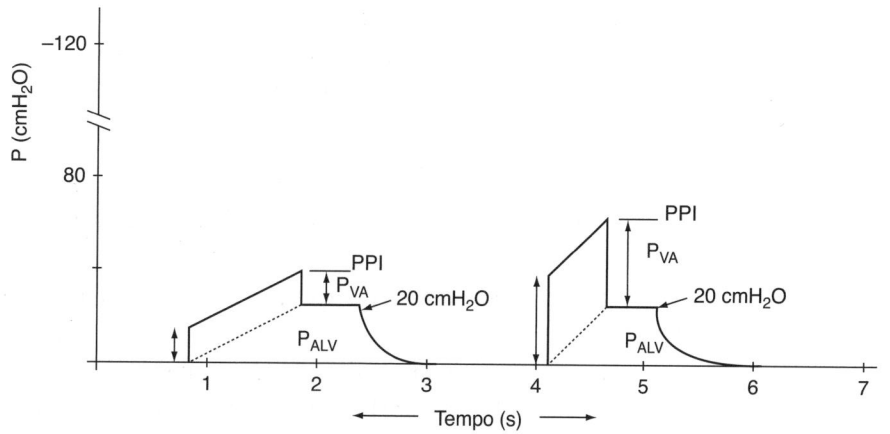

Figura 2.2 (da esquerda para a direita) Aumento na pressão de vias aéreas (P$_{VA}$). A resistência das vias aéreas está aumentada em função da PPI aumentada e da inalteração da P$_{ALV}$ (complacência pulmonar).

Exercício

Dados: Volume corrente corrigido = 600 mL
Pico de pressão inspiratória = 40 cmH$_2$O
PEEP = 5 cmH$_2$O
Calcule a complacência dinâmica.

[Resposta: C$_{dyn}$ = 17,1 ou 17 mL/cmH$_2$O]

Referências

Chang; Kacmarek.

Ver

Volume corrente corrigido (V$_C$); Complacência: estática (C$_{est}$).

Questões de autoavaliação

13a. Dados: volume corrente corrigido = 650 mL e pico de pressão
das vias aéreas = 32 cmH$_2$O, calcule a complacência dinâmica.

(A) 10 mL/cmH$_2$O
(B) 15 mL/cmH$_2$O
(C) 20 mL/cmH$_2$O
(D) 25 mL/cmH$_2$O

13b. Qual é a complacência dinâmica do paciente se o volume corrente
corrigido = 600 mL, o pico de pressão das vias aéreas é de 45
cmH$_2$O e a PEEP = 15 cmH$_2$O?

(A) 13 mL/cmH$_2$O
(B) 20 mL/cmH$_2$O
(C) 26 mL/cmH$_2$O
(D) 41 mL/cmH$_2$O

13c. Um paciente em ventilação mecânica apresenta os seguintes
ajustes no ventilador: volume corrente corrigido = 700 mL,
pico de pressão das vias aéreas = 45 cmH$_2$O, pressão de platô
= 35 cmH$_2$O e PEEP = 10 cmH$_2$O. Qual é a complacência
dinâmica?

(A) 28 mL/cmH$_2$O
(B) 24 mL/cmH$_2$O
(C) 20 mL/cmH$_2$O
(D) 15 mL/cmH$_2$O

13d. Se o volume corrente corrigido de um paciente é 500 mL
e o pico de pressão das vias aéreas é 20 cmH$_2$O, qual é a
complacência dinâmica calculada?

(A) 16 mL/cmH$_2$O
(B) 20 mL/cmH$_2$O
(C) 25 mL/cmH$_2$O
(D) 40 mL/cmH$_2$O

14

Complacência: estática (C_{est})

Notas

A complacência estática é usada para avaliar variações na resistência elástica (parênquima pulmonar) ao fluxo de ar.

Variações na complacência estática aumentam ou diminuem a complacência dinâmica na mesma proporção.

Quando as complacências estática e dinâmica diminuem de forma proporcional, há indicação de aumento na resistência elástica (parênquima pulmonar) que pode ocorrer com uma pneumonia ou um edema pulmonar. Por outro lado, a melhora de alguma doença de parênquima pulmonar aumenta as complacências estática *e* dinâmica.

Equação

$$C_{est} = \frac{\Delta V}{\Delta P}$$

C_{est} : Complacência estática em mL/cmH_2O
ΔV : Volume corrente corrigido em mL
ΔP : Variação de pressão (Pressão de platô – PEEP) em cmH_2O

Valores normais

40 a 60 mL/cmH_2O
Se o paciente estiver intubado, use medidas seriadas para estabelecer uma tendência.

Exemplo

Dados: ΔV = 500 mL
Pressão de platô = 20 cmH_2O
PEEP = 5 cmH_2O
Calcule a complacência estática.

$$C_{est} = \frac{\Delta V}{\Delta P}$$
$$= \frac{500}{20 - 5}$$
$$= \frac{500}{15}$$
$$= 33,3 \text{ ou } 33 \ mL/cmH_2O$$

Exercício

Dados: Volume corrente corrigido = 600 mL
Pressão de platô = 25 cmH_2O
PEEP = 5 cmH_2O
Calcule a complacência estática.

[Resposta: C_{est} = 30 mL/cmH_2O]

Referências

Chang; Kacmarek.

Ver

Volume corrente corrigido (V_C); Complacência: dinâmica (C_{dyn}).

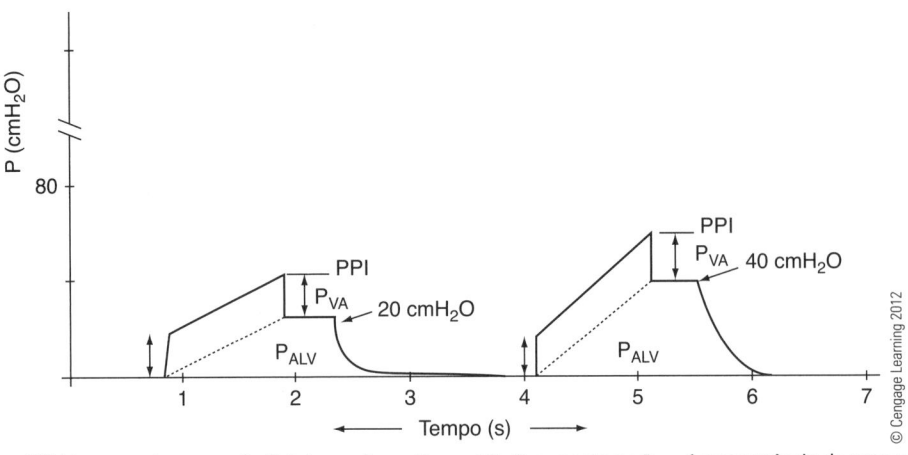

Figura 2.3 (da esquerda para a direita) Aumento na P_{ALV} e PPI. O aumento na P_{ALV} é consequência de uma redução na complacência pulmonar. O aumento na PPI é decorrente de um aumento na P_{ALV} (pressão de platô). A resistência das vias aéreas não foi alterada porque a medida da P_{VA} permanece inalterada.

Questões de autoavaliação

14a. $\dfrac{\text{Volume corrente corrigido}}{\text{Pressão de platô}}$ é igual a:

(A) complacência estática

(B) complacência dinâmica

(C) resistência das vias aéreas

(D) condutância das vias aéreas

14b. Dados os seguintes parâmetros de ventilação mecânica, volume corrente corrigido = 700 mL, pressão de platô = 30 cmH$_2$O, calcule a complacência estática.

(A) 7 mL/cmH$_2$O

(B) 10 mL/cmH$_2$O

(C) 20,8 mL/cmH$_2$O

(D) 23,3 mL/cmH$_2$O

14c. Calcule a complacência estática do paciente dadas as seguintes informações: volume corrente corrigido = 650 mL, pressão de platô = 30 cmH$_2$O e PEEP = 10 cmH$_2$O.

(A) 43,7 mL/cmH$_2$O

(B) 32,5 mL/cmH$_2$O

(C) 21,6 mL/cmH$_2$O

(D) 18,2 mL/cmH$_2$O

14d. As seguintes medidas foram obtidas de um paciente em ventilação mecânica: volume corrente corrigido = 780 mL, pico de pressão das vias aéreas = 55 cmH$_2$O, pressão de platô = 35 cmH$_2$O e PEEP = 10 cmH$_2$O. Qual é a complacência estática?

(A) 78 mL/cmH$_2$O

(B) 31,2 mL/cmH$_2$O

(C) 22,3 mL/cmH$_2$O

(D) 17,3 mL/cmH$_2$O

14e. Quatro conjuntos de valores foram obtidos para determinar o valor de PEEP ótimo, baseado na melhor complacência estática. Qual das seguintes medidas indica a melhor complacência estática?

	Volume corrente corrigido	Pressão de platô	PEEP
(A)	750 mL	32 cmH$_2$O	8 cmH$_2$O
(B)	750 mL	34 cmH$_2$O	10 cmH$_2$O
(C)	700 mL	32 cmH$_2$O	12 cmH$_2$O
(D)	700 mL	36 cmH$_2$O	14 cmH$_2$O

Capítulo

15

Complacência: total (C$_T$)

Equação

$$\frac{1}{C_T} = \frac{1}{C_P} + \frac{1}{C_{PT}}$$

$\dfrac{1}{C_T}$: Inverso da complacência total (pulmonar e parede torácica)

$\dfrac{1}{C_P}$: Inverso da complacência pulmonar

$\dfrac{1}{C_{PT}}$: Inverso da complacência da parede torácica

Essa equação descreve a relação entre a complacência total, a complacência pulmonar e a complacência da parede torácica. É essencial observar que o *inverso* desses valores são exibidos. Por exemplo, se o pulmão e a parede torácica têm ambos 0,2 L/cmH$_2$O de complacência, a soma desses dois inversos (complacência total) é 0,1 L/cmH$_2$O.

$$\frac{1}{0,2} + \frac{1}{0,2} = \frac{(1+1)}{0,2}$$
$$= \frac{2}{0,2}$$
$$= \frac{1}{0,1}$$

Com a interação entre tórax e pulmão, a complacência pulmonar é igual à complacência da parede torácica. Quando essa condição existe, a complacência total é metade da complacência pulmonar ou da complacência da parede torácica.

Referência

Wojciechowski.

Questões de autoavaliação

15a. Qual dos seguintes grupos de valores de complacência iguala um ao outro em um sistema combinado pulmão-tórax?

(A) Complacência pulmonar e complacência da parede torácica

(B) Complacência total e complacência da parede torácica

(C) Complacência total e complacência pulmonar

(D) Complacência total, complacência pulmonar e complacência da parede torácica

15b. A complacência total é aproximadamente _____ L/cmH$_2$O, _____ valor da complacência pulmonar normal.

(A) 0,1; duas vezes

(B) 0,1; metade do

(C) 0,2; duas vezes

(D) 0,2; metade do

15c. A complacência normal da parede torácica é aproximadamente _____ L/cmH$_2$O, _____ valor da complacência pulmonar normal.

(A) 0,1; duas vezes

(B) 0,1; o mesmo

(C) 0,2; metade do

(D) 0,2; o mesmo

15d. Em condições normais, todas as seguintes afirmações são verdadeiras, *exceto*:

(A) A complacência da parede torácica é a mesma da complacência pulmonar.

(B) A complacência da parede torácica é maior que a complacência total.

(C) A complacência pulmonar é maior que a complacência total.

(D) A soma das complacências pulmonar e da parede torácica é maior que a complacência total.

Capítulo

16
Volume corrente corrigido (V_C)

Notas

O fator de compressão do circuito pode ser determinado pelos seguintes procedimentos: (1) Ajustar a frequência em 10 a 16 por minuto e o volume corrente entre 100 e 200 mL com fluxo respiratório mínimo e limite de pressão máximo; (2) obstruir completamente a conexão em Y do circuito do ventilador; (3) registrar o volume expirado observado (mL) e o pico de pressão inspiratória (cmH_2O); e (4) dividir o volume expirado observado pelo pico de pressão inspiratória. O resultado é o fator de compressão do circuito em mL/cmH_2O.

Equação

V_C corrigido	=	V_C expirado – Volume no circuito
V_C expirado	:	Volume corrente expirado em mL
Volume no circuito	:	Volume "perdido" no circuito durante a fase inspiratória (Variação de pressão $\times$ 3 mL/cmH_2O)*

Exemplo

V_C expirado	=	650 mL
Pico de pressão inspiratória	=	25 cmH_2O
Pressão positiva ao final da expiração (PEEP)	=	5 cmH_2O
Fator de compressão do circuito	=	3 mL/cmH_2O*

Calcule o volume corrente corrigido.

$$\begin{aligned} \text{Volume no circuito} &= \text{Variação de pressão} \times 3\ mL/cmH_2O \\ &= (25 - 5)\ cmH_2O \times 3\ mL/cmH_2O \\ &= 20 \times 3\ mL \\ &= 60\ mL \end{aligned}$$

$$\begin{aligned} V_C \text{ corrigido} &= V_C \text{ expirado} - \text{Volume no circuito} \\ &= 650 - 60 \\ &= 590\ mL \end{aligned}$$

Exercício

V_C expirado	=	780 mL
Pico de pressão inspiratória	=	45 cmH_2O
PEEP	=	10 cmH_2O
Fator de compressão do circuito	=	3 mL/cmH_2O

Calcule o volume corrente corrigido.

[Resposta: V_C corrigido = 675 mL]

Referência

Wilkins (2).

*O fator de compressão do circuito varia de 1 a 8 mL/cmH_2O. Esse fator pode variar de acordo com (1) o tipo de ventilador utilizado, (2) o tipo de circuito utilizado e (3) o nível de água do umidificador.

Questões de autoavaliação

16a. Qual o volume de compressão do circuito se o fator de compressão é 3 mL/cmH$_2$O e a variação de pressão é 30 cmH$_2$O?

(A) 30 mL

(B) 33 mL

(C) 60 mL

(D) 90 mL

16b. A informação abaixo foi obtida de uma checagem de rotina no ventilador. Calcule o volume corrente corrigido.

$$V_C \text{ expirado} = 700 \text{ mL}$$

$$\text{Pico de pressão inspiratória} = 45 \text{ cmH}_2\text{O}$$

$$\text{PEEP} = 5 \text{ cmH}_2\text{O}$$

$$\text{Fator de compressão do circuito} = 3 \text{ mL/cmH}_2\text{O}$$

(A) 565 mL

(B) 660 mL

(C) 600 mL

(D) 580 mL

16c. Calcule o volume corrente corrigido com a seguinte informação obtida durante a checagem do ventilador:

$$V_C \text{ expirado} = 780 \text{ mL}$$

$$\text{Pico de pressão inspiratória} = 45 \text{ cmH}_2\text{O}$$

$$\text{PEEP} = 5 \text{ cmH}_2\text{O}$$

$$\text{Fator de compressão do circuito} = 5 \text{ mL/cmH}_2\text{O}$$

(A) 555 mL

(B) 580 mL

(C) 620 mL

(D) 755 mL

Capítulo

17
Fator de correção

Notas

Exemplo 1

Neste exemplo, a pressão esperada é a pressão barométrica, 1.000 cmH_2O ou 735 mmHg. Durante a inspiração, a pressão no circuito é 50 cmH_2O maior que a pressão barométrica. A pressão medida, portanto, é 1.050 cmH_2O (1.000 + 50). O fator de correção 0,952 é usado para multiplicar a F_IO_2 como registrado pelo analisador. Por exemplo, se o analisador de oxigênio lê 60%, a F_IO_2 torna-se 57% (60% $\times$ 0,952 = 57,12%).

Exemplo 2

Na primeira parte do Exemplo 2, o volume medido é maior que o volume esperado durante a calibração. O fator de correção, portanto, é menor que 1. Uma vez obtido o fator de correção, as medidas subsequentes podem ser "corrigidas" multiplicando--as pelo fator de correção. Por exemplo, se o fator de correção é 0,993 e o espirômetro lê o volume corrente de 600 mL, o volume corrente corrigido torna--se 596 mL (600 $\times$ 0,993 = 595,8 mL).

Na segunda parte do Exemplo 2, o volume medido é menor que o esperado durante a calibração. O fator de correção é, portanto, maior que 1. Por exemplo, se o fator de correção é 1,014 e o espirômetro lê um volume corrente de 600 mL, o volume corrente corrigido torna-se 608 mL (600 $\times$ 1,014 = 608,4 mL).

Equação

$$\text{Fator de correção} = \frac{\text{Esperado}}{\text{Medido}}$$

Esperado : Medidas esperadas tais como pressão barométrica, volume na seringa de calibração

Medido : Medidas reais tais como pressão no circuito do ventilador, volume registrado por um espirômetro

Valores normais

Fator de correção > 1 se o esperado > medido.
Fator de correção não necessário se o esperado = medido.
Fator de correção < 1 se o esperado < medido.

Exemplo 1

Um analisador de oxigênio de células galvânicas está sendo usado em um circuito do ventilador (pressão do circuito = 50 cmH_2O). Se a pressão barométrica é 735 mmHg (1.000 cmH_2O), qual deve ser o fator de correção para as medidas subsequentes de F_IO_2?

$$\text{Fator de correção} = \frac{\text{Esperado}}{\text{Medido}}$$
$$= \frac{1.000}{1.000 + 50}$$
$$= \frac{1.000}{1.050}$$
$$= 0,952$$

Exemplo 2

Uma seringa de calibração de 3 L é usada para calibrar o espirômetro de função pulmonar. Se o espirômetro registra um volume de 3,02 L, qual deve ser o fator de correção para medidas de volume subsequentes?

$$\text{Fator de correção} = \frac{\text{Esperado}}{\text{Medido}}$$
$$= \frac{3,00}{3,02}$$
$$= 0,993$$

Qual deve ser o fator de correção se o espirômetro registra um volume de 2,96 L?

$$\text{Fator de correção} = \frac{\text{Esperado}}{\text{Medido}}$$
$$= \frac{3,00}{2,96}$$
$$= 1,014$$

Exercício 1

Um analisador de oxigênio polarográfico é usado em um circuito do ventilador (pressão no circuito = 45 cmH$_2$O). Se a pressão barométrica é 996 cmH$_2$O, qual deve ser o fator de correção para subsequentes medidas de F$_I$O$_2$?

[Resposta: Fator de correção = 0,957]

Exercício 2

Uma seringa de calibração de 3 L é usada para calibrar o espirômetro de função pulmonar. Se o espirômetro registrar um volume de 2,88 L, qual deve ser o fator de correção para medidas de volume subsequentes?

[Resposta: Fator de correção = 1,042]

Qual deve ser o fator de correção se o espirômetro registrar um volume de 3,07 L?

[Resposta: Fator de correção = 0,977]

Referência

Ruppel.

Ver

Tabela de pressão no Apêndice BB para converter pressões de mmHg para cmH$_2$O.

Questões de autoavaliação

17a. O fator de correção usado na calibração de um espirômetro de função pulmonar ou outro dispositivo semelhante pode ser calculado pela seguinte equação:

(A) Valor esperado + Valor real
(B) Valor esperado − Valor real
(C) Valor esperado × Valor real
(D) $\dfrac{\text{Valor esperado}}{\text{Valor real}}$

17b. Exatamente 3 L de ar de uma seringa de calibração são usados para calibrar o espirômetro de função pulmonar. O volume registrado é 2,89 L. Calcule o fator de correção para medidas de volume subsequentes feitas por um espirômetro.

(A) 0,926
(B) 0,963
(C) 1,038
(D) 1,045

17c. Um conhecido fluxo de precisamente 4 L/s é introduzido em um espirômetro, e o espirômetro registra um fluxo de 4,07 L/s. Qual deve ser o fator de correção para medidas de fluxo subsequentes?

(A) 1,017
(B) 0,953
(C) 0,970
(D) 0,983

17d. Se o fator de correção para um espirômetro é 0,993 e o espirômetro mede uma capacidade vital de 3,8 L, qual deve ser a capacidade vital corrigida?

(A) 3,51 L
(B) 3,62 L
(C) 3,77 L
(D) 3,83 L

17e. Um analisador de oxigênio polarográfico é usado em um circuito do ventilador (pressão no circuito = 45 cmH_2O). Se a pressão barométrica é 900 cmH_2O, qual deve ser o fator de correção para medidas subsequentes de F_IO_2?

(A) 1,05
(B) 0,921
(C) 0,934
(D) 0,952

17f. Um analisador de oxigênio sensível à pressão (célula galvânica) é usado para medir a F_IO_2 em um circuito do ventilador. Calcule o fator de correção para medidas de F_IO_2 se a pressão barométrica é 1.003 cmH_2O e a pressão no circuito é 60 cmH_2O acima da pressão barométrica.

(A) 0,911
(B) 0,944
(C) 0,965
(D) 1,059

17g. O sensor do analisador de oxigênio de células galvânicas é colocado em linha com o circuito do ventilador. Uma F_IO_2 de 60% é obtida. Qual é a F_IO_2 corrigida se o fator de correção é 0,934 para esse analisador de oxigênio?

(A) 56%
(B) 60%
(C) 62%
(D) 64%

Capítulo

18

Lei de Dalton
da pressão parcial

Notas

A Lei de Dalton, chamada assim em função do químico inglês John Dalton (1766-1844), estabelece que a pressão total exercida por uma mistura de gases é igual à soma das pressões parciais de todos os gases na mistura. O vapor de água é considerado um gás e ele exerce a pressão de vapor de água. A Tabela 2.3 mostra os gases que compõem a pressão barométrica na ausência de vapor de água.

Em ambientes com pressão atmosférica não usual, as pressões individuais dos gases aumentam em condições hiperbáricas (p. ex., câmara hiperbárica, embaixo da água) e reduzem em condições hipobáricas (p. ex., altas altitudes) de acordo com a porcentagem de volume total que cada gás ocupa.

Equação

Pressão total $= P_1 + P_2 + P_3 + ...$

Pressão total	: Pressão de todos os gases na mistura
P_1	: Pressão do gás 1 na mistura de gases
P_2	: Pressão do gás 2 na mistura de gases
P_3	: Pressão do gás 3 na mistura de gases
...	: Pressão dos outros gases

Tabela 2.3 Gases que compõem a pressão barométrica

Gás	% da atmosfera	Pressão parcial do gás seco (mmHg)
Nitrogênio (N_2)	78,08	593
Oxigênio (O_2)	20,95	159
Argônio (Ar)	0,93	7
Dióxido de carbono (CO_2)	0,03	0,2

De Des Jardins, TR. *Cardiopulmonary Anatomy and Physiology: Essentials of Respiratory Care*, 5.ed. Clifton Park, NY: Delmar Cengage Learning, 2008.

Referências

Des Jardins; Wilkins (2).

Ver

Pressão parcial de um gás seco.

Questões de autoavaliação

18a. A soma das pressões parciais exercidas por todos os gases na atmosfera é igual à pressão barométrica. Essa é uma afirmação da:

(A) Lei de Dalton.
(B) Lei de Henry.
(C) Lei de Charles.
(D) Lei de Graham.

18b. Se a PO_2 é 100 mmHg a uma pressão barométrica (760 mmHg), qual é a PO_2 aproximada se a pressão é aumentada para 1.520 mmHg em uma câmara hiperbárica?

(A) 25 mmHg

(B) 50 mmHg

(C) 100 mmHg

(D) 200 mmHg

18c. A PO_2 normal predita em uma área de 3.000 m acima do nível do mar deve ser _____ a PO_2 no nível do mar por conta da condição _____ em alta altitude.

(A) maior que; hiperbárica

(B) maior que; hipobárica

(C) menor que; hiperbárica

(D) menor que; hipobárica

18d. O gás mais abundante na atmosfera é o:

(A) hélio.

(B) oxigênio.

(C) nitrogênio.

(D) dióxido de carbono.

Capítulo

19

Razão entre espaço morto e volume corrente (V_M/V_C)

Notas

A razão $\dfrac{V_M}{V_C}$ é usada para aproximar a porção do volume corrente que não participa da troca gasosa (i. e., ventilação perdida). Uma razão $\dfrac{V_M}{V_C}$ alta indica que a ventilação é maior que a perfusão. Enfisema, ventilação com pressão positiva, embolia pulmonar e hipotensão são algumas das causas de aumento da ventilação do espaço morto.

Para pacientes em ventilação mecânica, a razão $\dfrac{V_M}{V_C}$ de mais de 60% é considerada aceitável. Esse valor é consistente com uma relação $\dfrac{V_M}{V_C}$ normal após o paciente ser desmamado da ventilação mecânica e extubado.

Equação

$$\frac{V_M}{V_C} = \frac{\left(P_aCO_2 - P_{\bar{E}}CO_2\right)}{P_aCO_2}$$

$\dfrac{V_M}{V_C}$: Razão entre espaço morto e volume corrente em %

P_aCO_2 : Pressão parcial de dióxido de carbono arterial em mmHg

$P_{\bar{E}}CO_2$: Pressão mista de dióxido de carbono expirado em mmHg*

Valores normais

20 a 40% em pacientes que respiram espontaneamente
40 a 60% em pacientes em ventilação mecânica

Exemplo

Dados: P_aCO_2 = 40 mmHg
$P_{\bar{E}}CO_2$ = 30 mmHg

Calcule a razão $\dfrac{V_M}{V_C}$.

$$\frac{V_M}{V_C} = \frac{\left(P_aCO_2 - P_{\bar{E}}CO_2\right)}{P_aCO_2}$$

$$= \frac{40 - 30}{40}$$

$$= \frac{10}{40}$$

$$= 0,25 \text{ ou } 25\%$$

*A $P_{\bar{E}}CO_2$ é medida ao analisar a PCO_2 de uma amostra de ar expirado coletado na via de expiração do ventilador ou válvula de pacientes pela expiração espontânea. Uma bolsa de 5 L pode ser usada para a coleta de amostras. Para evitar a contaminação do gás coletado, suspiros não devem ser incluídos na amostra e o gás exalado deve ser completamente isolado do circuito do paciente. A P_aCO_2 é medida pela análise de uma amostra de gás do sangue arterial, obtida durante a coleta da amostra exalada.

Exercício

Dados: P_aCO_2 = 30 mmHg

$P_{\overline{E}}CO_2$ = 15 mmHg

Calcule a razão $\dfrac{V_M}{V_C}$.

[Resposta: $\dfrac{V_M}{V_C}$ = 0,50 ou 50%]

Referência

Wilkins (2).

Questões de autoavaliação

19a. Uma amostra mista de gás expirado para análise da pressão parcial de CO_2 é necessária para o cálculo de:

(A) relação I:E.
(B) fração O_2:ar.
(C) razão V_M/V_C.
(D) índice cardíaco.

19b. A razão entre espaço morto e volume corrente $\left(\dfrac{V_M}{V_C}\right)$ requer medidas de:

I. PCO_2 arterial.
II. PCO_2 venoso.
III. PCO_2 misto expirado.
IV. PO_2 misto expirado.
(A) Somente I, III.
(B) Somente I, IV.
(C) Somente II, III, IV
(D) Somente II, IV.

19c. Para pacientes intubados que estão sendo ventilados por um ventilador mecânico, é aceitável uma razão $\dfrac{V_M}{V_C}$ de mais de:
(A) 30%.
(B) 40%.
(C) 50%.
(D) 60%.

19d. Dados: P_aCO_2 = 35 mmHg, $P_{\overline{E}}CO_2$ = 20 mmHg, P_aO_2 = 80 mmHg e pH = 7,45, qual é a razão $\dfrac{V_M}{V_C}$?
(A) 26%
(B) 31%
(C) 35%
(D) 43%

19e. Dados: P_aCO_2 = 40 mmHg e $P_{\overline{E}}CO_2$ = 30 mmHg, calcule a razão $\dfrac{V_M}{V_C}$.
(A) 10%
(B) 20%
(C) 25%
(D) 30%

19f. Um homem de 55 anos de idade deu entrada no hospital com dispneia. Os seguintes resultados foram obtidos: $P_aCO_2 = 50$ mmHg e $P_{\bar{E}}CO_2 = 30$ mmHg. Qual é a razão $\dfrac{V_M}{V_C}$ calculada?

(A) 15%

(B) 20%

(C) 30%

(D) 40%

19g. Um paciente em ventilação mecânica apresenta as seguintes medidas: $P_aCO_2 = 45$ mmHg e $P_{\bar{E}}CO_2 = 25$ mmHg. Qual é a razão entre espaço morto e volume corrente? Ela é normal?

(A) 44%; normal

(B) 44%; anormal

(C) 55%; normal

(D) 55%; anormal

20

Densidade (D) dos gases

Notas

A densidade das moléculas de gás é diretamente proporcional ao peso molecular. Em geral, átomos e moléculas com menor número atômico (menor peso atômico) são mais leves que aqueles de maior número atômico. Peso atômico é também conhecido como massa atômica.

Equação

$$D = \frac{MM(g)}{22,4(L)}$$

D : Densidade do gás em g/L
MM : Massa molecular em grama*

Exemplo 1

Calcule a densidade do dióxido de carbono (CO_2).

$$D = \frac{MM(g)}{22,4(L)}$$

$$= \frac{\text{massa atômica do C} + (\text{massa atômica do O} \times 2)}{22,4}$$

$$= \frac{12 + (16 \times 2)}{22,4}$$

$$= \frac{12 + 32}{22,4}$$

$$= \frac{44}{22,4}$$

$$= 1,96 \text{ g/L}$$

Exemplo 2

Calcule a densidade do ar (21% de O_2, 78% de N_2, 1% de ar).

$$D = \frac{MM(g)}{22,4(L)}$$

$$= \frac{0,21 \times (\text{peso do O} \times 2) + 0,78 \times (\text{peso do N} \times 2) + 0,01 \times (\text{peso do ar})}{22,4}$$

$$= \frac{0,21 \times (16 \times 2) + 0,78 \times (14 \times 2) + 0,01 \times (40)}{22,4}$$

$$= \frac{0,21 \times 32 + 0,78 \times 28 + 0,01 \times 40}{22,4}$$

$$= \frac{6,72 + 21,84 + 0,4}{22,4}$$

$$= \frac{28,96}{22,4}$$

$$= 1,29 \text{ g/L}$$

*MM = massa atômica × número de átomos por molécula.

Exercício 1
Use a tabela periódica dos elementos químicos, apresentada no Apêndice Z, e descubra o peso atômico e a massa molecular (MM) em gramas de oxigênio (O_2).

[Resposta: Peso atômico do O = 16 g, MM do O_2 = 32 g]

Exercício 2
Qual é a densidade (D) do oxigênio (O_2)?

[Resposta: D = 1,429 g/L]

Exercício 3
Calcule a densidade de uma mistura gasosa a 70% de hélio (He) e 30% de oxigênio (O_2).

[Resposta: D = 0,554 g/L]

Referência
Wilkins (2).

Ver
Apêndice Z, Tabela periódica dos elementos.

Questões de autoavaliação

20a. Calcule a densidade do nitrogênio (N_2) com o peso atômico do nitrogênio = 14.

(A) 0,31 g/L
(B) 0,63 g/L
(C) 1,25 g/L
(D) 2,5 g/L

20b. Dados: peso atômico do hélio = 4 g, qual é a densidade do gás hélio?

(A) 0,18 g/L
(B) 1,8 g/L
(C) 18 g/L
(D) 4 g/L

20c. Calcule a densidade do dióxido de carbono (CO_2), dados os pesos atômicos de carbono e oxigênio 12 e 16, respectivamente.

(A) 1,48 g/L
(B) 1,61 g/L
(C) 1,75 g/L
(D) 1,96 g/L

20d. Calcule a densidade de uma mistura de hélio/oxigênio (80% He, 20% O_2). Os pesos atômicos de hélio e oxigênio são 4 e 16, respectivamente.

(A) 0,43 g/L
(B) 0,52 g/L
(C) 0,68 g/L
(D) 0,79 g/L

20e. Qual dos seguintes elementos/moléculas de gás é o mais denso: N_2, CO, O_2 ou CO_2? Calcule e registre suas densidades. Os pesos moleculares para N_2, CO, O_2 e CO_2 são 28, 28, 32 e 44, respectivamente.

(A) N_2: 1,25 g/L

(B) CO: 1,25 g/L

(C) O_2: 1,43 g/L

(D) CO_2: 1,96 g/L

Capítulo

21

Cálculo de dose: dose de infusão de solução intravenosa

Notas

A dose de infusão é geralmente em mg/min ou mcg/min. A dose em 1 mL deve ser convertida na unidade adequada (mg ou mcg) antes de usar a equação (p. ex., 1 g = 1.000 mg; 1 mg = 1.000 mcg).

Equação

$$\text{Dose de infusão} = \frac{\text{Taxa de infusão} \times \text{Dose em 1 mL}}{60 \text{ gotas/mL}}$$

Dose de infusão : Dose de infusão de solução intravenosa (IV) em mg/min ou mcg/min

Taxa de infusão : Taxa de infusão de solução intravenosa (IV) em gotas/min

Dose em 1 mL : Concentração do fármaco em mg/mL ou mcg/mL

60 gotas/mL : Representa 60 gotas IV em 1 mL

Exemplo 1

Uma ampola de 10 mL de tonsilato de bretílio que contém 500 mg de fármaco é diluída em 250 mL de soro glicosado 5%. Se uma taxa de infusão de 30 gotas/min é administrada ao paciente, qual é a dose de infusão por minuto? Como 500 mg/250 mL = 2 mg/mL, usamos no exemplo dose em 1 mL. (Ver Cálculo de dose: porcentagem da solução.)

$$\text{Dose de infusão} = \frac{\text{Taxa de infusão} \times \text{Dose em 1 mL}}{60 \text{ gotas/mL}}$$

$$= \frac{30 \text{ gotas/min} \times 2 \text{ mg/mL}}{60 \text{ gotas/mL}}$$

$$= \frac{60 \text{ mg/min}}{60}$$

$$= 1 \text{ mg/min}$$

Exemplo 2

1 mg de isoproterenol é diluído em 250 mL de soro glicosado a 5%. Se uma taxa de infusão de 30 gotas/min é administrada ao paciente, qual a dose de infusão em mcg por minuto? Como 1 mg/250 mL = 1.000 mcg/250 mL = 4 mcg/mL, usamos no exemplo dose em 1 mL. (Ver Cálculo de dose: porcentagem da solução.)

$$\text{Dose de infusão} = \frac{\text{Taxa de infusão} \times \text{Dose em 1 mL}}{60 \text{ gotas/mL}}$$

$$= \frac{30 \text{ gotas/min} \times 4 \text{ mcg/mL}}{60 \text{ gotas/mL}}$$

$$= \frac{120 \text{ mcg/min}}{60}$$

$$= 2 \text{ mcg/min}$$

Exercício 1

Um frasco de 2 mL de procainamida com 1 g de fármaco é diluído em 250 mL de soro glicosado a 5%. Se uma taxa de infusão de 30 gotas/min é administrada ao paciente, qual é a dose de infusão em mg por minuto?

[Resposta: Dose de infusão = 2 mg/min]

Exercício 2

50 mg de Nipride são diluídos em 250 mL de soro glicosado a 5%. Se uma taxa de infusão de 3 gotas/min é dada ao paciente, qual é a dose de infusão em mcg por minuto?

[Resposta: Dose de infusão = 10 mcg/min]

Referência

www.dosagehelp.com.

Ver

Cálculo de dose: porcentagem da solução; Cálculo de dose: taxa de infusão de solução intravenosa.

Questões de autoavaliação

21a. Um grama de cloridrato de procainamida está diluído em 250 mL de soro glicosado a 5%. Se a mistura é usada em um paciente a uma taxa de infusão de 15 gotas/min, qual é a dose de infusão em mg/min?

(A) 0,5 mg/min
(B) 1 mg/min
(C) 2 mg/min
(D) 2,5 mg/min

21b. 50 mg (50.000 mcg) de nitroprussiato de sódio estão diluídos em 250 mL de glicosado a 5%. A uma taxa de infusão de 6 gotas/min, qual é a dose de infusão em mcg/min?

(A) 5 mcg/min
(B) 10 mcg/min
(C) 15 mcg/min
(D) 20 mcg/min

21c. 250 mL de soro glicosado a 5% contém uma 1 ampola (200 mg) de cloridrato de dopamina. Se o paciente recebe essa solução IV a uma taxa de 18 gotas/min, qual é a dose de infusão em mcg/min?

(A) 240 mcg/min
(B) 260 mcg/min
(C) 280 mcg/min
(D) 300 mcg/min

21d. 50 mg de nitroglicerina são diluídos em 250 mL de soro glicosado a 5%, e a solução é infundida a uma taxa de infusão de 3 gotas/min. Qual é a dose de infusão em mcg/min?

(A) 5 mcg/min
(B) 10 mcg/min
(C) 15 mcg/min
(D) 20 mcg/min

Capítulo

22

Cálculo de dose: taxa de infusão de solução intravenosa

Notas

É essencial usar a unidade adequada (mg ou mcg) na dose de infusão e dose em 1 mL. Para encontrar a dose em 1 mL, 1 g é geralmente convertido em 1.000 mg e 1 mg em 1.000 mcg.

Se a dose de infusão estiver relacionada à massa corporal do paciente (i. e., n mg/kg/min ou n mcg/kg/min), multiplique o n pela massa corporal do paciente em kg e use a equação, como mostrado no Exemplo 2. Por exemplo, se a dose de infusão é 5 mcg/kg/min, um paciente de 80 kg necessitaria de uma dose de infusão de 400 mcg/min (5 mcg/kg/min × 80 kg).

Equação

$$\text{Taxa de infusão} = \frac{\text{Dose de infusão} \times 60 \text{ gotas/mL}}{\text{Dose em 1 mL}}$$

Taxa de infusão : Taxa de infusão de solução intravenosa (IV) em gotas/min

60 gotas/mL : Representa 60 gotas IV em 1 mL

Dose de infusão : Dose de infusão de solução intravenosa (IV) em mg/min ou mcg/min

Dose em 1 mL : Concentração do fármaco em mg/mL ou mcg/mL

Exemplo 1

1 g de lidocaína é diluído em 250 mL de soro glicosado a 5%. Se uma dose de infusão de 2 mg/min é desejada, qual deve ser a taxa de infusão em gotas/minuto? Como 1 g/250 mL = 1.000 mg/250 mL = 4 mg/mL, este será o valor utilizado como dose em 1 mL.

$$\begin{aligned}
\text{Taxa de infusão} &= \frac{\text{Dose de infusão} \times 60 \text{ gotas/mL}}{\text{Dose em 1 mL}} \\
&= \frac{2 \text{ mg/min} \times 60 \text{ gotas/mL}}{4 \text{ mg/mL}} \\
&= \frac{\text{mg/min} \times 120 \text{ gotas/mL}}{4 \text{ mg/mL}} \\
&= 30 \text{ gotas/min}
\end{aligned}$$

Exemplo 2

200 mg (1 ampola) de dopamina estão diluídos em 250 mL de soro glicosado a 5%. Se uma dose de infusão de 5 mcg/kg/min é desejada, qual deve ser a taxa de infusão em gotas/min para um paciente que pesa 80 kg?
Para um paciente de 80 kg, a dose de infusão de 5 mcg/kg/min torna-se 400 mcg/min (5 mcg/kg/min × 80 kg).
Como 200 mg/250 mL = 200.000 mcg/250 mL = 800 mcg/mL, este valor é utilizado como dose em 1 mL.

$$\begin{aligned}
\text{Taxa de infusão} &= \frac{\text{Dose de infusão} \times 60 \text{ gotas/mL}}{\text{Dose em 1 mL}} \\
&= \frac{400 \text{ mcg/min} \times 60 \text{ gotas/mL}}{800 \text{ mcg/mL}} \\
&= \frac{\text{mcg/min} \times 24.000 \text{ gotas/mL}}{800 \text{ mcg/mL}} \\
&= 30 \text{ gotas/min}
\end{aligned}$$

Exercício 1   Duas ampolas de 10 mL de tosilato de bretílio, com 500 mg de fármaco em cada ampola, são diluídas em 250 mL de soro glicosado a 5%, com uma quantidade total de 1.000 mg/250 mL. Se uma dose de infusão de 2 mg/min é desejada, qual deve ser a taxa de infusão em gotas/min?

[Resposta: Taxa de infusão = 30 gotas/min]

Exercício 2   1 mg de adrenalina é diluído em 250 mL de soro glicosado a 5%. Se uma dose de infusão de 1 mcg/min é desejada, qual deve ser a taxa de infusão em gotas/min?

[Resposta: Taxa de infusão = 15 gotas/min]

Referência   www.dosagehelp.com.

Ver   Cálculo de dose: porcentagem da solução; Cálculo de dose: dose de infusão de solução intravenosa.

Questões de autoavaliação

22a. Um grama de lidocaína é diluído em 250 mL de soro glicosado a 5%. Em uma dose de infusão de 1,6 mg/min intravenosa, qual deve ser a taxa de infusão em gotas/min?

(A) 18 gotas/min
(B) 20 gotas/min
(C) 22 gotas/min
(D) 24 gotas/min

22b. Dois gramas de tosilato de bretílio são diluídos em 500 mL de soro glicosado a 5% para uso intravenoso. Se uma dose de infusão de 2 mg/min é desejada, encontre a taxa de infusão em gotas/min.

(A) 8 gotas/min
(B) 24 gotas/min
(C) 30 gotas/min
(D) 40 gotas/min

22c. Encontre a taxa de infusão em gotas/min quando 1 mg de isoproterenol em 250 mL de soro glicosado a 5% é usado para uma dose de infusão de 2 mcg/min.

(A) 15 gotas/min
(B) 20 gotas/min
(C) 25 gotas/min
(D) 30 gotas/min

22d. Uma ampola de 10 mL de tosilato de bretílio com 500 mg do fármaco é diluída em 250 mL de soro glicosado a 5%. Se uma dose de infusão de 1 mg/min é desejada, qual deve ser a taxa de infusão em gotas/min?

(A) 25 gotas/min

(B) 30 gotas/min

(C) 35 gotas/min

(D) 40 gotas/min

22e. Uma solução de soro glicosado a 5% de 250 mL contém 1 mg de adrenalina. Se uma dose de infusão de 2 mcg/min é desejada, qual deve ser a taxa de infusão em gotas/min?

(A) 5 gotas/min

(B) 15 gotas/min

(C) 30 gotas/min

(D) 40 gotas/min

23

Cálculo de dose: porcentagem da solução

No Exemplo 2, o volume calculado deve ser diluído em solução salina ou outro diluente antes do uso. Isso aplica-se a quase todas as soluções de broncodilatador em cuidados respiratórios.

O cálculo da dose do fármaco por dose de unidade é semelhante ao mostrado nos exemplos.

Equação 1

Dose = Volume usado $\times$ Concentração da solução original

Equação 2

$$\text{Volume} = \frac{\text{Dose desejada}}{\text{Concentração da solução original}}$$

Exemplo 1

Quantos mg de isoproterenol estão em 0,5 mL de uma solução de fármaco de 1:100 (1%)?

Solução A. [Este cálculo fornece a resposta em g. Ela deve ser convertida em mg.]

Dose = Volume usado $\times$ Concentração da solução original
  = 0,5 $\times$ 1%
  = 0,5 $\times$ 0,01
  = 0,005 g (ou 5 mg)

Solução B. Uma solução de 1:100 ou 1% pode ser escrita:

$$1\% = \frac{1 \text{ g}}{100 \text{ mL}}$$
$$= \frac{1.000 \text{ mg}}{100 \text{ mL}}$$
$$= 10 \text{ mg/mL}$$

[Este cálculo fornece a resposta em mg.]

Dose = Volume usado $\times$ Concentração da solução original
  = 0,5 mL $\times$ 1%
  = 0,5 mL $\times$ 10 mg/mL
  = 5 mg

Exemplo 2

Uma solução de isoproterenol tem uma concentração de 1:200. Qual o volume necessário se 2,5 mg de fármaco ativo é desejado?

$$\text{Volume} = \frac{\text{Dose desejada}}{\text{Concentração da solução original}}$$
$$= \frac{2,5 \text{ mg}}{1:200}$$

$$= \frac{2,5 \text{ mg}}{1:200}$$

$$= \frac{2,5 \text{ mg}}{(1 \text{ g}/200 \text{ mL})}$$

$$= \frac{2,5 \text{ mg}}{(1.000 \text{ mg}/200 \text{ mL})}$$

$$= \frac{2,5 \text{ mg}}{5 \text{ mg/mL}}$$

$$= 0,5 \text{ mL}$$

Exercício 1

Quantos mg de fármaco ativo estão em 0,5 mL de uma solução de sulfato de salbutamol de 0,5%?

[Resposta: Dose = 2,5 mg]

Exercício 2

Qual o volume necessário de uma solução de 0,5% a fim de obter 5 mg de fármaco ativo?

[Resposta: Volume = 1 mL]

Referência

Gardenhire.

Ver

Cálculo de dose: dose de unidade.

Questões de autoavaliação

23a. Uma solução de fármaco a 1:1.000 (0,1%) é o mesmo que:

(A) 0,01 mg/mL.
(B) 0,1 mg/mL.
(C) 1 mg/mL.
(D) 10 mg/mL.

23b. Quantos mg de fármaco ativo estão presentes em 0,5 mL de uma solução a 1:100 (1%)?

(A) 5 mg
(B) 10 mg
(C) 15 mg
(D) 20 mg

23c. Quantos mg de fármaco ativo estão em 1 mL de uma solução a 1:200?

(A) 1 mg
(B) 2 mg
(C) 5 mg
(D) 10 mg

23d. Um frasco de 30 mL de adrenalina racêmica tem uma concentração de 2,25%. Quanto volume deve ser retirado do frasco se 10 mg do fármaco são necessários?

(A) 0,12 mL

(B) 0,25 mL

(C) 0,36 mL

(D) 0,44 mL

23e. Quantos mg de fármaco estão presentes em 0,25 mL de uma solução a 2,25% de adrenalina racêmica?

(A) 5,6 mg

(B) 6,4 mg

(C) 7,2 mg

(D) 8,8 mg

23f. Qual o volume necessário de uma solução a 0,5% a fim de obter 5 mg do fármaco ativo?

(A) 0,25 mL

(B) 0,5 mL

(C) 1 mL

(D) 1,5 mL

23g. Um frasco de acetilcisteína tem uma concentração de 10%. Quantos mg de fármaco ativo estão presentes se 2 mL da solução é usada?

(A) 5 mg

(B) 10 mg

(C) 20 mg

(D) 200 mg

23h. Quanto de uma solução a 20% de acetilcisteína é necessário para se obter 200 mg de fármaco ativo?

(A) 0,25 mL

(B) 0,5 mL

(C) 1 mL

(D) 1,5 mL

23i. O médico solicita 0,15 mL de adrenalina racêmica com solução salina normal para uma criança internada com crupe. Se a solução de adrenalina racêmica tem uma concentração de 2,25%, quanto de fármaco ativo foi solicitado?

(A) 0,34 mg

(B) 1,57 mg

(C) 2,25 mg

(D) 3,38 mg

Capítulo

24

Cálculo de dose: dose de unidade

Equação 1

Dose = Volume usado $\times$ Concentração da dose de unidade

Equação 2

$$\text{Volume} = \frac{\text{Dose desejada}}{\text{Concentração da dose de unidade}}$$

Exemplo 1

Uma dose de unidade de 2,5 mL de fármaco tem uma concentração de 0,2%. Quantos mg de fármaco ativo estão nesta dose de unidade?

Solução A. (Este cálculo fornece a resposta em g. Ela deve ser convertida em mg.)

Dose = Volume usado $\times$ Concentração da dose de unidade
= 2,5 mL $\times$ 0,2%
= 2,5 mL $\times$ 0,002 g/mL
= 0,005 g (ou 5 mg)

Solução B. A solução de 0,2% pode ser reescrita desta forma:

$$0,2\% = \frac{0,2 \text{ g}}{100 \text{ mL}}$$
$$= \frac{200 \text{ mg}}{100 \text{ mg}}$$
$$= 2 \text{ mg/mL}$$

(Este cálculo fornece a resposta em mg.)

Dose = Volume usado $\times$ Concentração da dose de unidade
= 2,5 mL $\times$ 0,2%
= 2,5 mL $\times$ 2 mg/mL
= 5 mg

Exemplo 2

Uma dose de unidade de sulfato de salbutamol contém 3 mL em uma concentração de 0,83 mg/mL. Quantos mg de fármaco ativo estão nesta dose de unidade?

Dose = Volume usado $\times$ Concentração da dose de unidade
= 3,0 mL $\times$ 0,83 mg/mL
= 2,49 ou 2,5 mg

Exemplo 3

Uma dose de unidade de sulfato de salbutamol contém 3,0 mL em uma concentração de 0,83 mg/mL. Quanto volume é necessário se 1,5 mg de fármaco é desejável?

$$\text{Volume} = \frac{\text{Dose desejada}}{\text{Concentração da dose de unidade}}$$
$$= \frac{1,5 \text{ mg}}{0,83 \text{ mg/mL}}$$
$$= 1,8 \text{ mL}$$

Exercício 1

Uma dose de unidade contém 2,5 mL em uma concentração de 0,6%. Quantos mg de substância ativa estão em uma dose de unidade ? Quanto de fármaco ativo está em metade de uma dose de unidade?

[Resposta: Dose = 15 mg; $\frac{1}{2}$ dose de unidade = 7,5 mg]

Exercício 2

Uma dose de unidade de sulfato de salbutamol tem 3,0 mL em uma concentração de 0,042%. Qual é a quantidade total de fármaco ativo nessa dose de unidade?

[Resposta: Dose em 3,0 mL = 1,26 mg]

Exercício 3

Uma dose de unidade de 3,0 mL de sulfato de salbutamol tem uma concentração de 0,83 mg/mL. Quanto dessa dose de unidade deve ser usada se 1,66 mg de fármaco ativo é necessário?

[Resposta: Volume da dose de unidade necessária = 2 mL]

Referência

Gardenhire.

Questões de autoavaliação

24a. Uma dose de unidade de broncodilatador contém 5,0 mL em uma concentração de 0,5 mg/mL. Qual a quantidade de fármaco ativo em uma dose de unidade ?

(A) 0,5 mg
(B) 1,0 mg
(C) 2,5 mg
(D) 5,0 mg

24b. Uma dose de unidade contém 2,5 mL em uma concentração de fármaco de 0,2%. Quantos mg de fármaco ativo estão presentes nessa dose de unidade?

(A) 1,25 mg
(B) 2,5 mg
(C) 5 mg
(D) 10 mg

24c. Uma dose de unidade de Xopenex contém 3,0 mL em uma concentração de 0,0417%. Quantos mg de fármaco ativo estão presentes nessa dose de unidade?

(A) 0,75 mg

(B) 1,25 mg

(C) 0,63 mg

(D) 0,31 mg

24d. Uma dose de unidade de levalbuterol contém 3,0 mL em uma concentração de 0,0417%. Quantas doses de unidade são necessárias para obter 10 mg do fármaco ativo?

(A) 4 doses de unidade

(B) 6 doses de unidade

(C) 8 doses de unidade

(D) 10 doses de unidade

24e. Uma dose de unidade contém 2,5 mL em uma concentração de 0,6%. Quantos mg de fármaco ativo têm em uma dose de unidade?

(A) 2,5 mg

(B) 5 mg

(C) 10 mg

(D) 15 mg

24f. Uma dose de unidade de sulfato de salbutamol contém 3,0 mL em uma concentração de 0,083%. Se oito doses de unidade são usadas em um tratamento com grande volume de aerossol, qual é a quantidade total de fármaco no nebulizador?

(A) 2,5 mg

(B) 5 mg

(C) 10 mg

(D) 20 mg

24g. Uma dose de unidade de 3 mL de ácido clorídrico de levalbuterol contém 0,63 mg de fármaco ativo. Se duas doses de unidade são utilizadas, quantos mg de fármaco são usados?

(A) 1,26 mg

(B) 2,40 mg

(C) 2,86 mg

(D) 3,14 mg

24h. Cada ampola de sulfato de terbutalina contém 1 mL de uma solução a 0,1%. Qual é a dose total se duas ampolas (2 mL) são usadas?

(A) 1 mg

(B) 2 mg

(C) 3 mg

(D) 4 mg

24i. O médico solicita 0,5 mL de uma dose de unidade de sulfato de terbutalina com solução salina para um paciente pediátrico. Se a ampola com dose de unidade de 1 mL é uma solução de 0,1%, quantos mg desse fármaco serão usados?

(A) 0,01 mg

(B) 0,1 mg

(C) 0,5 mg

(D) 1,0 mg

24j. Uma dose de unidade de brometo de ipratrópio contém 2,5 mL em uma concentração a 0,02%. Quantos mg de fármaco ativo estão em uma dose de unidade?

(A) 0,5 mg

(B) 1,0 mg

(C) 1,5 mg

(D) 5 mg

24k. O médico solicita duas doses de unidade de sulfato de metaproterenol. Se cada dose de unidade contém 2,5 mL em uma concentração de 0,4%, quantos mg de sulfato de metaproterenol foram solicitados?

(A) 1 mg

(B) 2 mg

(C) 5 mg

(D) 10 mg

24l. Uma dose de unidade de Intal (cromolina sódica) contém 20 mg/2 mL. Quanto de fármaco ativo há em 1 mL dessa solução?

(A) 10 mg

(B) 15 mg

(C) 20 mg

(D) 40 mg

24m. Qual é a concentração em % se cada dose de unidade de 2 mL de cromolina sódica contém 20 mg de fármaco ativo?

(A) 0,1%

(B) 1%

(C) 10%

(D) 5%

25

Estimativa de dose para crianças: regra de Young

Notas

A regra de Young para cálculo de dose utiliza-se da *idade* da criança. Ela deve ser usada para crianças de 1 a 12 anos.

Se o peso da criança não é proporcional à idade, a regra de Clark para cálculo de dose deve ser usada. Ver Estimativa de dose para lactentes e crianças: regra de Clark.

Uma vez que a dose de fármaco eficaz varia muito por causa das condições individuais, o cálculo da dose deve ser cuidadosamente avaliado antes da administração do fármaco.

Equação

$$\text{Dose infantil} = \left[\frac{\text{Idade}}{(\text{Idade} + 12)}\right] \times \frac{\text{Dose}}{\text{para adulto}}$$

Dose infantil : Dose de fármaco estimada para a criança
Idade : Idade da criança em anos
Dose : Dose de fármaco normal para adultos
para adulto

Exemplo

Qual deve ser a dose para uma criança de 8 anos se a dose para adulto é de 50 mg?

$$\text{Dose infantil} = \left[\frac{\text{Idade}}{(\text{Idade} + 12)}\right] \times \frac{\text{Dose}}{\text{para adulto}}$$

$$= \left[\frac{8}{(8 + 12)}\right] \times 50 \text{ mg}$$

$$= \left[\frac{8}{20}\right] \times 50 \text{ mg}$$

$$= 0,4 \times 50 \text{ mg}$$

$$= 20 \text{ mg}$$

Exercício

Se a dose para adulto é de 30 mg, qual é a dose pediátrica calculada para um paciente de 6 anos?

[Resposta: Dose = 10 mg]

Referência

Hegstad.

Questões de autoavaliação

25a. Se a idade de uma criança é conhecida e está entre 1 e 12 anos, a dose do fármaco para essa criança pode ser estimada pela:

(A) regra de Old.
(B) regra de Young.
(C) regra de Clark.
(D) regra de Fried.

25b. Se a dose para um adulto é de 15 mg, qual é a dose pediátrica para um paciente de 6 anos usando a regra de Young para cálculo de dose?

(A) 1 mg
(B) 2 mg
(C) 5 mg
(D) 10 mg

25c. Usando a regra de Young para cálculo de dose para crianças, qual deve ser a dose para uma criança de 5 anos se a dose para adulto de uma medicação é de 10 mg?

(A) 1,88 ou 1,9 mg
(B) 2,45 ou 2,5 mg
(C) 2,94 ou 2,9 mg
(D) 3,07 ou 3,1 mg

25d. Se a dose para adulto de uma medicação é de 25 mg, qual deve ser a dose para uma criança de 10 anos pela regra de Young?

(A) 11,36 ou 11 mg
(B) 12,41 ou 12 mg
(C) 13,09 ou 13 mg
(D) 14,44 ou 14 mg

26

Estimativa de dose para lactentes e crianças: regra de Clark

Notas

A regra de Clark do cálculo de dose utiliza-se do *peso* da criança. A regra de Clark pode ser usada para lactentes e crianças, permitindo uma estimativa mais razoável da dose de fármaco que a regra de Young, quando o peso corporal do paciente não é proporcional à idade.

A dose efetiva de medicamento varia bastante por causa das condições individuais, e, portanto, o cálculo da dose deve ser cuidadosamente avaliado antes da administração do fármaco.

Equação

$$\text{Dose infantil} = \left(\frac{\text{Peso em kg}}{70}\right) \times \frac{\text{Dose}}{\text{para adulto}}$$

Dose infantil	: Estimativa de dose para criança ou lactente
Peso em kg	: Peso da criança ou lactente em kg
Dose para adulto	: Dose de fármaco normal em adultos
70	: Constante numérica

Exemplo

Qual deve ser a dose para uma criança de 21 kg se a dose para adulto é de 30 mg?

$$\text{Dose infantil} = \left(\frac{\text{Peso em kg}}{70}\right) \times \frac{\text{Dose}}{\text{para adulto}}$$

$$= \left(\frac{21}{70}\right) \times 30 \text{ mg}$$

$$= 9 \text{ mg}$$

Exercício

Se a dose do adulto é de 50 mg, qual é a dose calculada para um lactente de 2,1 kg?

[Resposta: Dose = 1,5 mg]

Referência

Hegstad.

Questões de autoavaliação

26a. Usando a regra de Clark do cálculo da dose para crianças, qual deve ser a dose para uma criança de 2,8 kg se a dose de adulto é 30 mg?

(A) 1,2 mg
(B) 1,8 mg
(C) 2,4 mg
(D) 3,0 mg

26b. Use a regra de Clark do cálculo de dose para crianças para calcular a dose para uma criança de 23,5 kg. A dose de adulto normal é 30 mg.

(A) 2 mg
(B) 5 mg
(C) 10 mg
(D) 20 mg

26c. Se o peso de uma criança ou lactente é conhecido, a dose do fármaco para esses pacientes pode ser estimada usando:

(A) a regra de Young.
(B) a regra dos sete.
(C) a regra de Clark.
(D) a regra de Pickwick.

27

Estimativa de dose para lactentes e crianças: regra de Fried

Notas

A regra de Fried do cálculo de dose utiliza-se da *idade* da criança *em meses*. A regra de Fried pode ser usada para lactentes e crianças com até 2 anos.

Se o peso corporal da criança não é proporcional à idade, a regra de Clark para cálculo de dose deve ser usada.

Uma vez que a dose efetiva varia bastante por causa das condições clínicas individuais, a dose calculada deve ser cuidadosamente avaliada antes da administração do fármaco.

Equação

Dose infantil $= \left(\dfrac{\text{Idade em meses}}{150}\right) \times$ Dose média para adulto

Dose infantil	:	Estimativa de dose para a criança ou lactente
Idade em meses	:	Idade do lactente ou criança em meses, até 24 meses
Dose para adulto	:	Dose de fármaco para adulto
150	:	Constante numérica

Exemplo

Qual deve ser a dose para uma criança de 15 meses se a dose para adulto é 30 mg?

$$\text{Dose infantil} = \left(\frac{\text{Idade em meses}}{150}\right) \times \text{Dose para adulto}$$

$$= \left(\frac{15}{150}\right) \times 30 \text{ mg}$$

$$= \frac{1}{10} \times 30 \text{ mg}$$

$$= 3 \text{ mg}$$

Exercício

Se a dose para adulto é 50 mg, qual é a dose calculada para uma criança de 2 anos?

[Resposta: Dose = 8 mg]

Referência

Hegstad.

Ver

Estimativa de dose para lactentes e crianças: regra de Clark.

Questões de autoavaliação

27a. Com base na regra de Fried, qual deve ser a dose para uma criança de 2 anos se a dose para adulto é de 35 mg?

(A) 3,9 mg

(B) 4,7 mg

(C) 5,1 mg

(D) 5,6 mg

27b. Use a regra de Fried para estimar a dose para um lactente de 15 meses, sabendo que a dose para adulto é de 30 mg.

(A) 1 mg

(B) 2 mg

(C) 3 mg

(D) 4 mg

27c. De acordo com a regra de Fried, a estimativa de dose para um lactente de 5 meses, baseada na dose para adulto de 30 mg, é:

(A) 1 mg.

(B) 2 mg.

(C) 3 mg.

(D) 4 mg.

27d. Para lactentes e crianças com até 2 anos, a idade em meses pode ser usada para estimar a dose a ser utilizada a partir da:

(A) regra de Young.

(B) regra de Starling.

(C) regra de Clark.

(D) regra de Fried.

Capítulo

28
Elastância (E)

Notas

A equação da elastância é modificada da lei de Hooke do comportamento elástico e é expressa como o inverso da complacência.

Quando os pulmões estão mais rígidos (não complacentes), a elastância (E) dos pulmões é alta, e elevadas pressões de insuflação (ΔP) são necessárias para oferecer um determinado volume (ΔV). Por outro lado, em pulmões complacentes, como no enfisema, a elastância dos pulmões é baixa. Nessa situação, uma alta pressão de insuflação pode ser perigosa para o paciente (p. ex., causando barotrauma).

A complacência (C) é mais comumente usada para descrever as propriedades elásticas dos pulmões.

Equação

$$E = \frac{\Delta P}{\Delta V}$$

E   :   Elastância em cm de H_2O/L
ΔP :   Variação de pressão em cm de H_2O
ΔV :   Variação de volume em mL ou L

Valores normais

5 a 10 cmH_2O/L

Se o paciente estiver intubado, usar medidas seriadas para estabelecer uma tendência.

Exemplo

Dados: $\Delta P = 5\,cmH_2O$
          $\Delta V = 0,8\,L$
Calcule a elastância.

$$E = \frac{\Delta P}{\Delta V}$$
$$= \frac{5}{0,8}$$
$$= 6,25\,cmH_2O/L$$

Exercício

Dados: $\Delta P = 3\,cmH_2O$
          $\Delta V = 0,6\,L$
Calcule a elastância.

[Resposta: E = 5 cm de H_2O/L]

Referência

Wilkins (2).

Ver

Complacência: dinâmica (C_{dyn}); Complacência: estática (C_{est}).

Questões de autoavaliação

28a. Calcule a elastância considerando que a variação de pressão (ΔP) é 10 cm de H_2O e a variação de volume (ΔV) é 0,5 L. A elastância é normal?

(A) 20 cmH_2O/L; anormal

(B) 10 cmH_2O/L; normal

(C) 5 cmH_2O/L; normal

(D) 10 L/cmH_2O; anormal

28b. Calcule a elastância considerando que a variação de pressão (ΔP) é 5 cm de H_2O e a variação de volume (ΔV) é 0,7 L. A elastância é normal?

(A) 3,5 cmH_2O/L; anormal

(B) 5 cmH_2O/L; normal

(C) 7,1 cmH_2O/L; normal

(D) 8,9 L/cmH_2O; anormal

28c. Qual das seguintes situações clínicas tem a menor elastância?

(A) Atelectasia

(B) Enfisema

(C) Fibrose pulmonar

(D) Consolidação

28d. Elastância é o oposto de:

(A) dependência.

(B) resistência.

(C) condutância.

(D) complacência.

Capítulo

29

Tamanho do tubo endotraqueal para crianças

Notas

Essa equação é usada para estimar o tamanho do tubo endotraqueal (TE) para crianças com mais de 1 ano. O tamanho calculado deve ser ajustado 0,5 mm para cima ou abaixo para diferentes tamanhos corporais. Em uma situação de emergência, o TE pode ser selecionado pela relação aproximada do diâmetro do tubo com o dedo mínimo da criança.

Em função dos TE aumentarem 0,5 mm, o diâmetro interno (DI) estimado do tubo deve ser arredondado para o tamanho mais próximo ou para a metade da estimativa.

Para recém-nascidos, o tamanho do tubo endotraqueal não é calculado. Nesse caso, a Tabela 2.4 apresenta a regra geral para selecionar o tubo apropriado para um recém-nascido.

Equação 1

$$DI = \frac{Idade + 16}{4}$$

ou

Equação 2

$$DI = \frac{Altura}{20}$$

DI : Diâmetro interno do tubo endotraqueal em mm
Idade : Idade da criança com mais de 1 ano, em anos
Altura : Altura da criança em cm

Exemplo 1

Qual é o tamanho estimado do tubo endotraqueal para uma criança de 3 anos?

$$DI = \frac{Idade + 16}{4}$$
$$= \frac{3 + 16}{4}$$
$$= \frac{19}{4}$$
$$= 4,75 \text{ ou } 5,0 \text{ mm}$$

Exemplo 2

Qual é o tamanho estimado do tubo endotraqueal para uma criança que tem 120 cm de altura?

$$DI = \frac{Altura}{20}$$
$$= \frac{120}{20}$$
$$1 = 6,0 \text{ mm}$$

Exercício 1

Calcule o tamanho estimado do TE para uma criança de 6 anos.

[Resposta: DI = 5,5 mm]

Tabela 2.4   Tamanho do tubo endotraqueal para recém-nascidos

Peso corporal	Tamanho do TE (DI mm)
> 1.000 g	2,5
1.000 a 2.000 g	3,0
2.000 a 3.000 g	3,5
< 3.000 g	4,0

Exercício 2

Calcule o tamanho estimado do TE para uma criança de 90 cm de altura.

[Resposta: DI = 4,5 mm]

Referências

Koff; Whitaker.

Questões de autoavaliação

29a. Calcule o tamanho estimado de um tubo endotraqueal para uma criança de 2 anos.

(A) 4 mm
(B) 4,5 mm
(C) 5 mm
(D) 5,5 mm

29b. Para uma criança de 8 anos, o cálculo do tamanho do tubo endotraqueal é de aproximadamente:

(A) 5 mm.
(B) 5,5 mm.
(C) 6 mm.
(D) 6,5 mm.

29c. Calcule o tamanho estimado de um tubo endotraqueal para uma criança de 106 cm de altura.

(A) 3,5 mm
(B) 4 mm
(C) 4,5 mm
(D) 5 mm

29d. Qual deve ser o tamanho de um tubo endotraqueal para uma criança que tem 76 cm de altura?

(A) 3,5 mm
(B) 4 mm
(C) 4,5 mm
(D) 5 mm

Capítulo

30
Lei da difusão de Fick

Notas

A taxa de difusão de um gás está diretamente relacionada com a área de superfície da membrana alveolocapilar disponível para difusão, o coeficiente de difusão do gás e o gradiente de pressão. Ela é inversamente proporcional à espessura da membrana do pulmão.

Equação

$$\text{Difusão} = \frac{A \times D \times \Delta P}{T}$$

Difusão : Taxa de difusão do gás

A : Área de superfície da membrana alveolocapilar disponível para difusão

No enfisema, há destruição de parte da área tecidual pulmonar, e a área total de troca gasosa dos pulmões é reduzida. A taxa de difusão para esses pacientes medida no laboratório de função pulmonar é, portanto, geralmente baixa.

D : Coeficiente de difusão de um gás

O monóxido de carbono (CO) é usado em estudos de difusão de gases, pois ele apresenta elevada taxa de difusão e tem elevada capacidade de se combinar prontamente com a hemoglobina (250 vezes mais que o oxigênio). O CO é conhecido como um gás de difusão limitada, pois sua taxa de difusão nos pulmões é limitada por condições em que a área ou espessura da membrana alveolocapilar é afetada.

ΔP : Gradiente de pressão de um gás

O gradiente de pressão de um gás é o princípio fundamental da difusão e troca de gases. A difusão de um gás nos pulmões e nos tecidos segue a regra básica do gradiente de pressão: de uma área de alta pressão para uma área de baixa pressão. Na circulação pulmonar, o oxigênio difunde-se do alvéolo $\left(P_A O_2 > 100 \text{ mmHg}\right)$ para os capilares pulmonares $\left(P_{\bar{v}} O_2 = 40 \text{ mmHg}\right)$ e o dióxido de carbono difunde-se dos capilares $\left(P_{\bar{v}} CO_2 = 46 \text{ mmHg}\right)$ para os alvéolos $(P_A CO_2 = 40 \text{ mmHg})$. A oxigenoterapia segue esse princípio ao aumentar o gradiente de pressão do oxigênio entre o alvéolo e os capilares pulmonares. Um maior gradiente de difusão do oxigênio facilita a difusão do oxigênio nos capilares pulmonares, e a oxigenação do sangue venoso misto é, portanto, aumentada.

T : Espessura da membrana de troca gasosa pulmonar

A difusão do gás é prejudicada quando a membrana de troca pulmonar é mais espessa. Edema pulmonar ou intersticial, consolidações e fibrose pulmonar são algumas das condições clínicas acompanhadas por um aumento da espessura da membrana de troca gasosa pulmonar. A oxigenoterapia não é muito efetiva nessas condições, pois o oxigênio, que tem um coeficiente de difusão baixo, não consegue atravessar de maneira eficaz essas unidades alveolares.

Referências   Des Jardins; Wilkins (2).

Ver   Lei de Graham do coeficiente de difusão.

Questões de autoavaliação

30a. A taxa de difusão do oxigênio através da membrana alveolocapilar está diretamente relacionada a todos os seguintes fatores, *exceto* por:

(A) coeficiente de difusão do oxigênio.

(B) área de superfície da membrana alveolocapilar disponível para difusão.

(C) gradiente de pressão alveoloarterial de oxigênio.

(D) espessura da membrana de troca gasosa pulmonar.

30b. Em pacientes com enfisema, a taxa de difusão dos gases através da membrana alveolocapilar é menor que o normal por:

(A) obstrução de vias aéreas.

(B) hipoventilação.

(C) acidose.

(D) redução da área de superfície da membrana alveolocapilar do pulmão.

30c. Em um laboratório de função pulmonar, a taxa de difusão gasosa é geralmente determinada pelo _____ em função do seu _____ coeficiente de difusão.

(A) monóxido de carbono; alto

(B) monóxido de carbono; baixo

(C) oxigênio; alto

(D) oxigênio; baixo

30d. Sob condições normais, o gradiente de pressão do oxigênio entre o sangue arterial e o sangue venoso misto é cerca de _____ mmHg, consideravelmente _____ que o gradiente de pressão do dióxido de carbono.

(A) 60; menor

(B) 60; maior

(C) 40; menor

(D) 40; maior

30e. Um paciente diagnosticado com pneumonia apresenta grande quantidade de secreção. Essa condição prejudica a difusão gasosa e causa hipoxemia em função de um aumento de:

(A) coeficiente de difusão do oxigênio.

(B) área de superfície da membrana alveolocapilar do pulmão.

(C) gradiente de pressão do oxigênio.

(D) espessura da membrana de troca gasosa pulmonar.

Capítulo

31

F_IO_2 de duas fontes de gases

Notas

Esta equação é útil quando a administração de oxigênio envolve duas fontes de gases, e um analisador de oxigênio não está prontamente disponível.

Equação

$$F_IO_2 = \frac{\left(1º\ F_IO_2 \times 1º\ fluxo\right) + \left(2º\ F_IO_2 \times 2º\ fluxo\right)}{Fluxo\ total}$$

F_IO_2 : Concentração de oxigênio inspirado em %

$1º\ F_IO_2$: Concentração de oxigênio da 1ª fonte de gás em %

$1º$ fluxo   : Taxa de fluxo da 1ª fonte de gás em L/min

$2º\ F_IO_2$: Concentração de oxigênio da 2ª fonte de gás em %

$2º$ fluxo   : Taxa de fluxo da 2ª fonte de gás em L/min

Exemplo 1

Qual é a F_IO_2 final se 8 L/min de ar são misturados a 2 L/min de oxigênio?

$$F_IO_2 = \frac{\left(1º\ F_IO_2 \times 1º\ fluxo\right) + \left(2º\ F_IO_2 \times 2º\ fluxo\right)}{Fluxo\ total}$$

$$= \frac{\left(0,21 \times 8\right) + \left(1,00 \times 2\right)}{\left(8 + 2\right)}$$

$$= \frac{1,68 + 2}{10}$$

$$= \frac{3,68}{10}$$

$$= 0,368\ ou\ 37\%$$

Exemplo 2

Se a razão oxigênio:ar é 1:10, qual é a F_IO_2?

$$F_IO_2 = \frac{\left(1º\ F_IO_2 \times 1º\ fluxo\right) + \left(2º\ F_IO_2 \times 2º\ fluxo\right)}{Fluxo\ total}$$

$$= \frac{\left(1,00 \times 1\right) + \left(0,21 \times 10\right)}{\left(1 + 10\right)}$$

$$= \frac{1 + 2,1}{11}$$

$$= \frac{3,1}{11}$$

$$= 0,28\ ou\ 28\%$$

Exemplo 3

Calcule a F_IO_2 quando 6 L/min de 40% de oxigênio são misturados a 2 L/min de ar.

$$F_IO_2 = \frac{(1^\circ\ F_IO_2 \times 1^\circ\ \text{fluxo}) + (2^\circ\ F_IO_2 \times 2^\circ\ \text{fluxo})}{\text{Fluxo total}}$$

$$= \frac{(0,40 \times 6) + (0,21 \times 2)}{(6+2)}$$

$$= \frac{2,4 + 0,42}{8}$$

$$= \frac{2,82}{8}$$

$$= 0,353\ \text{ou}\ 35\%$$

Exercício 1

Se 3 L/min ou 28% de oxigênio são misturados a 6 L/min de ar, qual é a F_IO_2 final?

[Resposta: F_IO_2 = 0,233 ou 23%]

Exercício 2

Calcule a F_IO_2 quando 6 L/min de 60% de oxigênio são misturados a 4 L/min de ar.

[Resposta: F_IO_2 = 0,444 ou 44%]

Referência

Barnes.

Ver

Razão oxigênio:ar (O_2:ar).

Questões de autoavaliação

31a. Qual é a concentração de oxigênio se 5 L/min de ar são misturados a 5 L/min de oxigênio?

(A) 30%
(B) 40%
(C) 50%
(D) 60%

31b. Qual é a F_IO_2 aproximada quando 6 L/min de ar são misturados a 2 L/min de oxigênio?

(A) 30%
(B) 35%
(C) 40%
(D) 45%

31c. Calcule a F_IO_2 quando 1 L/min de oxigênio é misturado a 4 L/min de ar.

(A) 32%
(B) 37%
(C) 41%
(D) 46%

31d. Se a razão oxigênio:ar é 1:10, qual é a F_1O_2?

    (A) 22%

    (B) 24%

    (C) 26%

    (D) 28%

31e. Qual das seguintes razões oxigênio:ar oferece uma F_1O_2 de 60%?

    (A) 1:0,5

    (B) 1:1

    (C) 1:1,5

    (D) 1:2

32

F_IO_2 necessária para uma P_aO_2 desejada

Notas

Esse cálculo em dois passos é usado para estimar a F_IO_2 necessária para obter uma P_aO_2 desejada.

Esse cálculo é útil para estimar a F_IO_2 necessária na hipoxemia causada pela hipoventilação ou desequilíbrio ventilação/perfusão (distúrbio V/Q). Na presença de *shunt* intrapulmonar grave, esse método é menos preciso; uma pressão positiva ao final da expiração (PEEP) ou uma pressão positiva contínua nas vias aéreas (CPAP) pode ser necessária para a correção de *shunts* intrapulmonares.

Para P_aCO_2 não usual ou pressão barométrica (P_B), usar a equação da F_IO_2 que se segue.

$$F_IO_2 = \frac{P_AO_2 \text{ necessária} + \left(P_aCO_2 \times 1,25\right)}{P_B - 47}$$

Equação 1

$$P_AO_2 \text{ necessária} = \frac{P_aO_2 \text{ desejada}}{\text{razão a/A*}}$$

Equação 2

$$F_IO_2 = \frac{P_AO_2 \text{ necessária} + 50}{713}$$

P_AO_2 necessária : Pressão parcial de oxigênio alveolar necessária para uma P_aO_2 desejada

P_aO_2 desejada : Pressão parcial de oxigênio arterial desejada

Razão a/A : Razão de pressão arterioalveolar de oxigênio em %

F_IO_2 : Concentração de oxigênio inspirado necessária para uma P_aO_2 desejada

Exemplo

Dada a razão a/A = 0,55, qual deve ser a F_IO_2 se uma P_aO_2 de 100 mmHg é desejada?

$$(1)\ P_AO_2 \text{ necessária} = \frac{P_aO_2 \text{ desejada}}{\text{razão a/A*}}$$

$$= \frac{100}{0,55}$$

$$= 182 \text{ mmHg}$$

$$(2)\ F_IO_2 \text{ necessária} = \frac{P_AO_2 \text{ necessária} + 50}{713}$$

$$= \frac{182 + 50}{713}$$

$$= \frac{232}{713}$$

$$= 0,325 \text{ ou } 33\%$$

Exercício

Dada a razão a/A = 0,30, qual deve ser a F_IO_2 se uma P_aO_2 de 80 mmHg é desejada?

[Resposta: F_IO_2 = 0,44 ou 44%]

*Razão de pressão arterioalveolar de oxigênio (a/A).

Referência   Wilkins (2).

Questões de autoavaliação

32a. Dada a razão a/A = 0,35, qual deve ser a F_IO_2 se uma P_aO_2 de 100 mmHg é desejada?

(A) 27%

(B) 38%

(C) 47%

(D) 55%

32b. Dada a razão a/A = 0,35, qual deve ser a F_IO_2 se uma P_aO_2 de 50 mmHg é desejada?

(A) 27%

(B) 38%

(C) 47%

(D) 55%

32c. A razão a/A de um paciente é 0,80. Se uma P_aO_2 de 80 mmHg é desejada, qual deve ser a F_IO_2? A terapia com oxigênio é necessária?

(A) 21%; não é necessária

(B) 24%; necessária

(C) 28%; necessária

(D) 32%; necessária

33

F_IO_2 necessária para uma P_aO_2 desejada (pacientes com DPOC)

Equação

$$F_IO_2 = 21\% + \left[\frac{\left(P_aO_2 \text{ desejada} - P_aO_2 \text{ em ar ambiente}\right)}{3}\right]\%$$

F_IO_2 : Concentração de oxigênio inspirado necessária para obter uma P_aO_2 desejada, em %

P_aO_2 desejada : Pressão parcial de oxigênio arterial desejada

P_aO_2 em ar ambiente : Pressão parcial de oxigênio arterial com concentração de oxigênio inspirado de 21%

Exemplo

Dada a P_aO_2 em ar ambiente = 45 mmHg, qual deve ser a F_IO_2 se a P_aO_2 de 60 mmHg é desejada?

$$F_IO_2 = 21\% + \left[\frac{\left(P_aO_2 \text{ desejada} - P_aO_2 \text{ em ar ambiente}\right)}{3}\right]\%$$

$$= 21\% + \left[\frac{(60 - 45)}{3}\right]\%$$

$$= 21\% + \left[\frac{15}{3}\right]\%$$

$$= 21\% + 5\%$$

$$= 26\%$$

Exercício

Dada a P_aO_2 em ar ambiente = 35 mmHg, estime a F_IO_2 necessária para uma P_aO_2 de 55 mmHg.

[Resposta: $F_IO_2 = 28\%$]

Referência

Malley.

Questões de autoavaliação

33a. A P_aO_2 de ar ambiente de um paciente com DPOC é 40 mmHg. Qual deve ser a F_IO_2 se uma P_aO_2 de 60 mmHg é desejada?

(A) 22%

(B) 24%

(C) 26%

(D) 28%

33b. A P_aO_2 de um paciente com DPOC é 40 mmHg a uma F_IO_2 de 21%. Se uma P_aO_2 de 55 mmHg é desejada, calcule a F_IO_2 necessária.

(A) 22%

(B) 24%

(C) 26%

(D) 28%

33c. A P_aO_2 basal típica para a DPOC deve ser mantida entre:

(A) 40 e 50 mmHg.

(B) 50 e 60 mmHg.

(C) 60 e 70 mmHg.

(D) 70 e 80 mmHg.

34

Fluxo na ventilação mecânica

Notas

Essa equação é usada para calcular o fluxo *mínimo* necessário na ventilação mecânica.

O fluxo calculado deve ser elevado adequadamente quando o volume-minuto aumenta, como na VMI ou modos assistidos. Um tempo expiratório mais longo necessita de um fluxo maior.

A menos que o volume-minuto do paciente permaneça razoavelmente constante, o fluxo deve ser ajustado em 10 a 15 L/min maior que o fluxo calculado.

Equação

Fluxo mínimo $\quad = \dot{V}_E \times$ Soma da relação I:E

Fluxo mínimo : Fluxo mínimo necessário para um determinado volume-minuto e relação I:E, em L/min

$\dot{V}_E$: Volume-minuto expirado em L/min $(V_C \times f)$

Soma da relação I:E : A soma da relação inspiração:expiração

Exemplo

Dados: V_C = 700 mL (0,7 L)
f = 16/min
I:E = 1:3

Calcule o fluxo mínimo necessário para o ajuste acima.

Fluxo mínimo
= $\dot{V}_E \times$ Soma da relação I:E
= $(V_C \times f) \times$ Soma da relação I:E
= $(0,7 \times 16) \times (1 + 3)$
= $11,2 \times 4$
= 44,8 ou 45 L/min

Exercício

Dados: V_C = 800 mL (0,8 L)
f = 12/min
I:E = 1:3

Qual é o fluxo mínimo necessário para o ajuste acima?

[Resposta: Fluxo mínimo = 38 L/min]

Referência

Dupuis.

Ver

Relação I:E.

Questões de autoavaliação

34a. Se o volume-minuto expirado é 15 L/min e uma relação I:E de 1:2,5 é desejada, qual deve ser o fluxo *mínimo* necessário para o ajuste dado?

(A) 42 L/min

(B) 46 L/min

(C) 50 L/min

(D) 53 L/min

34b. Dados: V_C = 750 mL (0,75 L), f = 12/min e relação I:E = 1:3, qual deve ser o fluxo *mínimo* necessário para o ajuste proposto?

(A) 36 L/min

(B) 40 L/min

(C) 48 L/min

(D) 51 L/min

34c. Dados: V_C = 600 mL (0,6 L), f = 16/min e relação I:E = 1:3, qual deve ser o fluxo *mínimo* necessário para o ajuste proposto?

(A) 36 L/min

(B) 38 L/min

(C) 43 L/min

(D) 48 L/min

35

Gráfico de capacidade vital forçada (VEF_t e $VEF_{t\%}$)

Notas

O método para encontrar outras medidas de VEF_t e $VEF_{t\%}$ é o mesmo apresentado nos Exemplos 1 e 2. Para resultados acurados, é importante indicar os pontos corretamente no gráfico e desenhar as linhas com uma régua.

O $VEF_{0,5}$ e o VEF_1 (bem como $FEF_{200\text{-}1.200}$) são usados para avaliar o fluxo e os distúrbios relacionados com as grandes vias aéreas. Em pacientes com obstrução das grandes vias aéreas, esses valores estão reduzidos. Entretanto, esforço insuficiente do paciente pode levar a resultados abaixo do normal. Os valores do $VEF_{t\%}$ também estão reduzidos em pacientes com doenças obstrutivas.

Em pacientes com doenças restritivas, todas as medidas de VEF_t estão reduzidas. Entretanto, o $VEF_{t\%}$ pode ser normal ou aumentado em função da redução associada na CVF. Por exemplo, quando o VEF_1 e a CVF estão ambas reduzidas, $VEF_{1\%}$ (VEF_1/CVF) pode mostrar pouca ou nenhuma alteração.

Equação

VEF_t : Volume expiratório forçado (tempo), em litros (t é comumente expresso em 0,5; 1; 2 ou 3 s)

$VEF_{t\%}$: Volume expiratório forçado (tempo)/Capacidade vital forçada (CVF), em %

Valores normais

VEF_t
$$VEF_{0,5} = 3,1 \text{ L}$$
$$VEF_1 = 4,2 \text{ L}$$
$$VEF_2 = 4,6 \text{ L}$$
$$VEF_3 = 4,8 \text{ L}$$

Os valores de VEF_t normais levam em consideração um homem de 1,77 m de 20 anos. Como os valores normais preditos são baseados em gênero, idade, altura, peso, história de tabagismo e raça, uma tabela de valores normais apropriada deve ser usada para relacionar os atributos físicos de um indivíduo.

$VEF_{t\%}$
$$VEF_{0,5\%} = 50\% \text{ a } 60\%$$
$$VEF_{1\%} = 75\% \text{ a } 85\%$$
$$VEF_{2\%} = 94\%$$
$$VEF_{3\%} = 97\%$$

$VEF_{t\%}$ expressa o VEF_1 relativo à CVF. Os valores normais de $VEF_{t\%}$ podem ser aceitos para todos os indivíduos, desconsiderando gênero, idade, altura e outros atributos físicos. Para a avaliação clínica de distúrbios pulmonares, um $VEF_{1\%}$ de 65% ou menor é significante e diagnóstico para obstrução de vias aéreas.

Exemplo 1

Do gráfico de uma prova de função pulmonar (PFP) (Fig. 2.4), encontre o $VEF_{0,5}$.

Passo 1. No eixo (x) do tempo, localize 0,5 s (ponto A).

Passo 2. Do ponto A, desenhe uma linha vertical até que ela intercepte o traço da PFP (ponto B).

Passo 3. Do ponto B, desenhe uma linha horizontal até que ela intercepte o eixo (y) do volume (ponto C).

Passo 4. O valor do ponto C (0,85 L) é o volume expirado durante os primeiros 0,5 s da manobra da CVF.

Portanto, $VEF_{0,5} = 0,85$ L.

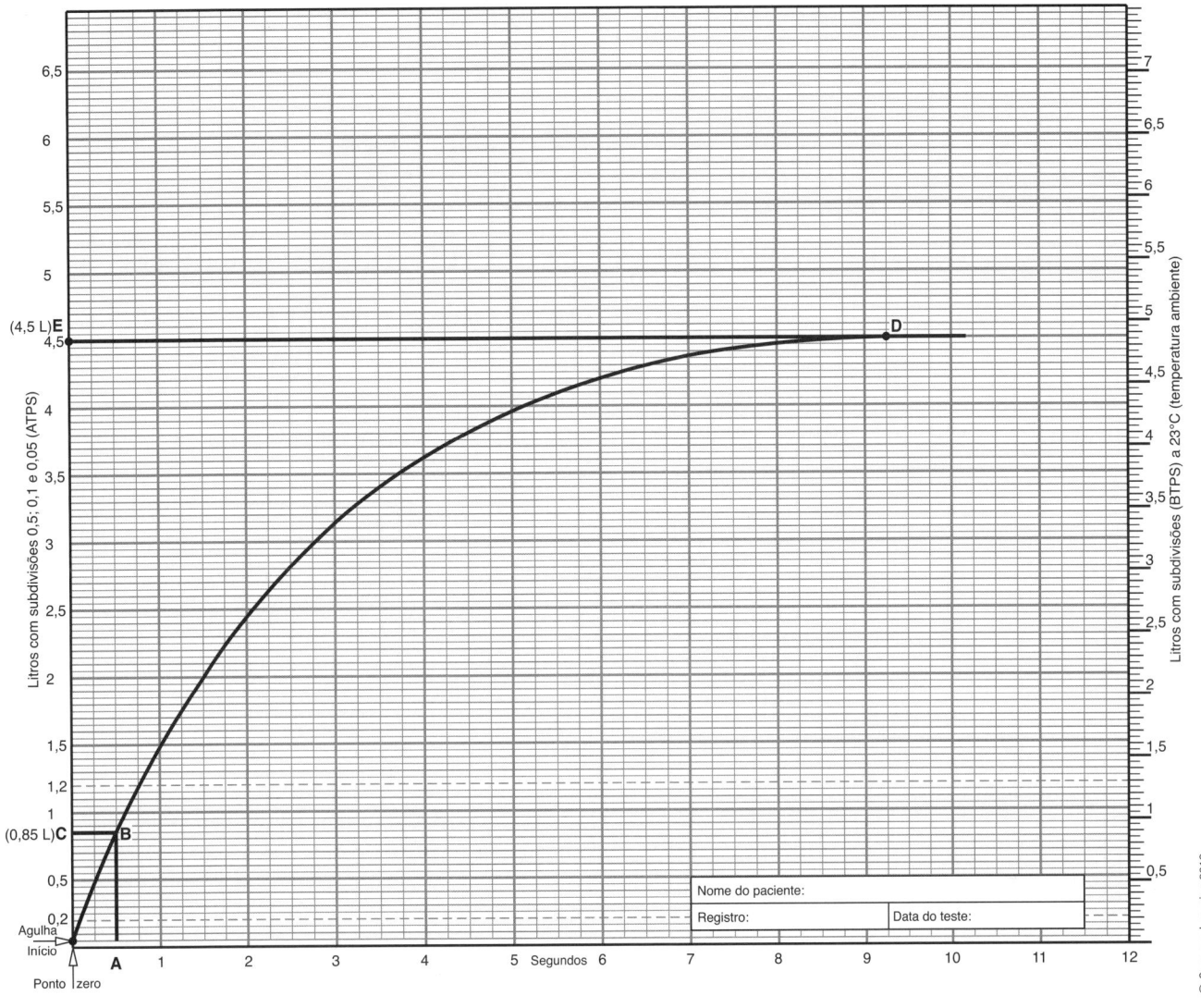

Figura 2.4 Exemplos para encontrar o VEF$_{0,5}$ e o VEF$_{0,5\%}$.

Exemplo 2

Do gráfico da PFP (Fig. 2.4), encontre o VEF$_{0,5\%}$. O resultado é normal?

Passo 1. Do gráfico da PFP, localize o maior ponto no final do traço (ponto D).

Passo 2. Do ponto D, desenhe uma linha horizontal até que ela intercepte o eixo (y) do volume (ponto E).

Passo 3. O valor no ponto E (4,5 L) representa a CVF.

$$VEF_{0,5\%} = VEF_{0,5}/CVF$$
$$= 0,85 \text{ L}/4,5 \text{ L}$$
$$= 0,1888$$
$$= 18,9\%$$

VEF$_{0,5\%}$ de 18,9% está abaixo do normal.

Exercício 1

Do gráfico da PFP (Fig. 2.5), encontre o VEF$_1$.

[Resposta: VEF$_1$ = 2,4 L] (Ver Fig. 2.6.)

Exercício 2

Do gráfico da PFP (Fig. 2.5), encontre o $VEF_{1\%}$. O valor é normal?

[Respostas: $VEF_{1\%}$ = 2,4/5,05 ou 47,5%; o $VEF_{1\%}$ é menor que o predito] (Ver Fig. 2.6.)

Referência

Ruppel.

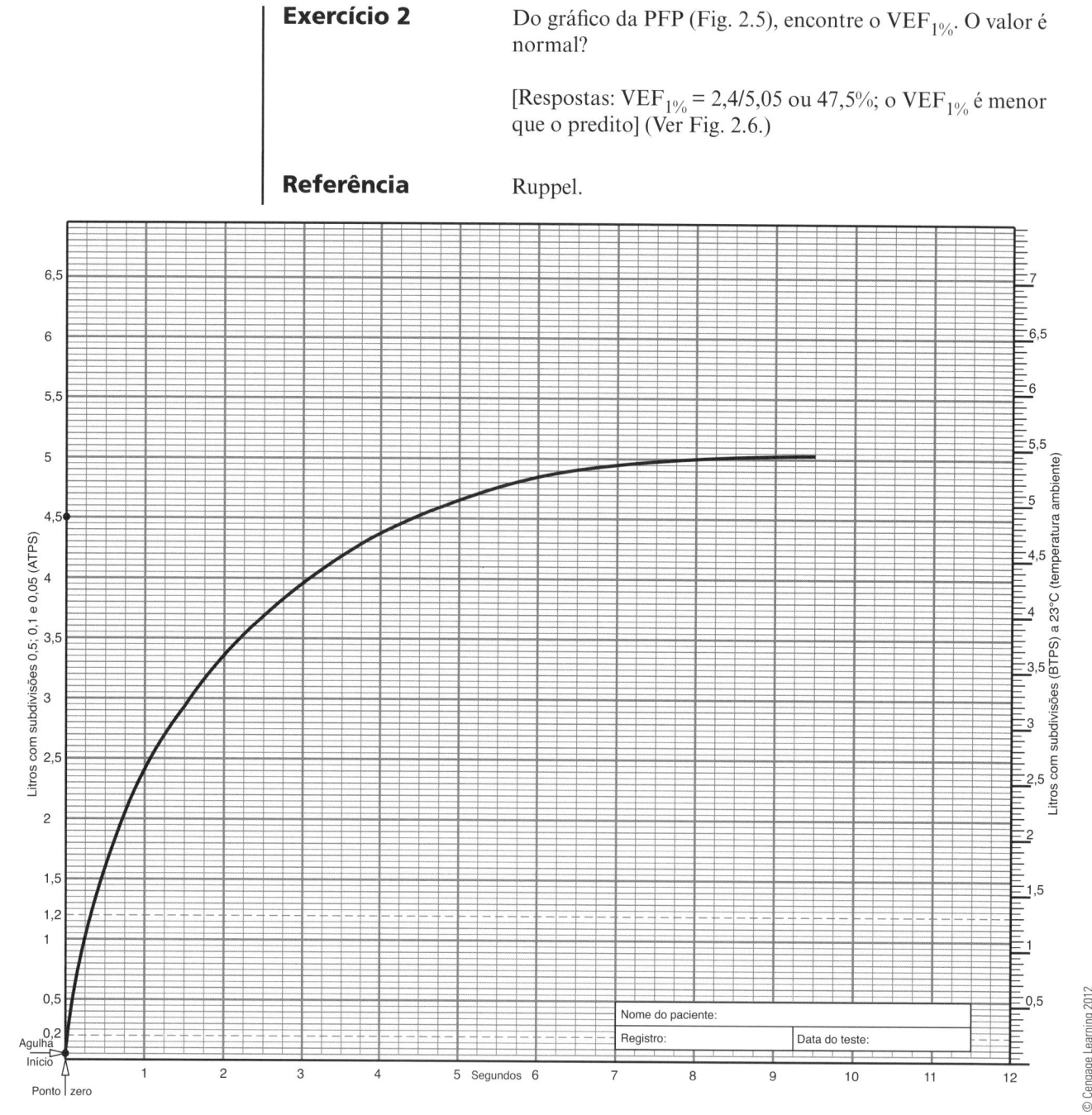

Figura 2.5 Exercícios para encontrar o VEF_1 e o $VEF_{1\%}$.

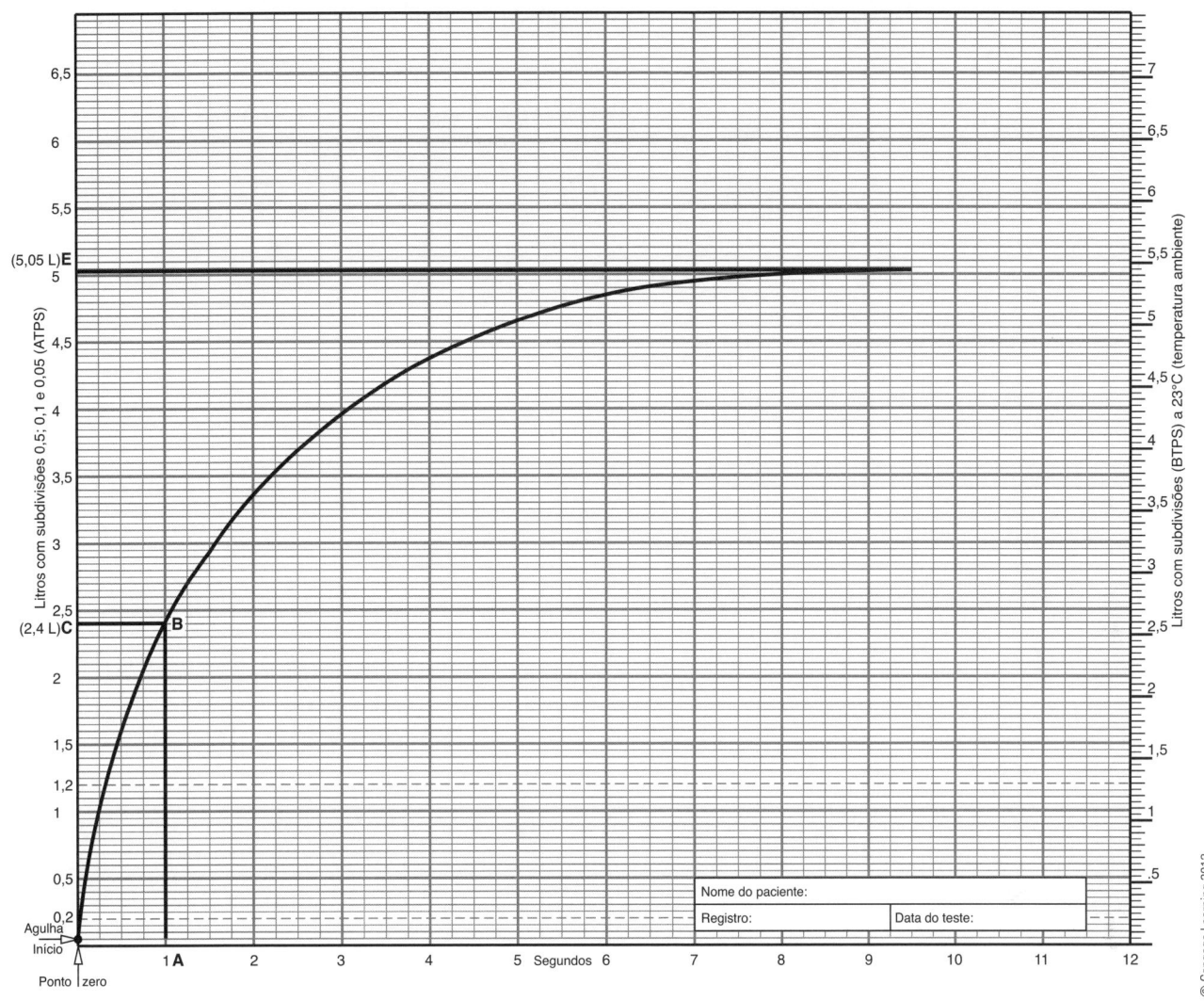

Figura 2.6 Soluções dos exercícios 1 e 2 da Figura 2.5.

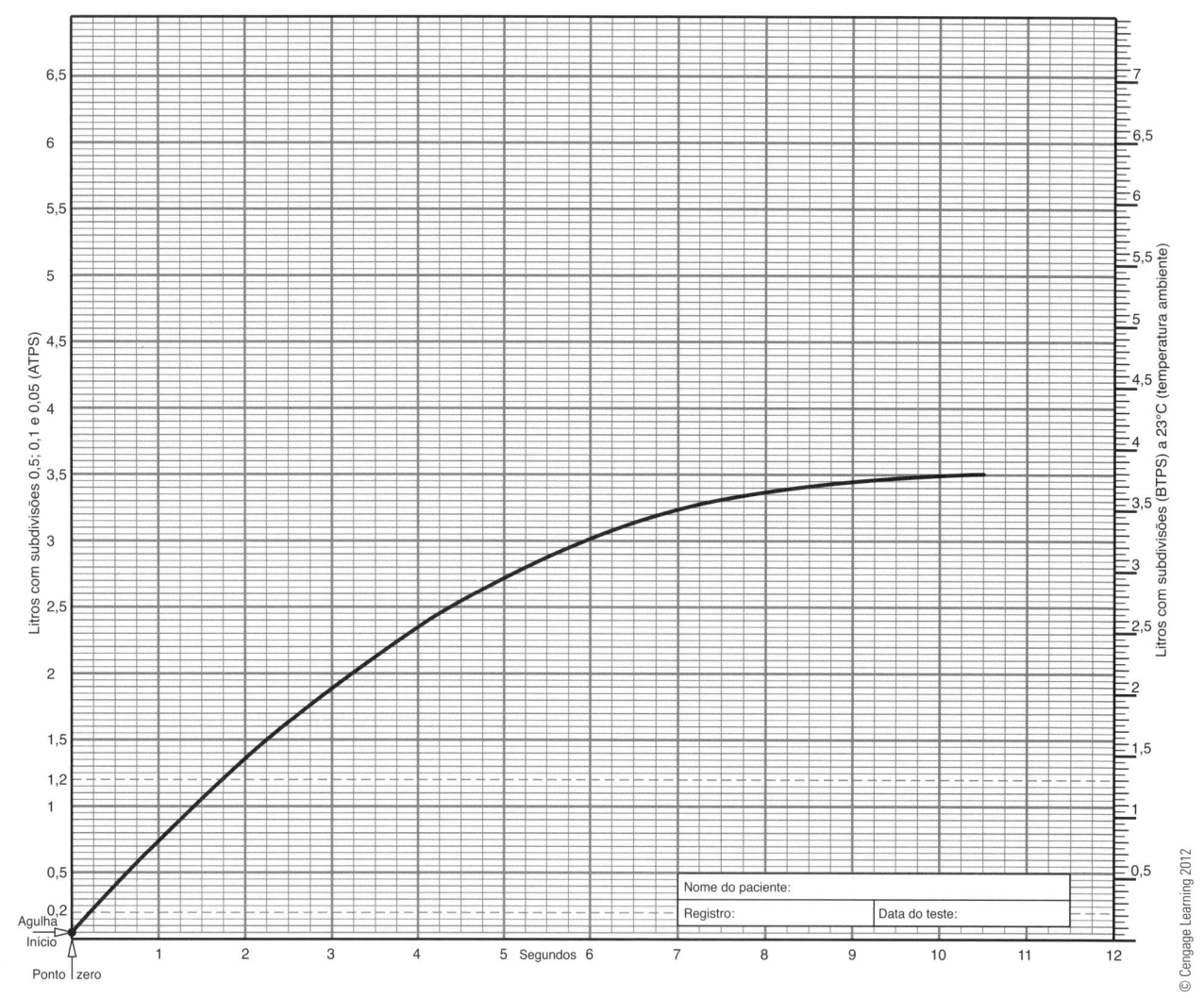

Figura 2.7 Questão de autoavaliação para encontrar o VEF_1, a CVF e o $VEF_{1\%}$.

Questões de autoavaliação

35a. Do gráfico da PFP (Fig. 2.7), encontre o VEF_1, a CVF e o $VEF_{1\%}$. O valor do $VEF_{1\%}$ é normal?

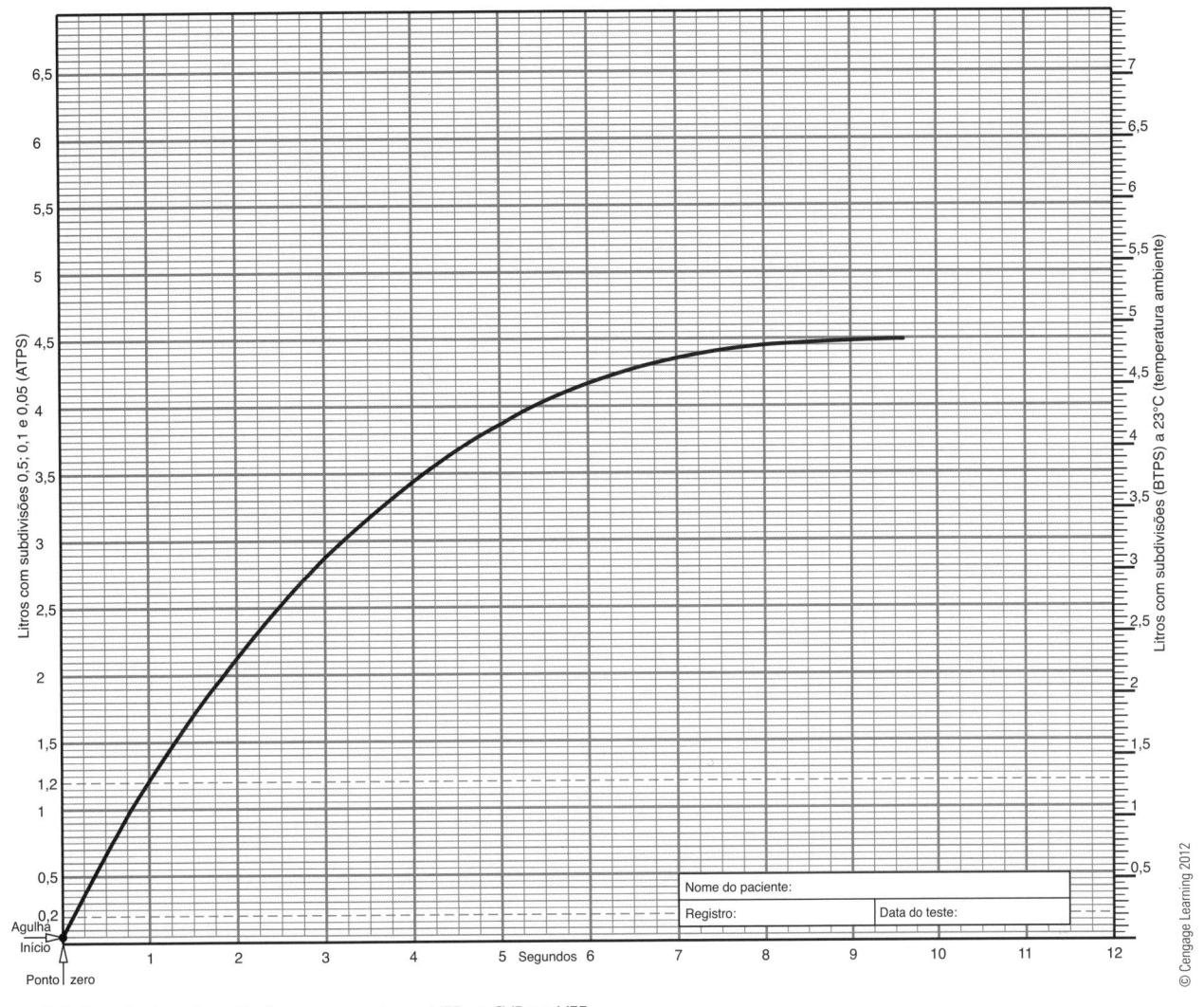

Figura 2.8 Questão de autoavaliação para encontrar o VEF$_2$, a CVF e o VEF$_{2\%}$.

35b. Do gráfico da PFP (Fig. 2.8), encontre o VEF$_2$, a CVF e o VEF$_{2\%}$. O valor do VEF$_{2\%}$ é normal?

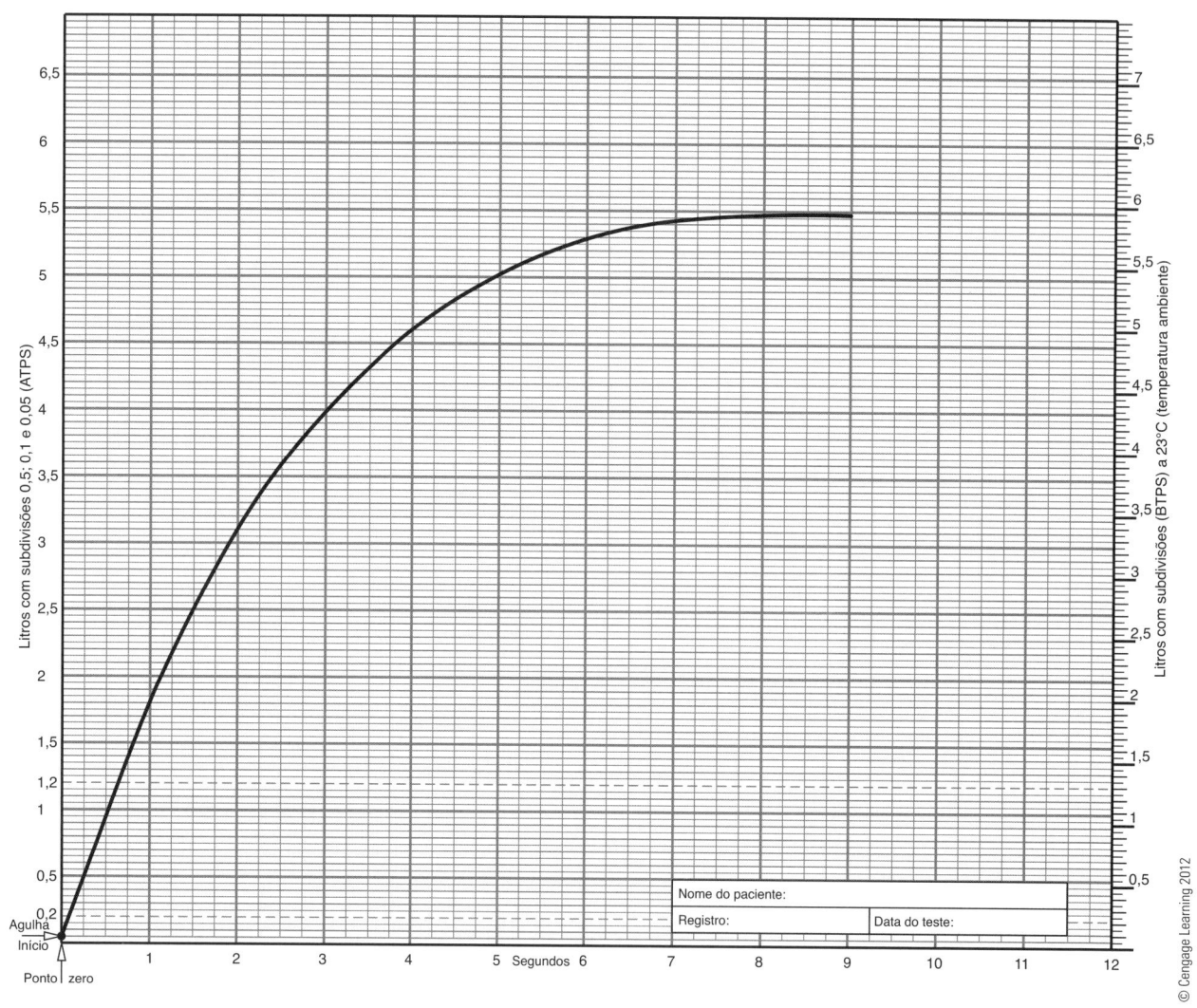

Figura 2.9 Questão de autoavaliação para encontrar o VEF_3, a CVF e o $VEF_{3\%}$.

35c. Do gráfico da PFP (Fig. 2.9), encontre o VEF_3, a CVF e o $VEF_{3\%}$. O valor do $VEF_{3\%}$ é normal?

36

Gráfico de capacidade vital forçada (FEF$_{200-1.200}$)

Notas

A medida do FEF$_{200-1.200}$ depende da inclinação do traçado da curva da PFP. Uma curva íngreme resulta em uma medida do FEF$_{200-1.200}$ maior. O método para avaliar a inclinação de traçados de PFP é o mesmo mostrado no Exemplo 1. Para resultados mais acurados, é extremamente importante traçar os pontos precisamente e desenhar linhas retas com uma régua.

O FEF$_{200-1.200}$ (assim como o VEF$_{0,5}$ e o VEF$_{1,0}$) é usado para avaliar os fluxos e distúrbios relacionados às grandes vias aéreas. Em pacientes com obstrução das grandes vias aéreas, os valores do FEF$_{200-1.200}$ estão geralmente reduzidos. Entretanto, um esforço reduzido do paciente também pode levar a resultados abaixo do normal.

Equação

FEF$_{200-1.200}$: Fluxo inicial de 200 a 1.200 mL do volume expirado durante a manobra da CVF, em L/s.

Valores normais

FEF$_{200-1.200}$ = 8,7 L/s
Esse valor leva em consideração um homem de 1,77 m com 20 anos. Como o valor normal predito baseia-se em gênero, idade, altura, peso, história de tabagismo e origem étnica, uma tabela de valores normais deve ser usada para relacionar os atributos físicos do indivíduo.

Exemplo 1

Do gráfico da PFP (Fig. 2.10), encontre o FEF$_{200-1.200}$.

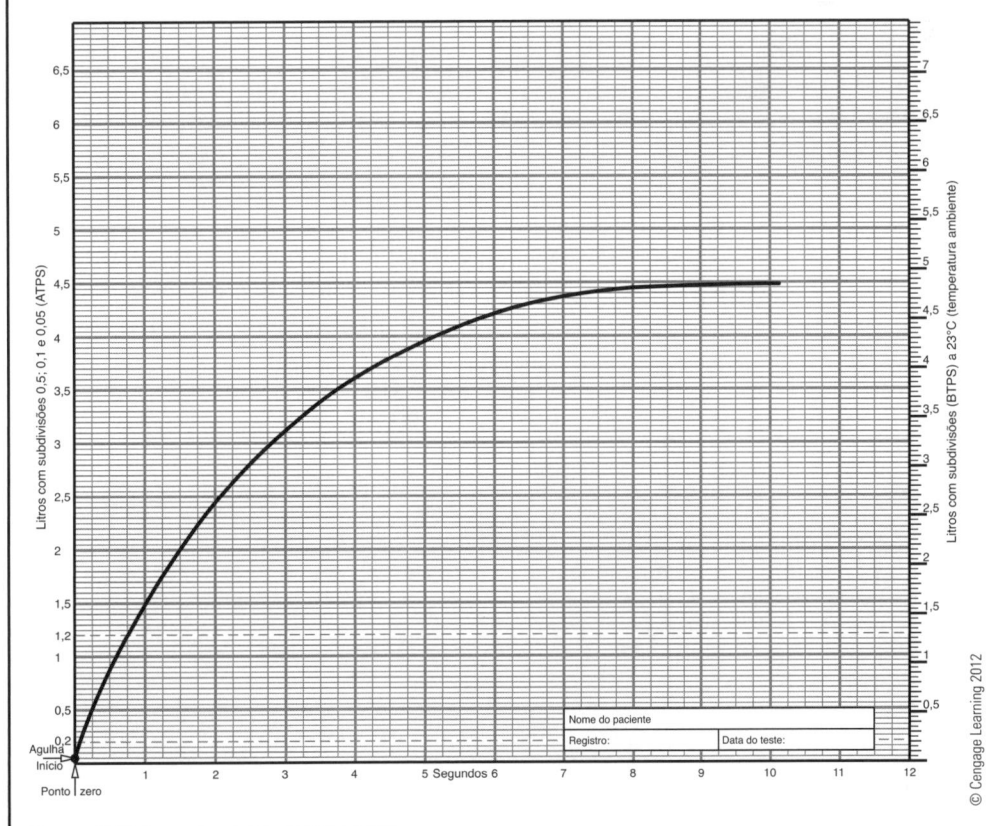

Figura 2.10 Exemplo para encontrar o FEF$_{200-1.200}$.

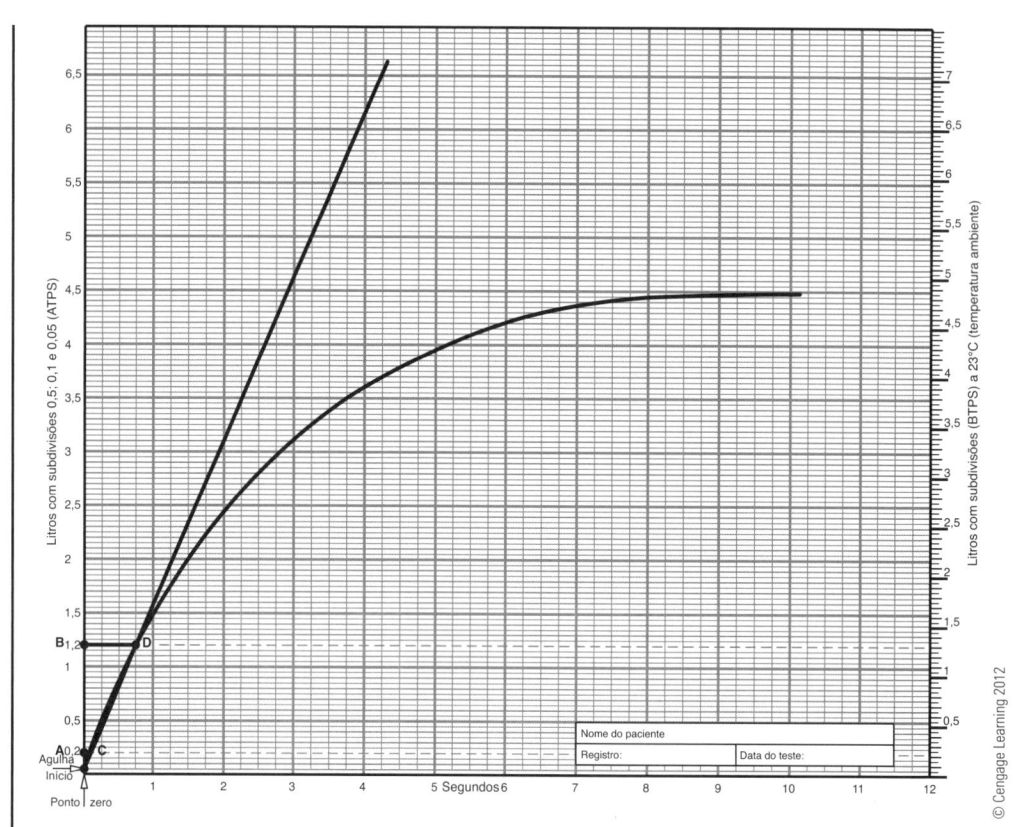

Figura 2.11 Localizando as marcas de 0,2 e 1,2 L no espirograma e determinando sua inclinação no gráfico.

Figura 2.11   Passo 1. No eixo (y) do volume, localize 0,2 L (ponto A) e 1,2 L (ponto B).
Passo 2. Do ponto A, desenhe uma linha horizontal até que ela intercepte o traço da PFP (ponto C). Faça o mesmo com o ponto B: trace a linha até que ela intercepte o traço da PFP (ponto D).
Passo 3. Use uma régua para desenhar uma linha reta ligando os pontos C e D. Estenda essa linha até o alto da folha do gráfico. Essa é a inclinação do fluxo $FEF_{200-1.200}$.

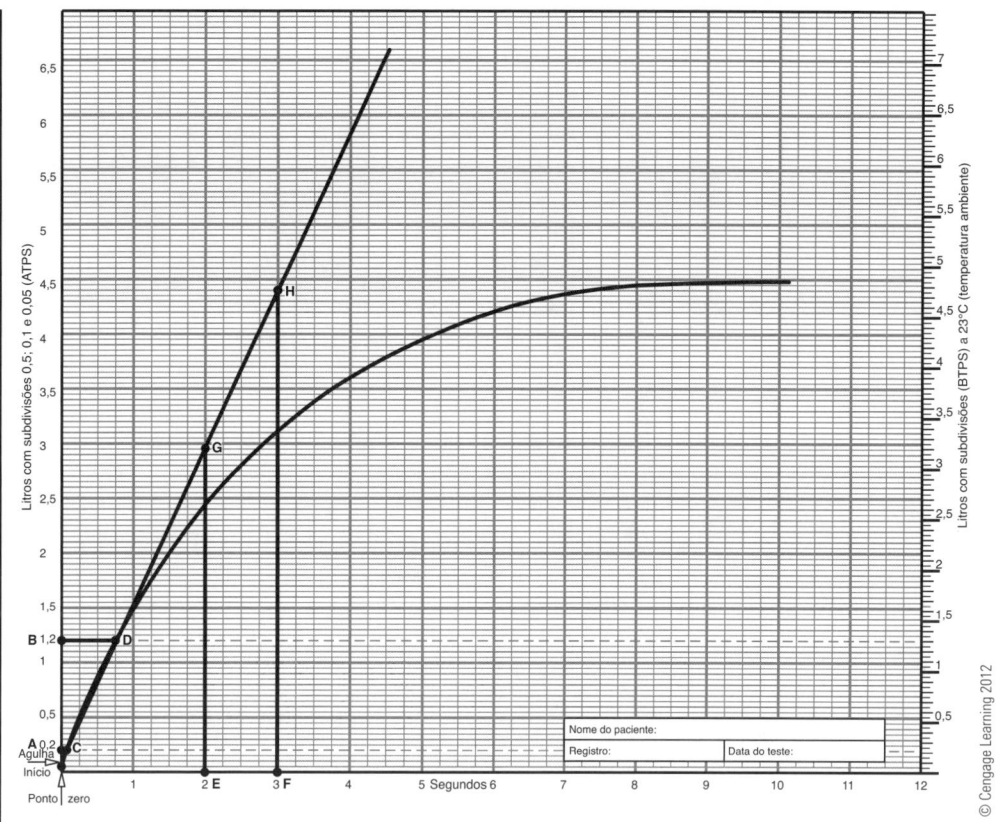

Figura 2.12 Determinando o intervalo de um segundo no gráfico (pontos E, F) e no traçado do espirograma (pontos G, H).

| Figura 2.12 | Passo 4. No eixo (x) do tempo, selecione dois pontos de segundos adjacentes e marque neles os pontos E e F. No exemplo dado, a linha do segundo e terceiro segundos foram usadas. É possível usar a terceira e a quarta linhas também. O resultado seria idêntico para esses dois conjuntos de linhas adjacentes interceptando a mesma inclinação.
Passo 5. Do ponto E, continue a segunda linha verticalmente até que ela intercepte a inclinação (ponto G). Faça o mesmo com o ponto F; trace a linha até que ela intercepte a inclinação (ponto H). |

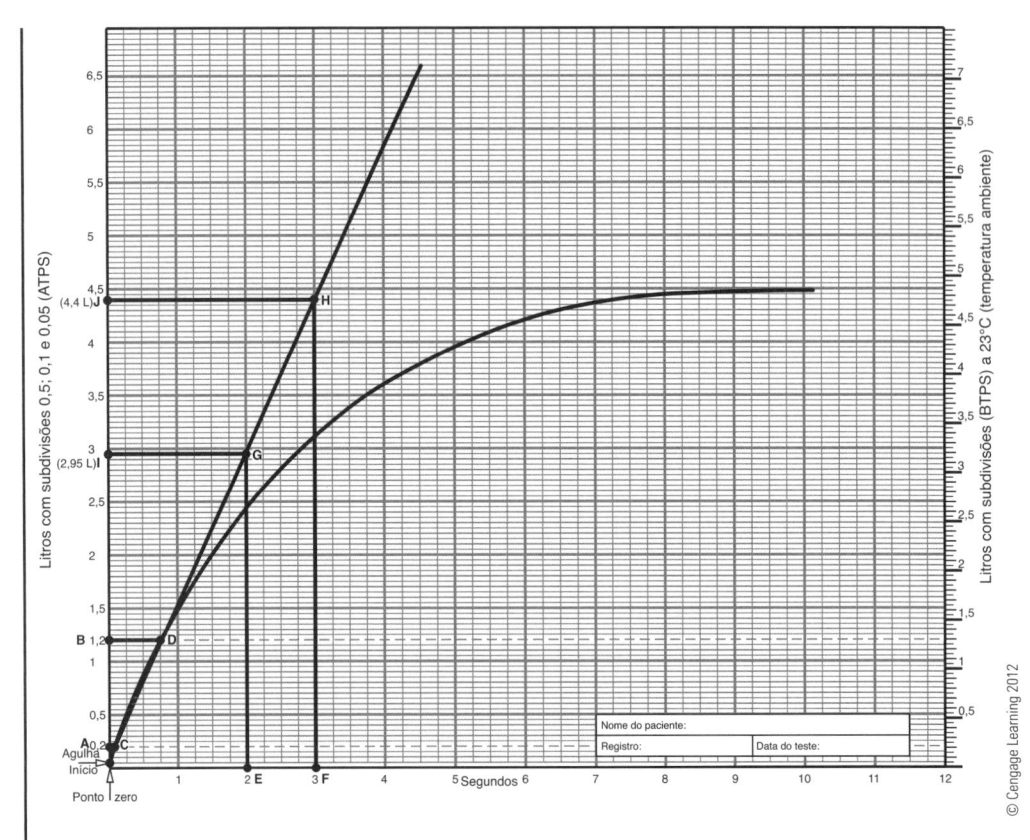

Figura 2.13 Determinando o volume (L) que corresponde ao intervalo de um segundo (s) na inclinação. A unidade dessa leitura é L/s.

Figura 2.13   Passo 6. Do ponto G, desenhe uma linha horizontal até que ela intercepte o eixo (y) do volume (ponto I). Faça o mesmo com o ponto H; trace a linha até que intercepte o eixo (y) do volume (ponto J).

Passo 7. A diferença entre o volume identificado nos pontos I e J representa o fluxo de 200 (inicial) a 1.200 mL do volume expirado durante a manobra da CVF.

$$FEF_{200-1.200} = (4,4 - 2,95 \text{ L})/s$$
$$= 1,45 \text{ L/s}$$

Exercício   Do gráfico da PFP (Fig. 2.14), encontre a $FEF_{200-1.200}$.

[Resposta: $FEF_{200-1.200} = (6,9 - 3,5 \text{ L})/s$ ou 3,4 L/s] (Ver Fig. 2.15.)

Referência   Ruppel.

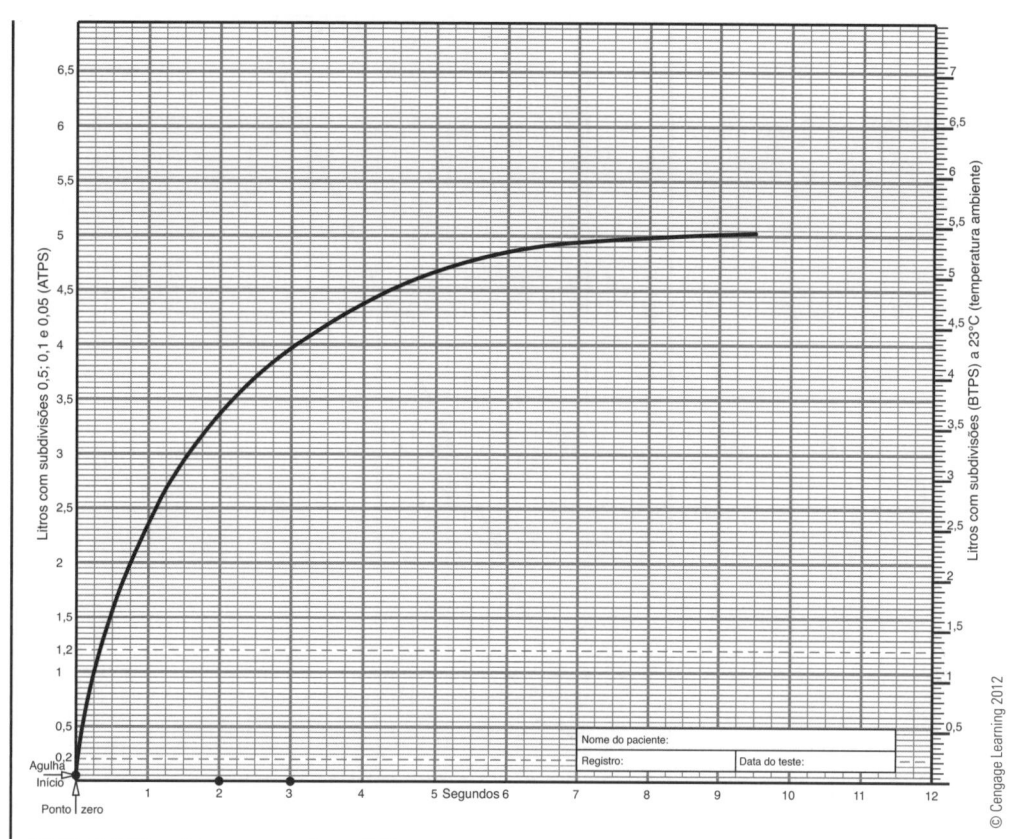

Figura 2.14 Exercício para encontrar o FEF$_{200\text{-}1.200}$.

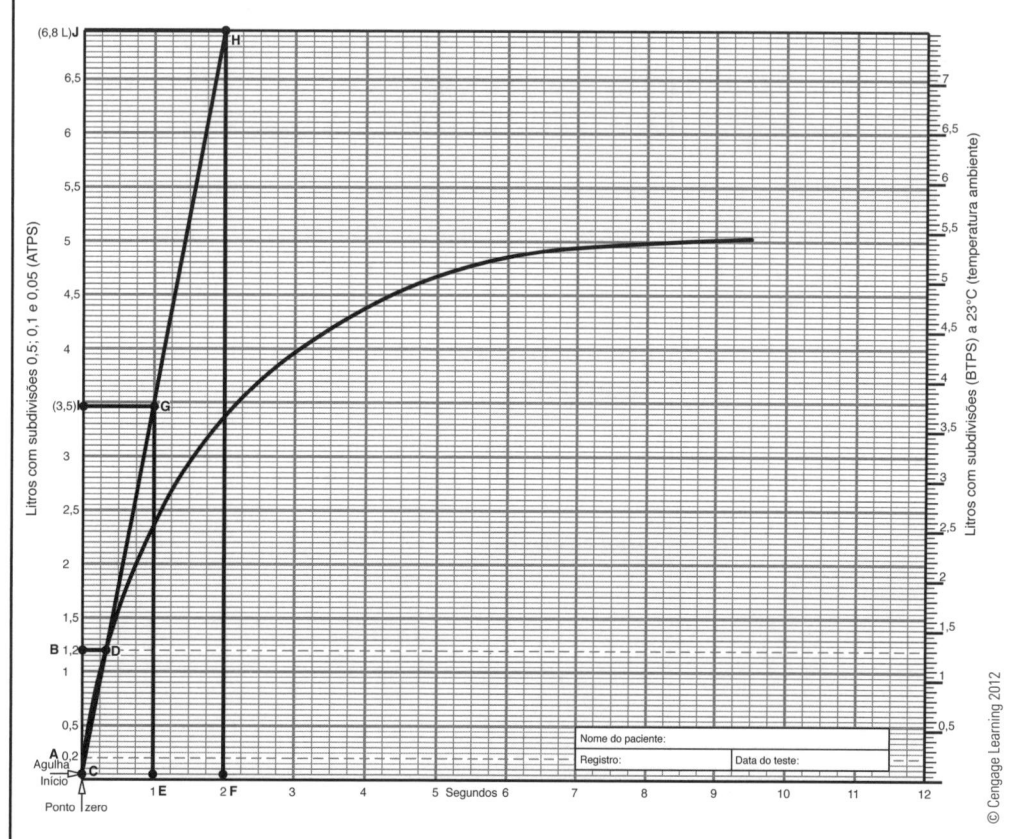

Figura 2.15 Solução do exercício da Figura 2.14.

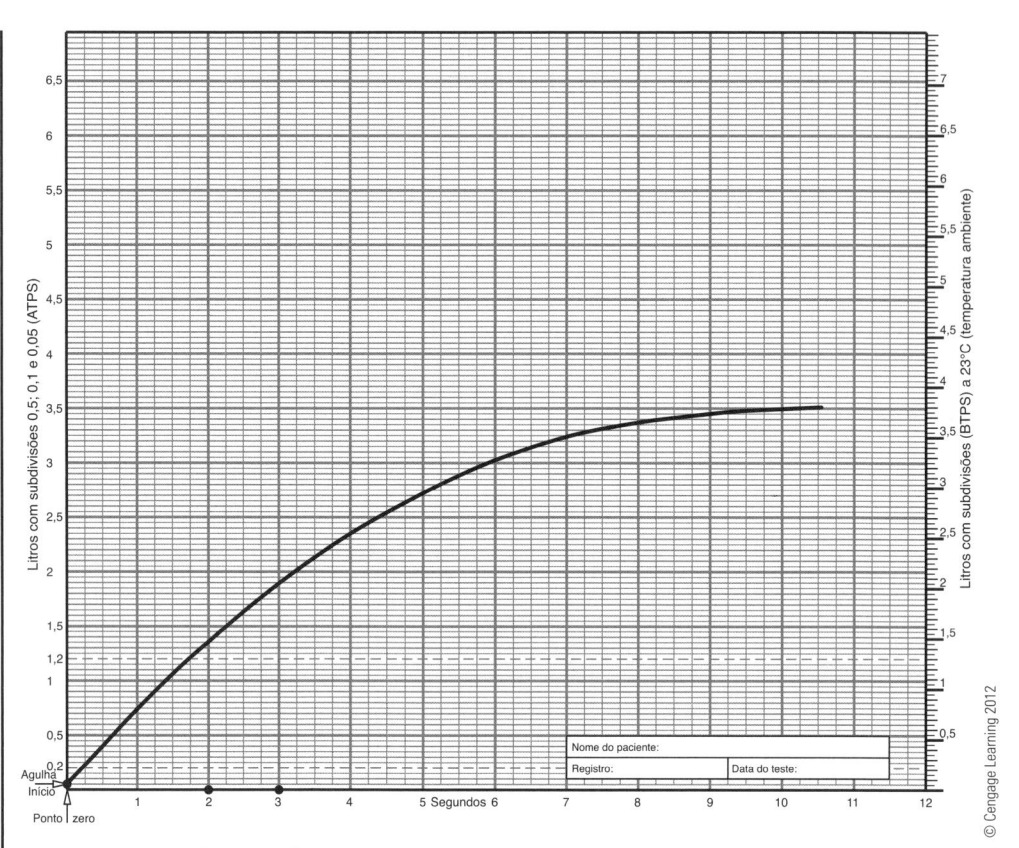

Figura 2.16 Questão de autoavaliação 36a para encontrar o $FEF_{200-1.200}$.

Questões de autoavaliação

36a. Do gráfico da PFP (Fig. 2.16), encontre o $FEF_{200-1.200}$.

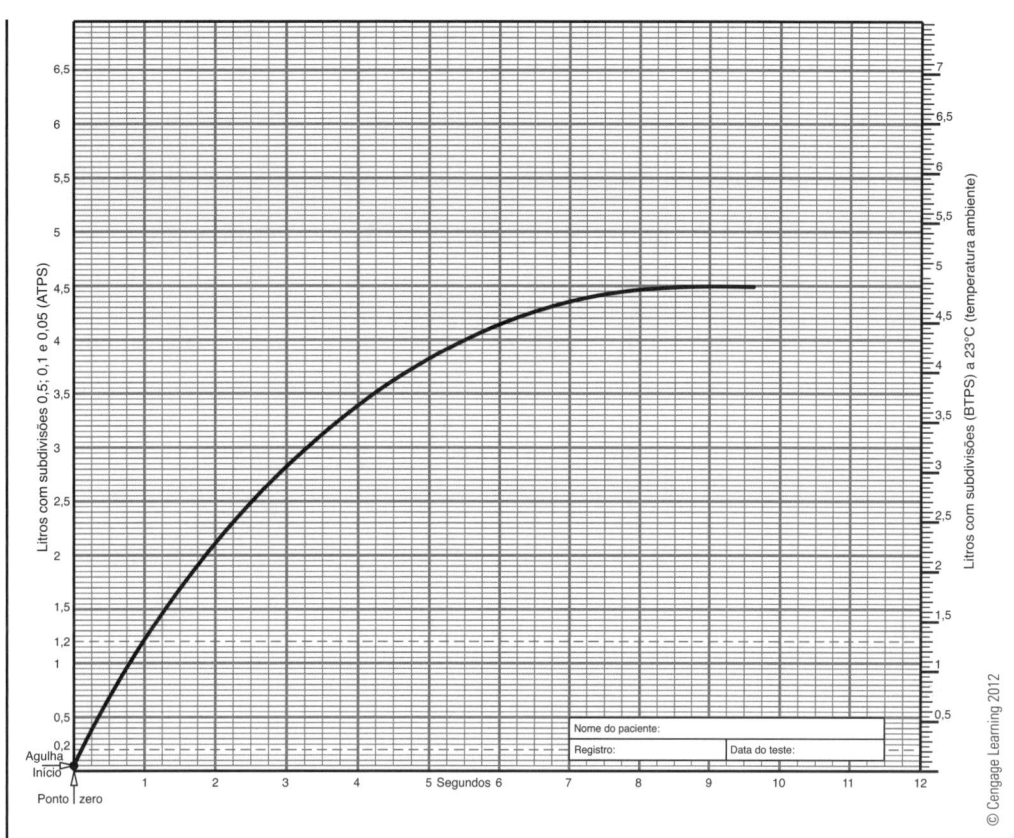

Figura 2.17 Questão de autoavaliação 36b para encontrar o FEF$_{200\text{-}1.200}$.

36b. Do gráfico da PFP (Fig. 2.17), encontre o FEF$_{200\text{-}1.200}$.

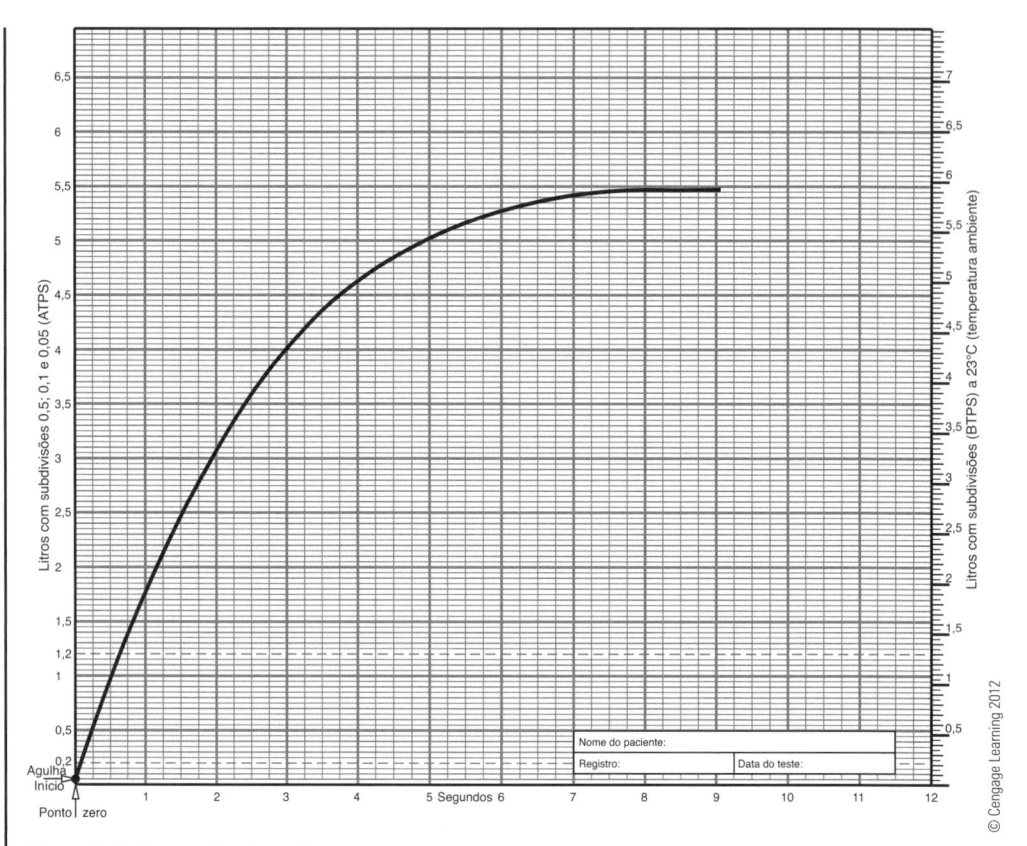

Figura 2.18 Questão de autoavaliação 36c para encontrar o $FEF_{200-1.200}$.

36c. Do gráfico da PFP (Fig. 2.18), encontre o $FEF_{200-1.200}$.

37

Gráfico de capacidade vital forçada (FEF$_{25-75\%}$)

Notas

O método para identificar a inclinação do FEF$_{25-75\%}$ do traçado da PFP é o mesmo mostrado no Exemplo 1. Para resultados mais acurados, é extremamente importante traçar os pontos cuidadosamente e desenhar linhas retas usando uma régua.

O FEF$_{25-75\%}$ (bem como o VEF$_2$) é usado para avaliar o fluxo e os distúrbios relacionados às pequenas vias aéreas e bronquíolos maiores. Em pacientes com obstrução precoce de vias aéreas, os valores do FEF$_{25-75\%}$ estão geralmente reduzidos. O esforço do paciente tem efeito mínimo nas medidas do FEF$_{25-75\%}$.

Equação

FEF$_{25-75\%}$: Fluxo médio em mais de 50% do volume expirado durante a manobra da CVF, em L/s.

Valores normais

FEF$_{25-75\%}$ = 5,2 L/s
Esse valor leva em consideração um homem de 1,77 m de 20 anos. Como o valor normal predito baseia-se em gênero, idade, altura, peso, história de tabagismo e origem étnica, uma tabela de valores normais deve ser usada para relacionar os atributos físicos do indivíduo.

Exemplo 1

Do gráfico da PFP (Fig. 2.19), encontre o FEF$_{25-75\%}$.

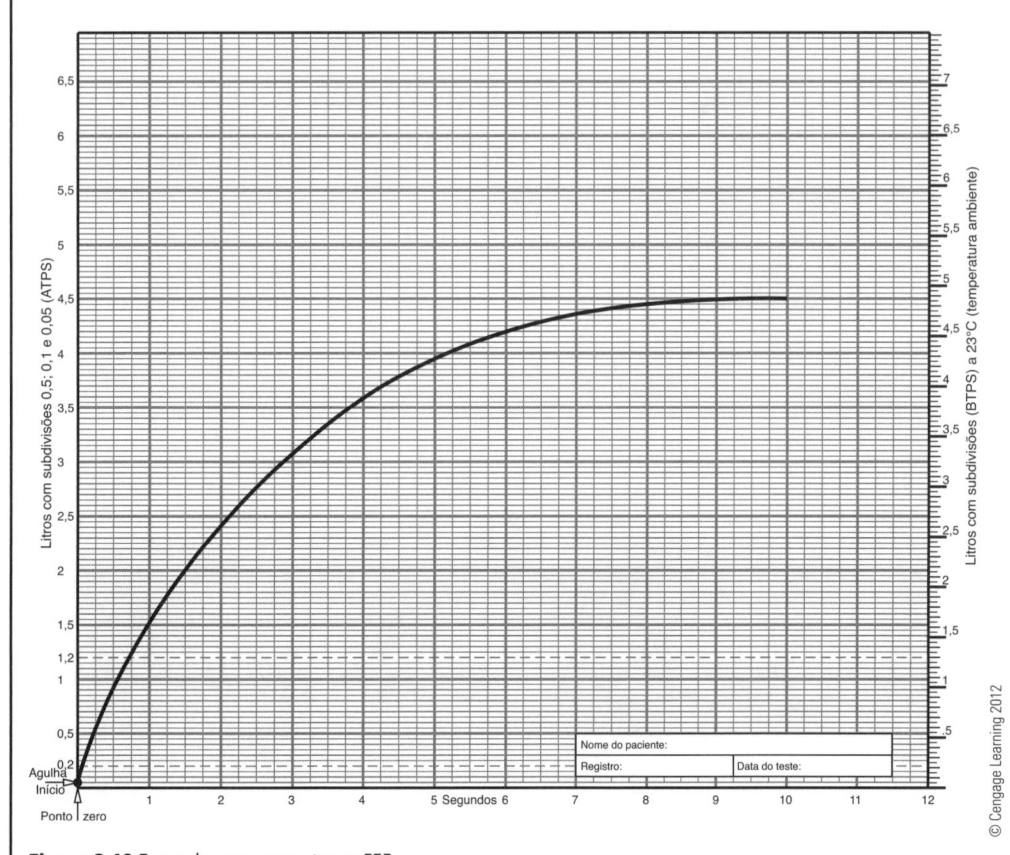

Figura 2.19 Exemplo para encontrar o FEF$_{25-75\%}$.

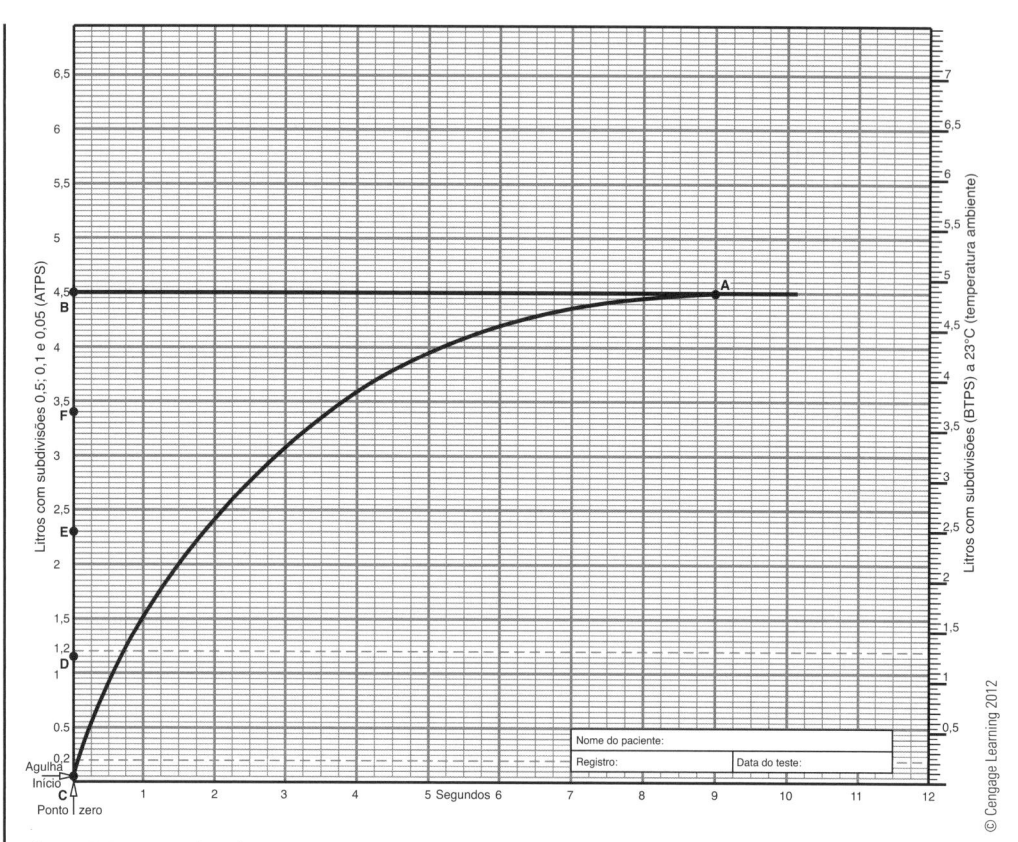

Figura 2.20 Determinando a CVF e os quatro segmentos de 25% da curva da CVF.

Figura 2.20

Passo 1. Do gráfico da PFP, localize o maior ponto no final do traçado (ponto A).

Passo 2. Do ponto A, desenhe uma linha horizontal até que ela intercepte o eixo (y) do volume (ponto B).

Passo 3. A diferença entre o ponto B e o ponto C, ponto inicial do traçado (4,5 L), representa a CVF.

Passo 4. Divida os 4,5 L por 4 para obter quatro segmentos iguais. Desenhe os pontos D, E, F no eixo (y) do volume dividindo o segmento BC em quatro segmentos iguais. O volume entre os pontos C e D representa os primeiros 25% do volume expirado durante a manobra da CVF. O volume entre os pontos D e F representa 50% da metade do volume expirado. O volume entre os pontos B e F representa os últimos 25% do volume expirado.

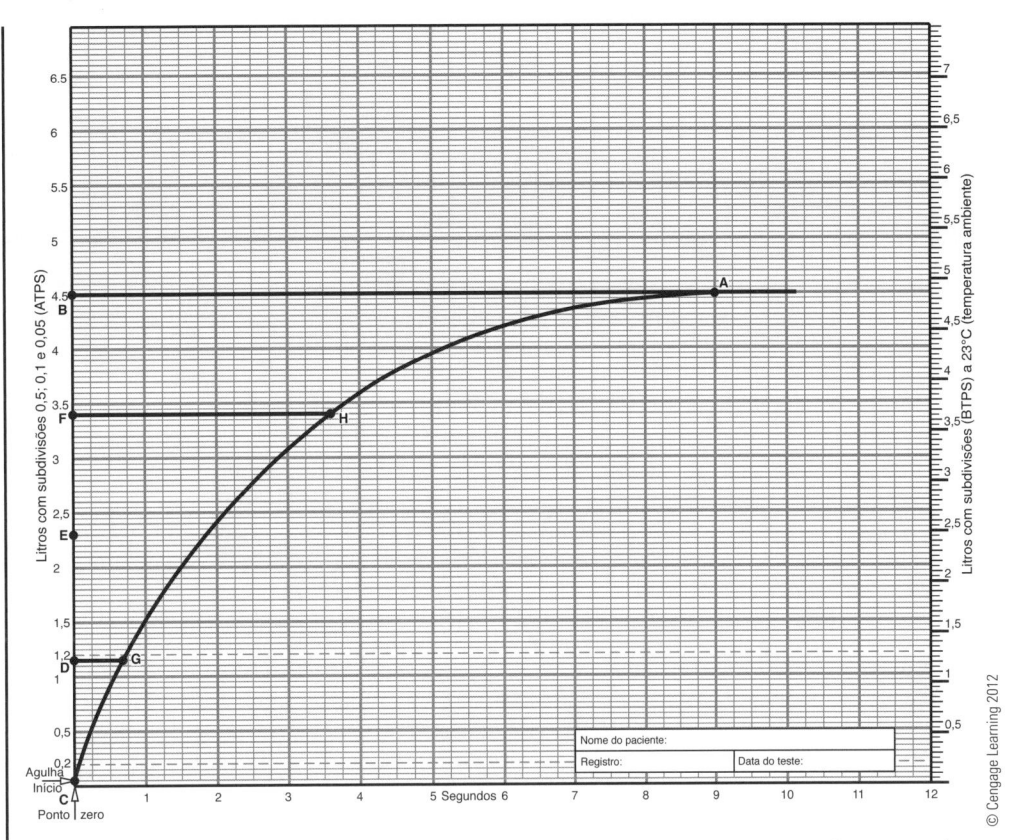

Figura 2.21 Determinando 50% da metade da CVF no gráfico (pontos D e F) e no espirograma (pontos G e H).

Figura 2.21   Passo 5. Do ponto D, desenhe uma linha horizontal até que ela intercepte o traçado da PFP (ponto G). Faça o mesmo com o ponto F; trace uma linha até que ela intercepte o traçado da PFP (ponto H).

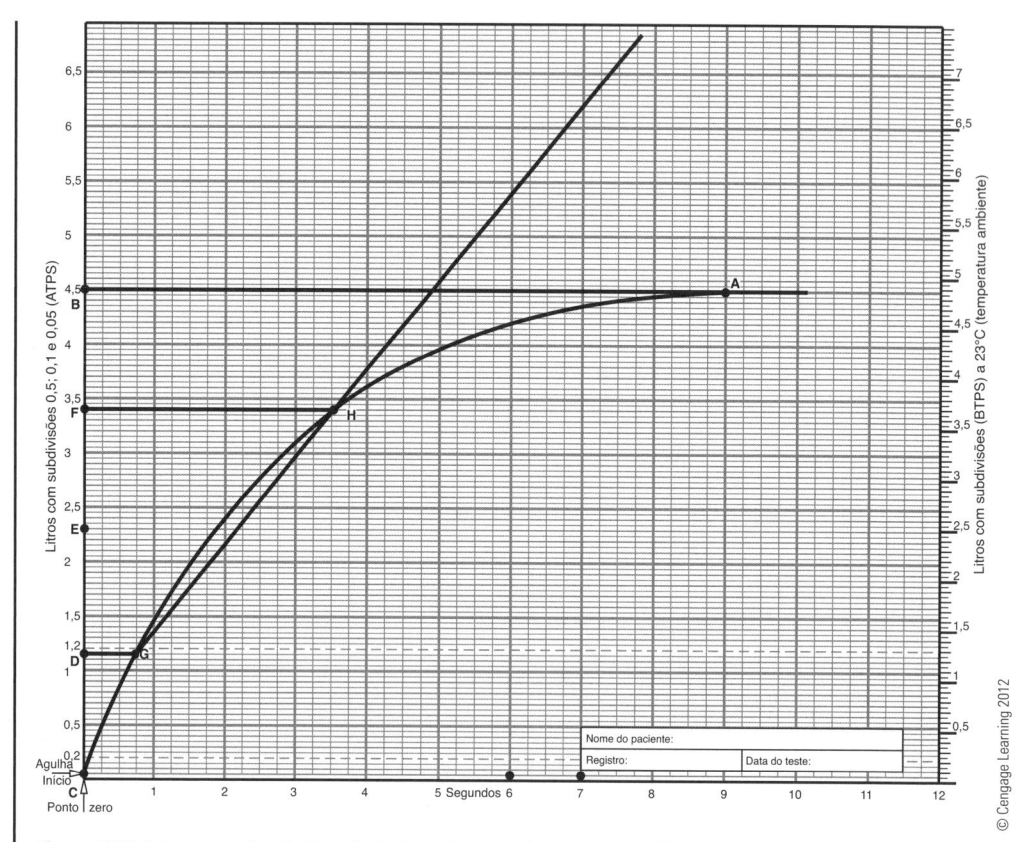

Figura 2.22 Determinando a inclinação do traçado do espirograma no gráfico.

Figura 2.22   Passo 6. Use uma régua para desenhar uma linha reta ligando os pontos G e H. Estenda essa linha reta ao topo do gráfico. Essa é a inclinação do fluxo para a determinação do $FEF_{25-75\%}$.

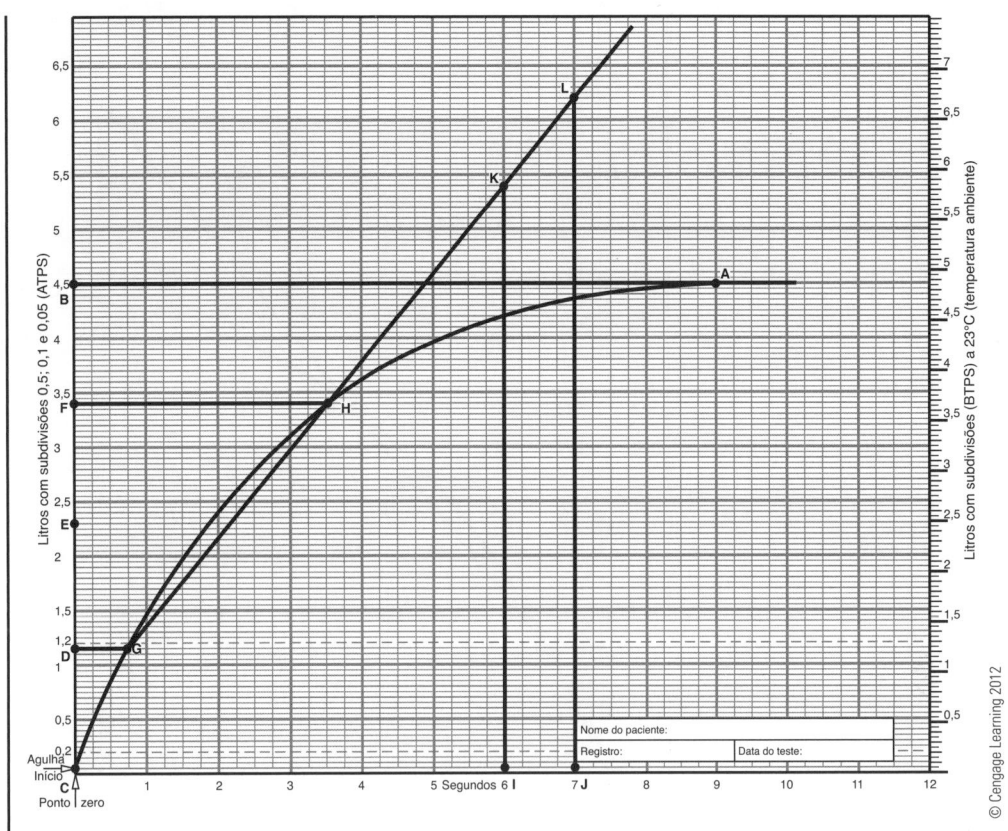

Figura 2.23 Determinando o intervalo de um segundo no gráfico (pontos I e J) e no traçado do espirograma (pontos K e L).

Figura 2.23   Passo 7. No eixo (x) do tempo, selecione duas linhas de segundos adjacentes e marque então os pontos I e J. No exemplo dado, a sexta e sétima linhas de segundo são usadas. Poderiam ter sido escolhidas outras duas linhas adjacentes de segundos de modo que os desenhos não se sobrepusessem ou se tornassem muito próximos de outras linhas existentes. O resultado seria idêntico porque qualquer uma das duas linhas adjacentes intercepta a mesma inclinação.

Passo 8. Do ponto I, siga a segunda linha verticalmente até que ela intercepte o traço da inclinação (ponto K). Faça o mesmo com o ponto J; trace uma linha até que ela intercepte o traço da inclinação (ponto L).

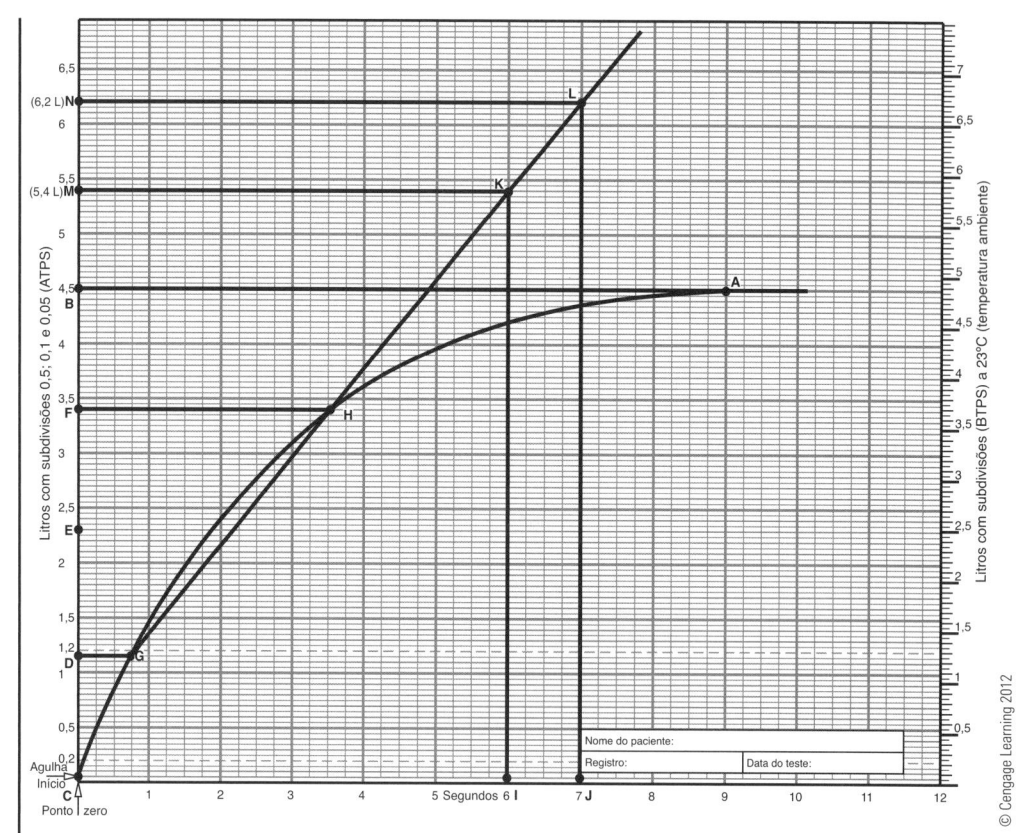

Figura 2.24 Determinando o volume (L) que corresponde ao intervalo de um segundo (s) na inclinação. A unidade de leitura é L/s.

Figura 2.24

Passo 9. Do ponto K, desenhe uma linha horizontal até que ela intercepte o eixo (y) do volume (ponto M). Faça o mesmo com o ponto L; trace a linha horizontal até que ela intercepte o eixo (y) do volume (ponto N). Passo 10. A diferença entre o volume lido tomando os pontos N e M representa o fluxo de 50% da metade do volume expirado durante a manobra de CVF.

$$FEF_{25-75\%} = (6,2 - 5,4 \text{ L})/s$$
$$= 0,8 \text{ L/s}$$

Exercício

Do gráfico da PFP (Fig. 2.25), encontre o $FEF_{25-75\%}$.

[Resposta: $FEF_{25-75\%} = (6,3 - 5,25 \text{ L})/s$ ou 1,05 L/s] (Ver Fig. 2.26.)

Referência

Ruppel.

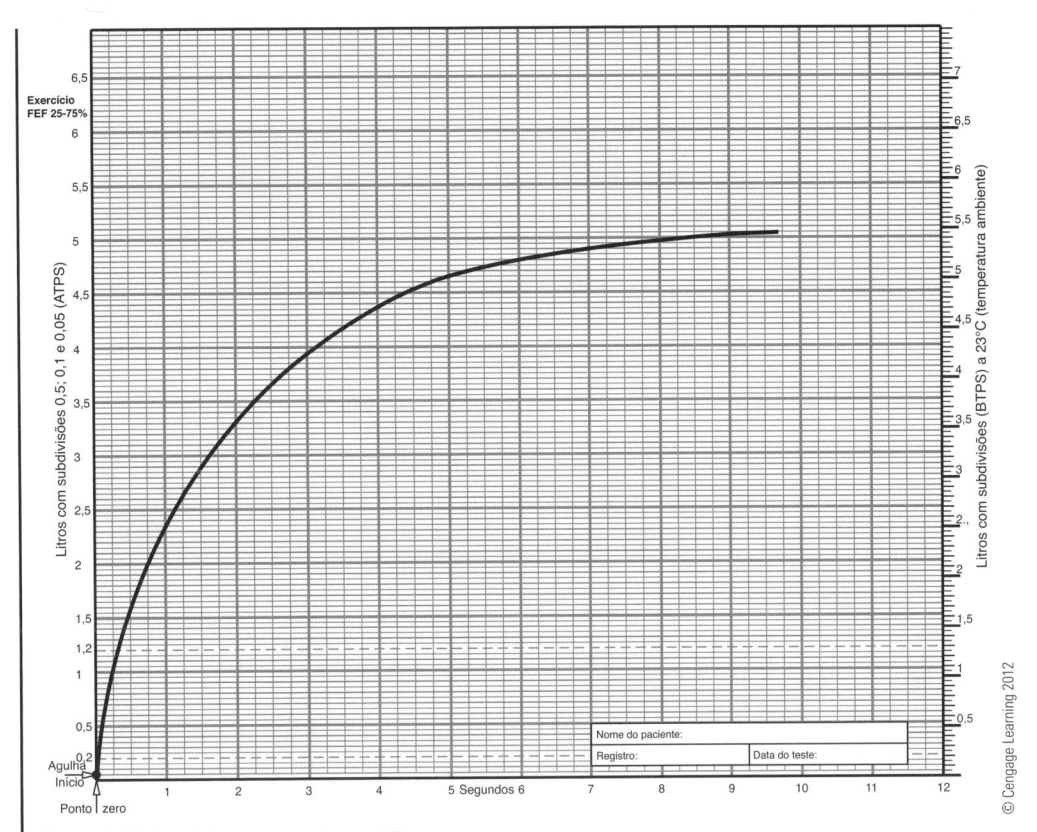

Figura 2.25 Exercício para encontrar o FEF$_{25-75\%}$.

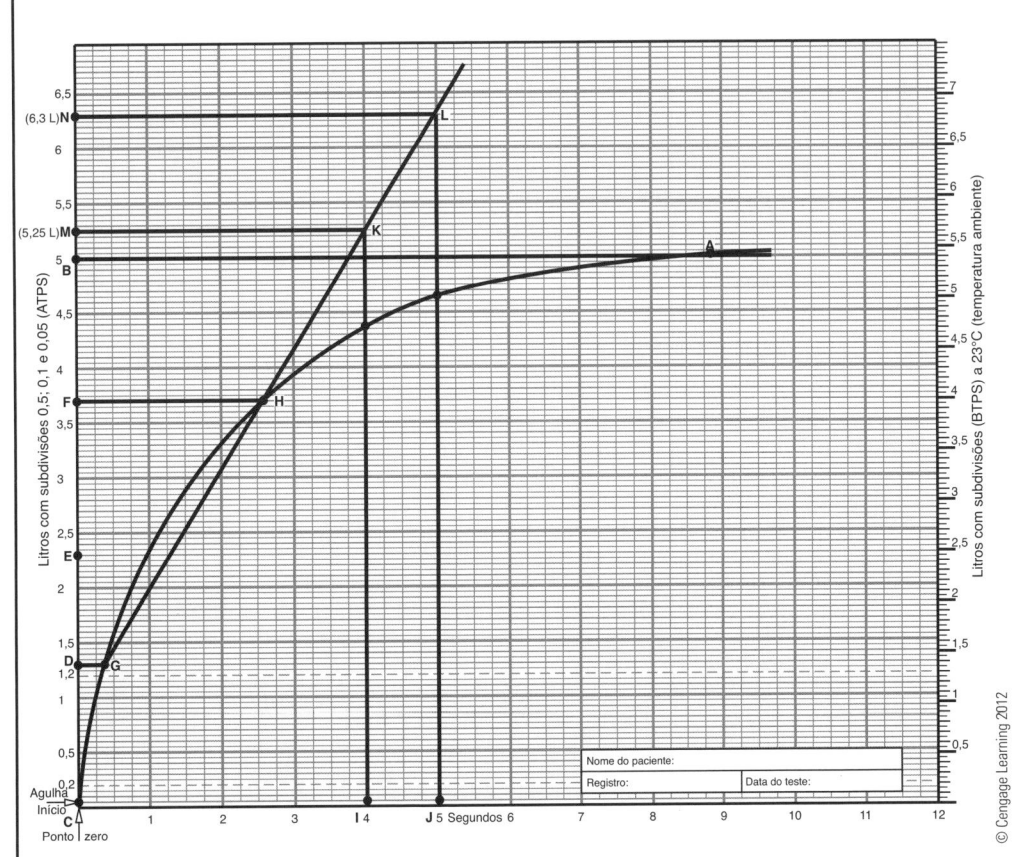

Figura 2.26 Solução para o exercício da Figura 2.25.

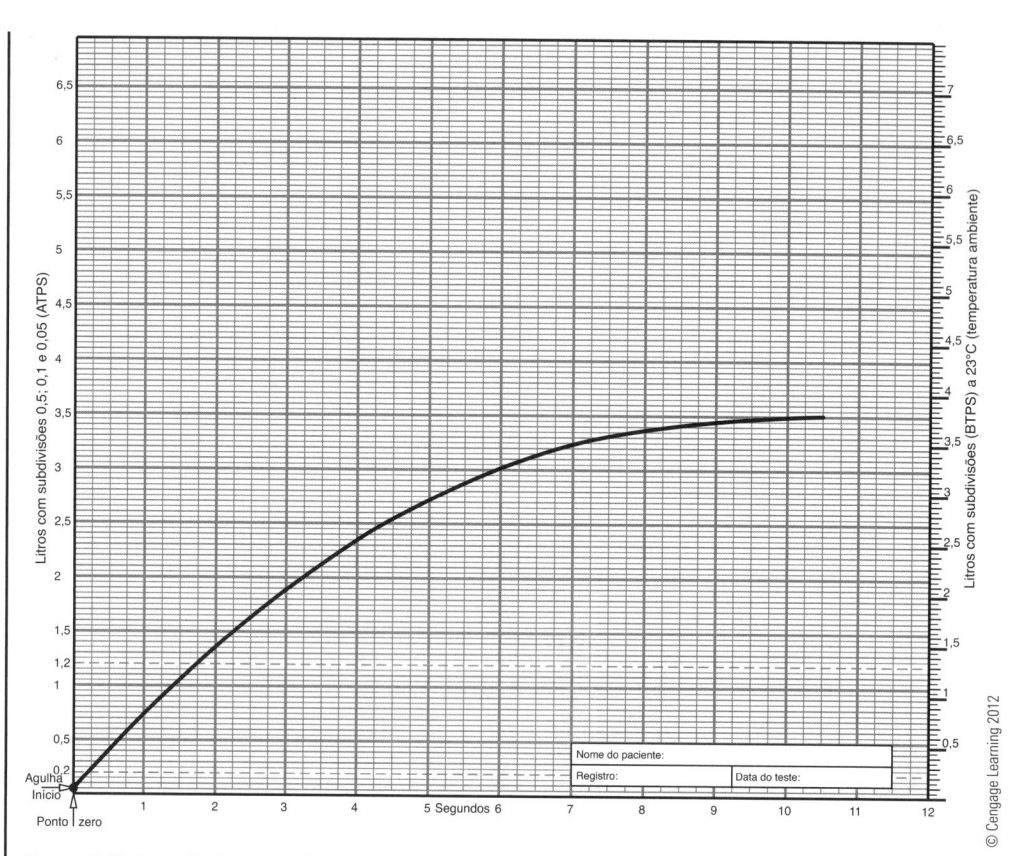

Figura 2.27 Questão de autoavaliação 37a com o objetivo de encontrar o $FEF_{25-75\%}$.

Questões de autoavaliação

37a. Do gráfico da PFP (Fig. 2.27), encontre o $FEF_{25-75\%}$.

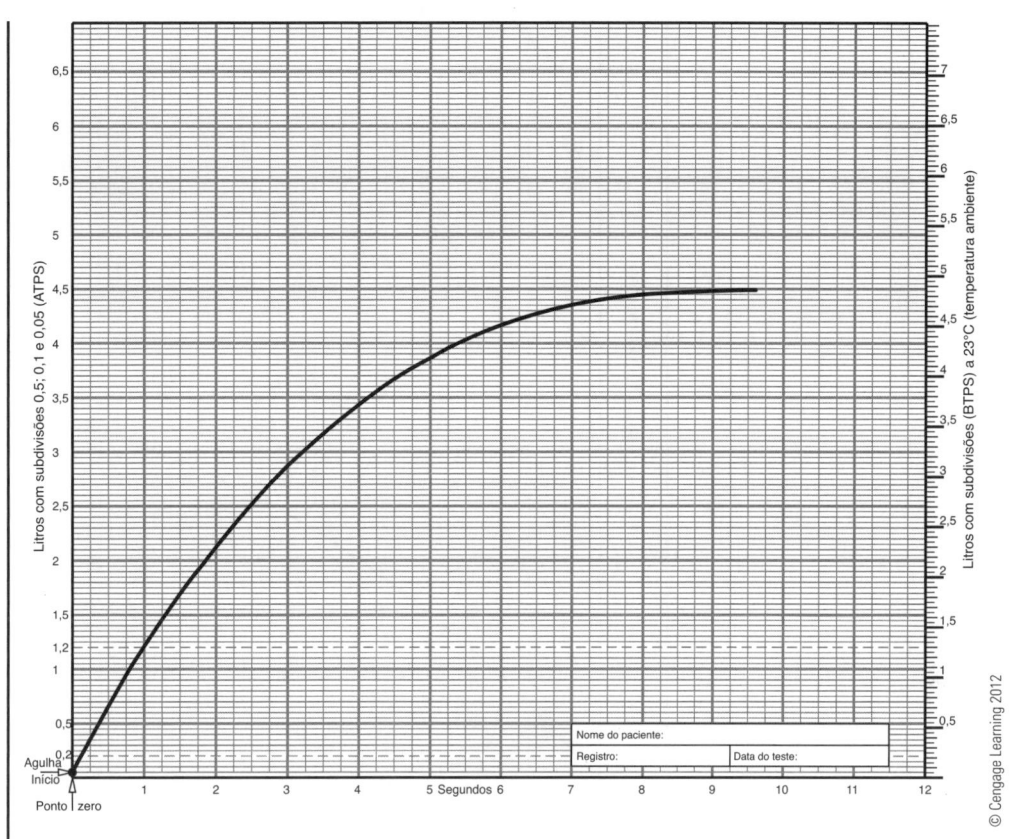

Figura 2.28 Questão de autoavaliação 37b com o objetivo de encontrar o FEF$_{25-75\%}$.

37b. Do gráfico da PFP (Fig. 2.28), encontre o FEF$_{25-75\%}$.

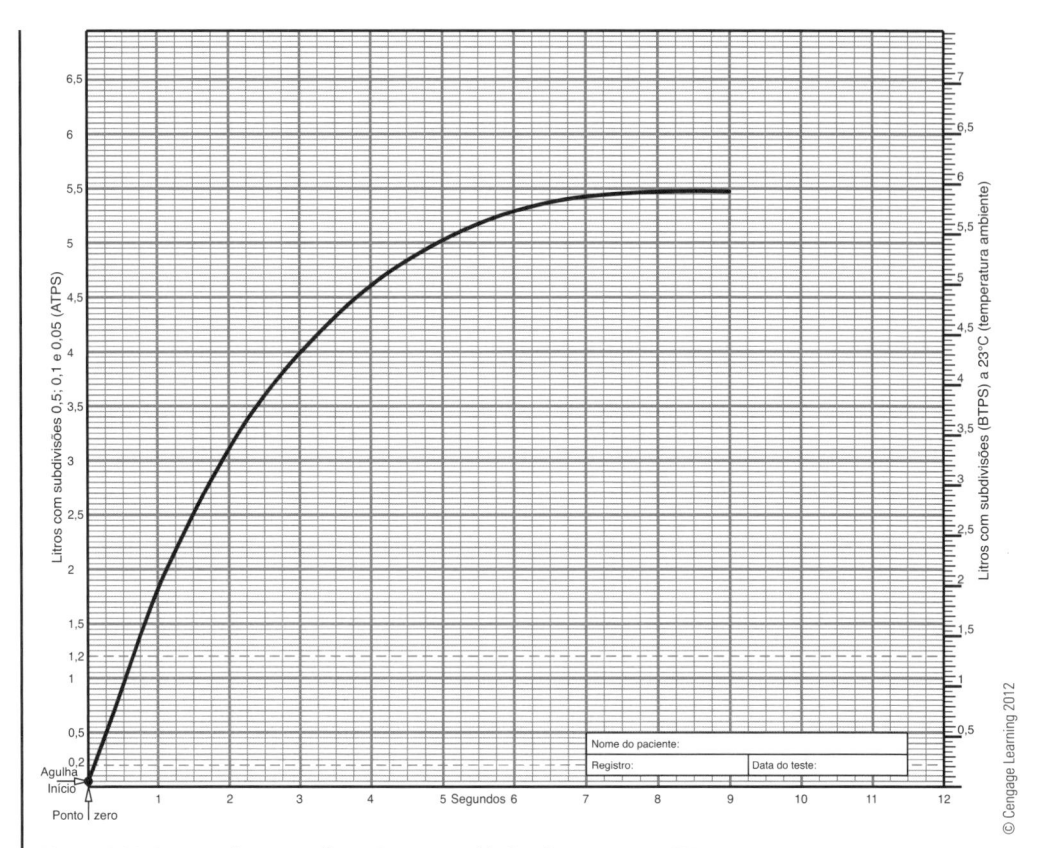

Figura 2.29 Questão de autoavaliação 37c com o objetivo de encontrar o $FEF_{25-75\%}$.

37c. Do gráfico da PFP (Fig. 2.29), encontre o $FEF_{25-75\%}$.

Capítulo

38

Equações das leis dos gases

Notas

Lei de Boyle (Robert Boyle)

Pressão e volume são inversamente proporcionais. Por exemplo, um mergulhador que ascende à superfície (reduzindo a pressão barométrica) deve exalar mais do que ele inala para eliminar o aumentado volume pulmonar. Na terapia respiratória, essa relação entre pressão e volume pode ser usada para medir indiretamente a capacidade residual funcional ou o volume residual.

Lei de Charles (Jacques Charles)

O volume e a temperatura absoluta (em Kelvin) são diretamente proporcionais. A Lei de Charles é mais comumente usada na terapia respiratória para corrigir os volumes pulmonares e o fluxo medido em temperatura ambiente em relação à temperatura corporal.**

Lei de Gay-Lussac (Joseph Gay-Lussac)

A pressão e a temperatura são diretamente proporcionais. Por exemplo, a pressão do ar em um pneu de carro aumenta à medida que a temperatura ao redor aumenta, e vice-versa.

Lei combinada dos gases

Também é chamada de Lei modificada do gás ideal. A Lei combinada dos gases leva em consideração os três fatores (P, V e T) afetando o comportamento dos gases. Essa equação é especialmente útil quando medidas precisas são necessárias.

Equação 1 Lei de Boyle: $P_1 \times V_1 = P_2 \times V_2$ (Temperatura constante)

Equação 2 Lei de Charles: $\dfrac{V_1}{T_1} = \dfrac{V_2}{T_2}$ (Pressão constante)

Equação 3 Lei de Gay-Lussac: $\dfrac{P_1}{T_1} = \dfrac{P_2}{T_2}$ (Volume constante)

Equação 4 Lei combinada dos gases: $\dfrac{P_1 \times V_1}{T_1} = \dfrac{P_2 \times V_2}{T_2}$

P : Pressão barométrica em mmHg
V : Volume em mL
T : Temperatura em Kelvin*
1 : Valores originais
2 : Novos valores

Exemplo Ver: Correções do volume dos gases.

Exercício

$P_1 \times V_1 = P_2 \times V_2$ é a Lei de _____.

$\dfrac{P_1}{T_1} = \dfrac{P_2}{T_2}$ é a Lei de _____.

$\dfrac{V_1}{T_1} = \dfrac{V_2}{T_2}$ é a Lei de _____.

Escreva a equação da Lei combinada dos gases: _____

_____

[Resposta: Lei de Boyle; Gay-Lussac; Charles; $\dfrac{P_1 V_1}{T_1} = \dfrac{P_2 V_2}{T_2}$]

Referência Wilkins (2).

Ver Correções do volume de gás.

*Ver: Conversão de temperatura (°C para K).

**ATPS para BTPS.

Questões de autoavaliação

Relacionando: Relacione as leis dos gases com as respectivas equações.
Use apenas *três* das respostas da coluna II.

Coluna I	Coluna II
38a. Lei de Gay-Lussac	(A) $P_1V_1 = P_2V_2$
38b. Lei de Charles	(B) $\dfrac{P_1}{V_1} = \dfrac{P_2}{V_2}$
38c. Lei de Boyle	(C) $\dfrac{V_1}{T_1} = \dfrac{V_2}{T_2}$
	(D) $\dfrac{P_1}{T_1} = \dfrac{P_2}{T_2}$

38d. $P_1 \times V_1 = P_2 \times V_2$ corresponde a qual das seguintes leis dos gases?

(A) de Gay-Lussac
(B) de Charles
(C) de Boyle
(D) Combinada

38e. A Lei de Charles é representada pela equação:

(A) $P_1 \times V_1 = P_2 \times V_2$

(B) $\dfrac{P_1}{T_1} = \dfrac{P_2}{T_2}$

(C) $\dfrac{V_1}{T_1} = \dfrac{V_2}{T_2}$

(D) $\dfrac{P_1}{V_1} = \dfrac{P_2}{V_2}$

38f. A Lei de Gay-Lussac é representada pela equação:

(A) $P_1 \times V_1 = P_2 \times V_2$

(B) $\dfrac{P_1}{T_1} = \dfrac{P_2}{T_2}$

(C) $\dfrac{V_1}{T_1} = \dfrac{V_2}{T_2}$

(D) $\dfrac{P_1}{V_1} = \dfrac{P_2}{V_2}$

38g. De acordo com a Lei de Charles, em _____ constante, o volume de gás varia diretamente com a _____.

(A) taxa de pressão; difusão
(B) temperatura; pressão
(C) pressão; temperatura
(D) temperatura; solubilidade

38h. A correção dos volumes e fluxo pulmonar de ATPS para BTPS é baseada:

(A) na Lei de Gay-Lussac.

(B) na Lei de Charles.

(C) na Lei de Boyle.

(D) no efeito Bohr.

38i. Usando as equações das leis dos gases, a temperatura deve primeiro ser convertida para:

(A) graus Celsius.

(B) graus Fahrenheit.

(C) Kelvin.

(D) graus centígrados.

38j. Qual lei dos gases diz que a uma temperatura constante o volume do gás varia inversamente com a pressão?

(A) Lei de Charles

(B) Lei de Dalton

(C) Lei de Boyle

(D) Lei do gás ideal

39

Correções do volume de gás

Notas

Antes de usar essas equações para correções do volume de um gás, a temperatura deve ser convertida em escala de temperatura Kelvin (K).

Na correção do volume do gás envolvendo um gás *seco*, eliminar P_{H_2O} e usar somente P_B.

Para correção do volume de um gás sob mesma pressão, eliminar P_1 e P_2 da equação da Lei combinada dos gases, que se torna:

Lei de Charles: $\dfrac{V_1}{T_1} = \dfrac{V_2}{T_2}$

Para encontrar o novo volume (V_2) ou a nova temperatura (T_2):

$V_2 = \dfrac{V_1 \times T_2}{T_1}$ ou $T_2 = \dfrac{V_2 \times T_1}{V_1}$

Para correção de gás sob mesma temperatura, eliminar T_1 e T_2 da equação da Lei combinada dos gases, que se torna:

Lei de Boyle: $P_1 \times V_1 = P_2 \times V_2$

Para encontrar o novo volume (V_2) ou a nova pressão (P_2):

$V_2 = \dfrac{P_1 \times V_1}{P_2}$ ou $P_2 = \dfrac{P_1 \times V_1}{V_2}$

Para correção de gás sob mesmo volume, eliminar V_1 e V_2 da equação da Lei combinada dos gases, que se torna:

Lei de Gay-Lussac: $\dfrac{P_1}{T_1} = \dfrac{P_2}{T_2}$

Equação

Como $\dfrac{P_1 \times V_1}{T_1} = \dfrac{P_2 \times V_2}{T_2}$ (Lei combinada dos gases)

$$V_2 = \frac{P_1 \times V_1 \times T_2}{T_1 \times P_2}$$

V_2 : Novo volume do gás em mL
P_1 : Pressão original ($P_B - P_{H_2O}$)
V_1 : Volume original do gás em mL
T_2 : Nova temperatura em Kelvin (K)
T_1 : Temperatura original em Kelvin (K)
P_2 : Nova pressão ($P_B - P_{H_2O}$)

Exemplo 1

Dados: 100 mL de volume de um gás saturado a 25°C e 750 mmHg. Calcule o novo volume de gás saturado a 37°C e 760 mmHg.

A 25°C, P_{H_2O} = 23,8 mmHg (Apêndice R).
$P_1 = P_B1 - P_{H_2O} = (750 - 23,8)$ mmHg = 726,2 mmHg
A 37°C, P_{H_2O} = 47 mmHg (Apêndice R).
$P_2 = P_B2 - P_{H_2O} = (760 - 47)$ mmHg = 713 mmHg
V_1 = 100 mL
$T_1 = 25°C = (25 + 273)K = 298$ K
$T_2 = 37°C = (37 + 273)K = 310$ K

$$V_2 = \frac{P_1 \times V_1 \times T_2}{T_1 \times P_2}$$

$$= \frac{726,2 \times 100 \times 310}{298 \times 713}$$

$$= \frac{22.512.200}{212.474}$$

$$= 105,95 \text{ ou } 106 \text{ mL}$$

Exemplo 2

O volume de um gás saturado de 500 mL foi medido a 24°C e 750 mmHg. Encontre o novo volume do gás saturado corrigido para 37°C e 760 mmHg.
Dados: a 24°C, P_{H_2O} = 22,4 mmHg (Apêndice R); a 37°C, P_{H_2O} = 47 mmHg (Apêndice R).

Notas *(continuação)*

Para encontrar a nova pressão (P_2) ou a nova temperatura (T_2):

$$P_2 = \frac{P_1 \times T_2}{T_1} \quad \text{or} \quad T_2 = \frac{P_2 \times T_1}{P_1}$$

Como a 24°C, P_{H_2O} = 22,4 mmHg,

$P_1 = P_B1 - P_{H_2O}$ = (750 − 22,4) mmHg = 727,6 mmHg

Como a 37°C, P_{H_2O} = 47 mmHg,

$P_2 = P_B2 - P_{H_2O}$ = (760 − 47) mmHg = 713 mmHg

V_1 = 500 mL

T_1 = 24°C = (24 + 273)K = 297 K

T_2 = 37°C = (37 + 273)K = 310 K

$$V_2 = \frac{P_1 \times V_1 \times T_2}{T_1 \times P_2}$$

$$= \frac{727,6 \times 500 \times 310}{297 \times 713}$$

$$= \frac{112.778.000}{211.761}$$

$$= 532,6 \text{ ou } 533 \text{ mL}$$

Exercício 1

Dados: 100 mL de volume de um gás seco medido a 28°C e 760 mmHg. Encontre o volume do gás seco medido a 37°C e 760 mmHg.

[Resposta: P_1 = 760 mmHg P_2 = 760 mmHg
T_1 = 301 K T_2 = 310 K
V_1 = 100 mL V_2 = 102,99 ou 103 mL]

Exercício 2

Uma capacidade pulmonar total (CPT) saturada de 2.500 mL foi medida a 27°C e 755 mmHg. Encontre a nova CPT saturada corrigida para 37°C e 758 mmHg.
Dados: a 27°C, P_{H_2O} =   26,7 mmHg
        a 37°C, P_{H_2O} =   47 mmHg

[Resposta: P_1 = 728,3 mmHg P_2 = 711 mmHg
T_1 = 300 K T_2 = 310 K
V_1 = 2.500 mL V_2 = 2.646 mL]

Referência

Wilkins (2).

Ver

Conversão de temperatura (°C para K).

Questões de autoavaliação

39a. Dados:

P_1 = 760 mmHg P_2 = 755 mmHg

T_1 = 300 K T_2 = 310 K

V_1 = 800 mL

Encontre V_2 usando a Lei combinada dos gases.

(A) 809 mL

(B) 814 mL

(C) 825 mL

(D) 832 mL

39b. Uma amostra de gás saturado de 1.000 mL foi medida a 28°C e 750 mmHg. Encontre o novo volume de gás saturado corrigido para 37°C e 760 mmHg. (A 28°C, P_{H_2O} = 28,3 mmHg; a 37°C, P_{H_2O} = 47 mmHg.)

(A) 1.042 mL

(B) 1.016 mL

(C) 995 mL

(D) 987 mL

39c. A capacidade vital forçada (CVF) de um paciente medida a 26°C e 760 mmHg é 3.000 mL. Encontre a nova CVF corrigida para 37°C e 758 mmHg. (A 26°C, P_{H_2O} = 25,2 mmHg; a 37°C, P_{H_2O} = 47 mmHg.)

(A) 3.119 mL

(B) 3.161 mL

(C) 3.203 mL

(D) 3.215 mL

39d. Dadas as seguintes informações: volume corrente medido (V_C) = 670 mL; temperatura e pressão sob as quais o V_C foi obtido = 27°C e 758 mmHg, calcule o V_C corrigido a 37°C e 760 mmHg. (A 27°C, P_{H_2O} = 26,7 mmHg; a 37°C, P_{H_2O} = 47 mmHg.)

(A) 665 mL

(B) 680 mL

(C) 691 mL

(D) 710 mL

Capítulo

40

Lei de Graham
do coeficiente de difusão

Notas

Em 1833, o físico-químico escocês Thomas Graham propôs a Lei de Graham, que estabelece que a taxa de difusão de um gás é inversamente proporcional à raiz quadrada de seu peso molecular em gramas. O coeficiente de solubilidade na equação é acrescentado para o cálculo do coeficiente de difusão.

Nas doenças pulmonares que alteram a taxa de difusão, hipoxemia é geralmente uma situação mais difícil de corrigir que a hipercapnia, em função do baixo coeficiente de difusão do oxigênio.

Equação

$$D = \frac{\text{Coef. sol.}}{\sqrt{\text{pmg}}}$$

D : Coeficiente de difusão

Coef. sol. : Coeficiente de solubilidade do gás

$\sqrt{\text{pmg}}$: Raiz quadrada do peso molecular em gramas do gás

Exemplo

O coeficiente de difusão do dióxido de carbono é

19 vezes $\left(\dfrac{0{,}077}{0{,}004}\right)$

maior que o do oxigênio. Isso é observado avaliando o coeficiente de difusão de cada gás.

$$D_{\text{dióxido de carbono}} = \frac{0{,}510}{\sqrt{44}} \qquad D_{\text{oxigênio}} = \frac{0{,}023}{\sqrt{32}}$$

$$= \frac{0{,}510}{6{,}633} \qquad\qquad = \frac{0{,}023}{5{,}657}$$

$$= 0{,}077 \qquad\qquad\quad = 0{,}004$$

A diferença no coeficiente de difusão entre o dióxido de carbono e o oxigênio explica por que um pequeno gradiente de pressão de dióxido de carbono de 6 mmHg ($P_{\bar{v}}CO_2$ 46 mmHg $-$ $P_A CO_2$ 40 mmHg) através da membrana alveolocapilar é suficiente para a eliminação do dióxido de carbono. Por outro lado, um gradiente de pressão muito maior que 60 mmHg ($P_A O_2$ 100 mmHg $-$ $P_{\bar{v}}O_2$ 40 mmHg) é necessário para a passagem do oxigênio para os capilares pulmonares.

Referência

Wilkins (2).

Ver

Lei da difusão de Fick.

Questões de autoavaliação

40a. O coeficiente de difusão de um gás é descrito pela:

    (A) lei de Charles.
    (B) lei de Gay-Lussac.
    (C) lei de Graham.
    (D) lei de Henry.

40b. O coeficiente de difusão de um gás é _____ proporcional ao coeficiente de solubilidade e _____ proporcional à raiz quadrada de seu peso molecular em gramas.

    (A) diretamente; inversamente
    (B) diretamente; diretamente
    (C) inversamente; inversamente
    (D) inversamente; diretamente

40c. O coeficiente de difusão do dióxido de carbono é cerca de _____ vezes maior que o do oxigênio. Por essa razão, hipoxemia é _____ de tratar do que hipercapnia na ausência de obstrução das vias aéreas.

    (A) 30; mais difícil
    (B) 30; mais fácil
    (C) 19; mais fácil
    (D) 19; mais difícil

Capítulo

41

Conversão do fluxo hélio/oxigênio (He/O$_2$)

Notas

Um fator de correção (p. ex., 1,8 ou 1,6) deve ser usado se um medidor de fluxo de oxigênio for usado para regular uma mistura de gás hélio/oxigênio. Esse fator permite um cálculo mais acurado do fluxo em função da menor densidade de uma mistura de hélio/oxigênio.

Os fatores de conversão são 1,8 para uma mistura de 80% de He/20% de O$_2$ e 1,6 para uma mistura de 70% de He/30% de O$_2$.

A mistura de hélio/oxigênio é, às vezes, usada em pacientes com distúrbios obstrutivos nas vias aéreas ou obstrução causada por secreções excessivas. Ela permite o alívio da hipóxia, pois a mistura tem uma maior taxa de difusão que o oxigênio ou ar isolados.

Em função da alta taxa de difusão de uma mistura hélio/oxigênio, um dispositivo bem ajustado deve ser usado para ofertar gás, como uma máscara de não reinalação.

Equação 1

Fluxo real de 80% de He/20% de O$_2$ = Fluxo × 1,8

Equação 2

Fluxo real de 70% de He/30% de O$_2$ = Fluxo × 1,6

Exemplo

Dado que uma mistura de 70% de He/30% de O$_2$ é medida num fluxo de 10 L/min com um fluxômetro, qual é o fluxo real desta mistura de He/O$_2$?

Fluxo real de 70% de He/30% de O$_2$ = Fluxo × 1,6
$$= 10 \text{ L/min} \times 1,6$$
$$= 16 \text{ L/min}$$

Exercício

Um fluxômetro está sendo usado para administrar 8 L/min de uma mistura de gás 80% de He/20% de O$_2$. Qual é o fluxo dessa mistura gasosa?

[Resposta: Fluxo = 14,4 L/min]

Referência

Wilkins (2).

Questões de autoavaliação

41a. Uma mistura de gás 70% de He/30% de O$_2$ passa a um fluxo de 5 L/min em um fluxômetro de oxigênio. Qual é o fluxo real desta mistura de He/O$_2$?

(A) 4 L/min
(B) 6 L/min
(C) 7 L/min
(D) 8 L/min

41b. Um fluxômetro de oxigênio está sendo usado para regular uma mistura de gás 70% de He/30% de O$_2$. Se o fluxo é ajustado em 6 L/min, qual é o fluxo real desta mistura de He/O$_2$?

(A) 12 L/min
(B) 10,8 L/min
(C) 9,6 L/min
(D) 8,3 L/min

41c. Calcule o fluxo real de uma mistura de gás 80% de He/20% de O_2 que passa a 5 L/min em um fluxômetro de oxigênio.

(A) 6 L/min

(B) 7 L/min

(C) 8 L/min

(D) 9 L/min

41d. Se um fluxômetro de oxigênio está sendo usado para regular uma mistura de gás 80% de He/20% de O_2 e um fluxo de 10 L/min é desejado, qual deve ser o fluxo ajustado no fluxômetro?

(A) 4,5 L/min

(B) 5,6 L/min

(C) 6,3 L/min

(D) 7,7 L/min

42
Déficit de umidade

Notas

Na equação do déficit de umidade, 43,9 mg/L representam a capacidade de umidificação máxima na temperatura corporal. O déficit de umidade depende da umidade no ar inspirado. Uma maior umidade no ar inspirado resulta em menor déficit de umidade. Por outro lado, uma menor umidade significa um maior déficit de umidade.

Umidificadores e nebulizadores aerossóis são utilizados para aumentar a umidade do ar inspirado e, assim, diminuir o déficit de umidade.

Equação

DU = Capacidade − Conteúdo

DU : Déficit de umidade em mg/L

Capacidade : Quantidade máxima de água no ar alveolar na temperatura corporal (43,9 mg/L a 37°C). Também conhecida como umidade absoluta máxima

Conteúdo : Conteúdo de umidade no ar inspirado; umidade real ou umidade absoluta

Exemplo

Calcule o déficit de umidade na temperatura corporal se o ar inspirado tem conteúdo de umidade de 26 mg/L. A capacidade de umidade na temperatura corporal é de 43,9 mg/L (Apêndice R).

DU = Capacidade − Conteúdo
= 43,9 − 26
= 17,9 ou 18 mg/L

Exercício 1

Calcule o déficit de umidade se o conteúdo de umidade é 34 mg/L e a capacidade é 43,9 mg/L.

[Resposta: DU = 9,9 ou 10 mg/L]

Exercício 2

Use o Apêndice R para encontrar a capacidade de umidade na temperatura corporal normal (37°C) e calcule o déficit de umidade quando o ar inspirado tem um conteúdo de umidade de 32 mg/L.

[Resposta: DU = 11,9 ou 12 mg/L]

Referência

Wilkins (1).

Ver

Apêndice R, Capacidade de umidade do gás saturado em temperaturas selecionadas.

Questões de autoavaliação

42a. Qual é o déficit de umidade na temperatura corporal se o conteúdo de umidade do ar inspirado é 22 mg/L? (Capacidade de umidade a 37°C = 43,9 mg/L.)

(A) 11 mg/L

(B) 22 mg/L

(C) 30 mg/L

(D) 37 mg/L

42b. Calcule o déficit de umidade na temperatura corporal considerando que o ar inspirado tem um conteúdo de umidade de 27 mg/L e a capacidade de umidade a 37°C é 43,9 mg/L.

(A) 17 mg/L

(B) 27 mg/L

(C) 32 mg/L

(D) 37 mg/L

42c. Qual dos seguintes é o dispositivo mais efetivo para reduzir o déficit de umidade?

(A) Permutador de calor e umidade (filtro HME)

(B) Aerossol frio contínuo

(C) Aerossol aquecido contínuo

(D) Umidificador

43

Relação I:E

Notas

Quando o tempo inspiratório é *maior* que o tempo expiratório, divida o tempo I e o tempo E pelo tempo expiratório para obter uma relação I:E inversa.

$$I : E = \left(\frac{\text{Tempo I}}{\text{Tempo E}}\right) : \left(\frac{\text{Tempo E}}{\text{Tempo E}}\right)$$

Ver Exercício 1 para relação I:E inversa.

Exemplo 1

> Quando o tempo I e o tempo E são conhecidos:

Qual é a relação I:E se o tempo inspiratório é 0,4 s e o tempo expiratório é 1,2 s?

$$
\begin{aligned}
I : E &= \left(\frac{\text{Tempo I}}{\text{Tempo I}}\right) : \left(\frac{\text{Tempo E}}{\text{Tempo I}}\right) \\
&= \left(\frac{0,4}{0,4}\right) \ : \ \left(\frac{1,2}{0,4}\right) \\
&= \quad 1 \quad : \quad 3
\end{aligned}
$$

Exercício 1

Qual é a relação I:E se o tempo inspiratório é 0,6 s e o tempo expiratório é 0,4 s?

[Resposta: I:E = 1,5:1]

Exemplo 2

> Quando a % do tempo I é conhecida:

Qual é a relação I:E se o tempo inspiratório é 25% ou 0,25?

$$
\begin{aligned}
I : E &= \left(\frac{\% \text{ tempo I}}{\% \text{ tempo I}}\right) : \left(\frac{1 - \% \text{ tempo I}}{\% \text{ tempo I}}\right) \\
&= \left(\frac{0,25}{0,25}\right) \quad : \quad \left(\frac{1 - 0,25}{0,25}\right) \\
&= \quad 1 \quad : \quad \left(\frac{0,75}{0,25}\right) \\
&= \quad 1 \quad : \quad 3
\end{aligned}
$$

Exercício 2

Qual é a relação I:E se a proporção do tempo inspiratório é 33% ou 0,33?

[Resposta: I:E = 1:2]

Exemplo 3

> Quando o tempo I e a f são conhecidos:

Qual é a relação I:E se o tempo inspiratório é 1,5 s e a frequência é 15/min?

Tempo I = 1,5 s

$$\text{Tempo E} = \frac{60}{f} - \text{Tempo I}$$
$$= \frac{60}{15} - 1,5$$
$$= 4 - 1,5$$
$$= 2,5 \text{ s}$$

$$\text{I : E} = \text{Tempo I : Tempo E}$$
$$= 1,5 : 2,5$$
$$= \left(\frac{1,5}{1,5}\right) : \left(\frac{2,5}{1,5}\right)$$
$$= 1 : 1,67$$

Exercício 3

Qual é a relação I:E se o tempo inspiratório é 0,6 s e a frequência é 20/min?

[Resposta: I:E = 1:4]

Exemplo 4

> Quando o volume-minuto ($\dot{V}_E$) e o fluxo são conhecidos:

Dados: V_C = 800 mL (0,8 L)
f = 12/min
Fluxo = 40 L/min

Qual é a relação I:E?

Relação I:E = (Volume-minuto) : (Fluxo − Volume-minuto)
$$= (V_C \times f) : (\text{Fluxo} - V_C \times f)$$
$$= (0,8 \times 12) : (40 - 0,8 \times 12)$$
$$= 9,6 : (40 - 9,6)$$
$$= 9,6 : 30,4$$
[dividir ambos os lados dessa razão por 9,6]
$$= 1 : 3,2$$

Exercício 4

Dados: V_C = 1.000 mL (1 L)
f = 10/min
Fluxo = 50 L/min

Qual é a relação I:E?

[Resposta: I:E = 1 : 4]

Questões de autoavaliação

43a. Calcule a relação I:E considerando que o tempo inspiratório é 0,4 s e o tempo expiratório é 0,6 s.

(A) 1,5 : 1
(B) 1 : 1
(C) 1 : 1,5
(D) 1 : 2

43b. Qual é a relação I:E se o tempo inspiratório é 0,5 s e o tempo expiratório é 1,5 s?

(A) 1 : 1
(B) 1 : 2
(C) 1 : 3
(D) 2 : 1

43c. Calcule a relação I:E quando o tempo inspiratório é 1,2 s e o tempo expiratório é 1,8 s.

(A) 1 : 1,5
(B) 1 : 2
(C) 1 : 2,5
(D) 1 : 3

43d. Qual dos seguintes ajustes de tempos inspiratório (tempo I) e expiratório (tempo E) não é igual a uma relação I:E de 1:2?

	Tempo I (s)	Tempo E (s)
(A)	2,0	4,0
(B)	1,5	3,0
(C)	0,8	1,6
(D)	2,0	1,0

43e. Calcule a relação I:E quando a proporção do tempo inspiratório é 25%.

(A) 1 : 3
(B) 1 : 4
(C) 1 : 5
(D) 4 : 1

43f. Qual é a relação I:E se a proporção do tempo inspiratório é 40% ou 0,4?

(A) 1 : 1,5
(B) 1 : 2
(C) 1 : 2,5
(D) 1 : 3

43g. O tempo inspiratório é ajustado em 30% do ciclo respiratório completo. A relação I:E é aproximadamente:

(A) 1 : 0,3
(B) 1 : 0,7
(C) 1 : 1,3
(D) 1 : 2,3

43h. Calcule a relação I:E considerando que o tempo inspiratório no ventilador é ajustado em 20% do ciclo respiratório completo.

(A) 1 : 1
(B) 1 : 2
(C) 1 : 3
(D) 1 : 4

43i. Qual dos seguintes ajustes de porcentagens de tempo inspiratório (%) resultará em uma relação I:E de 1:3?

(A) 10%

(B) 20%

(C) 25%

(D) 30%

43j. Qual é a relação I:E se o tempo inspiratório é 0,5 s e a frequência é 30/min?

(A) 1 : 3

(B) 1 : 4

(C) 1 : 5

(D) 4 : 1

43k. Calcule a relação I:E para o seguinte ajuste: tempo inspiratório = 1 s; frequência = 20/min.

(A) 1 : 1

(B) 1 : 2

(C) 1 : 3

(D) 1 : 4

43l. Dados: tempo inspiratório = 1,5 s, e frequência = 16/min. Encontre o tempo expiratório. Qual é a relação I:E com esse ajuste?

(A) 0,75 s; 1 : 0,5

(B) 1,5 s; 1 : 1

(C) 2,25 s; 1 : 1,5

(D) 2,63 s; 1 : 1,75

43m. Um paciente no ventilador tem um tempo inspiratório de 1,2 s e uma frequência do ventilador de 25/min. Qual é o tempo expiratório e a relação I:E com esse ajuste?

(A) 0,96 s; 1 : 0,8

(B) 1,2 s; 1 : 1

(C) 1,44 s; 1 : 1,2

(D) 1,68 s; 1 : 1,4

43n. Qual dos seguintes ajustes *não* resultaria em uma relação I:E de cerca de 1 : 0,5?

	Tempo I (s)	f
(A)	2,0	20
(B)	1,6	25
(C)	1,33	30
(D)	3	15

43o. Dados: V_C = 1.000 mL (1 L), f = 10/min, fluxo = 40 L/min. Qual é a relação I:E?

(A) 1 : 3

(B) 1 : 4

(C) 1 : 5

(D) 4 : 1

43p. Dados: V_C = 1.000 mL (1 L), f = 12/min, fluxo = 50 L/min. Qual é a relação I:E calculada?

   (A) 1 : 3,2

   (B) 1 : 2,8

   (C) 1 : 2,4

   (D) 1 : 2

43q. Qual dos seguintes ajustes tem uma relação I:E de 1:4?

	V_C (mL)	f	Fluxo
(A)	800	15	40
(B)	800	15	45
(C)	800	15	50
(D)	800	15	60

43r. Um paciente em ventilação mecânica tem um volume corrente de 850 mL (0,85 L), frequência de 16/min e fluxo de 50 L/min. Com base nesses ajustes, qual é a relação I:E? Se o fluxo for aumentado para 60 L/min, o valor E seria mais longo ou mais curto?

   (A) 1 : 2,7; valor E seria mais longo (3,4)

   (B) 1 : 2,7; valor E seria mais curto (2,0)

   (C) 1 : 2,4; valor E seria mais curto (1,7)

   (D) 1 : 2,1; valor E seria mais curto (1,4)

43s. Um paciente tem o seguinte ajuste no ventilador mecânico: V_C = 750 mL (0,75 L), f = 16/min, e fluxo = 50 L/min. Calcule a relação I:E com base nesses ajustes. Se um valor *mais longo* de E é desejado, o fluxo deve ser aumentado ou diminuído?

   (A) 1 : 1,6; fluxo deve ser aumentado

   (B) 1 : 2,4; fluxo deve ser aumentado

   (C) 1 : 2,4; fluxo deve ser reduzido

   (D) 1 : 3,2; fluxo deve ser aumentado

43t. O seguinte ajuste é observado em um ventilador mecânico: V_C = 900 mL (0,9 L), f = 14/min, e fluxo = 55 L/min. Qual é a relação I:E calculada com base nesses ajustes? Se um valor de E *mais curto* é desejado, o que deve ser feito com o fluxo?

   (A) 1 : 3,1; fluxo deve ser aumentado

   (B) 1 : 3,1; fluxo deve ser reduzido

   (C) 1 : 3,4; fluxo deve ser aumentado

   (D) 1 : 3,4; fluxo deve ser reduzido

43u. Uma relação I:E de 1,5:1 é o mesmo que:

   (A) 1 : 0,5

   (B) 1 : 0,67

   (C) 1 : 0,8

   (D) 1 : 1,5

44

Lei de LaPlace

Notas

Essa equação ilustra dois importantes conceitos na terapia respiratória – um fisiológico e outro fisiopatológico.

Equação

$$P = \frac{2ST}{r}$$

P : Pressão em dyn/cm^2
ST : Tensão superficial em dyn/cm
r : Raio em cm

Consideração fisiológica
Nos pulmões normais, há milhões de alvéolos de diferentes tamanhos. Se a tensão superficial nesses alvéolos fosse idêntica, os alvéolos menores esvaziariam nos alvéolos maiores [pois um raio menor (r) resulta em uma pressão maior (P) a uma tensão superficial constante (ST)]. Na realidade, à medida que o alvéolo diminui de tamanho, a quantidade *relativa* de surfactante aumenta, reduzindo então a tensão superficial para manter um equilíbrio no gradiente de pressão e estabilidade dos alvéolos de diferentes tamanhos.

Consideração fisiopatológica
A equação mostra que o trabalho da respiração (P) é diretamente relacionado à tensão superficial (ST) do alvéolo. A deficiência de surfactante (como no pulmão prematuro e na SDRA) causa um aumento na tensão superficial pulmonar, que leva a um aumento no trabalho respiratório. Atelectasias resultantes da deficiência de surfactante dificultam a respiração em função da relação inversa entre o tamanho do alvéolo (r) e o trabalho da respiração (P). Surfactantes naturais e artificiais têm sido usados para reduzir a tensão superficial de pulmões não complacentes e para melhorar a ventilação (p. ex., deficiência de surfactante em lactentes prematuros).

Referência

Wilkins (2).

Questões de autoavaliação

44a. Na fisiologia pulmonar, _____ pode ser usada para descrever a relação entre o trabalho da respiração, a tensão superficial e o tamanho do alvéolo.

(A) Lei de LaPlace

(B) Lei de Dalton

(C) Lei de Henry

(D) Lei de Hooke

44b. Se P na Lei de LaPlace representa o trabalho da respiração, ele é diretamente relacionado com _____ e inversamente relacionado com _____.

(A) o raio; a tensão superficial

(B) a tensão superficial; o raio

(C) o raio; a pressão parcial do gás

(D) a tensão superficial; a pressão parcial do gás

44c. Com base na Lei de LaPlace, unidades alveolares que _____ causam _____ no trabalho da respiração.

(A) aumentam; um aumento

(B) diminuem; um aumento

(C) diminuem; uma redução

(D) diminuem; nenhuma alteração

44d. A terapia de reposição de surfactante é efetiva em _____ a tensão superficial pulmonar e em _____ o trabalho da respiração.

(A) aumentar; diminuir

(B) aumentar; aumentar

(C) reduzir; diminuir

(D) reduzir; aumentar

45

Volumes e capacidades pulmonares

Notas

Há quatro volumes pulmonares e quatro capacidades pulmonares. Os volumes pulmonares são medidas distintas que não sobrepõem umas às outras. As capacidades pulmonares são medidas que contêm dois ou mais volumes pulmonares (Fig. 2.30).

O volume residual, a capacidade residual funcional e a capacidade pulmonar total não podem ser medidas diretamente. Eles devem ser medidos por um método indireto como diluição de hélio, lavagem de nitrogênio, pletismografia de corpo inteiro ou estimativa radiológica.

Variações em volumes/capacidades pulmonares podem ser usadas para distinguir doenças pulmonares restritivas e obstrutivas. Em geral, doenças pulmonares restritivas resultam em redução de volumes e capacidades pulmonares, enquanto doenças pulmonares obstrutivas resultam em aumento no volume residual. A capacidade residual funcional e a capacidade pulmonar total podem estar aumentadas no aprisionamento aéreo ou hiperinsuflação dos pulmões, pois o volume residual é parte dessas duas capacidades pulmonares (Fig. 2.31).

Equação 1

$$CPT = VRI + V_C + VRE + VR$$
$$CPT = CV + VR$$
$$CPT = CI + CRF$$

Equação 2

$$CV = VRI + V_C + VRE$$
$$CV = CI + VRE$$
$$CV = CPT - VR$$

Equação 3

$$CI = VRI + V_C$$
$$CI = CPT - CRF$$
$$CI = CV - VRE$$

Equação 4

$$CRF = VRE + VR$$
$$CRF = CPT - CI$$

CPT : Capacidade pulmonar total
CV : Capacidade vital
CI : Capacidade inspiratória
CRF : Capacidade residual funcional
VRI : Volume de reserva inspiratória
V_C : Volume corrente
VRE : Volume de reserva expiratória
VR : Volume residual

Valores normais

Valores normais dependem de gênero, idade, origem étnica, peso, altura e história de tabagismo do paciente. Os valores normais tradicionais para um homem adulto jovem estão citados abaixo para mostrar o cálculo dos volumes e capacidades pulmonares.

CPT = 6.000 mL; CV = 4.800 mL; CV = 3.600 mL;
CRF = 2.400 mL
VRI = 3.100 mL; V_C = 500 mL; VRE = 1.200 mL;
VR = 1.200 mL

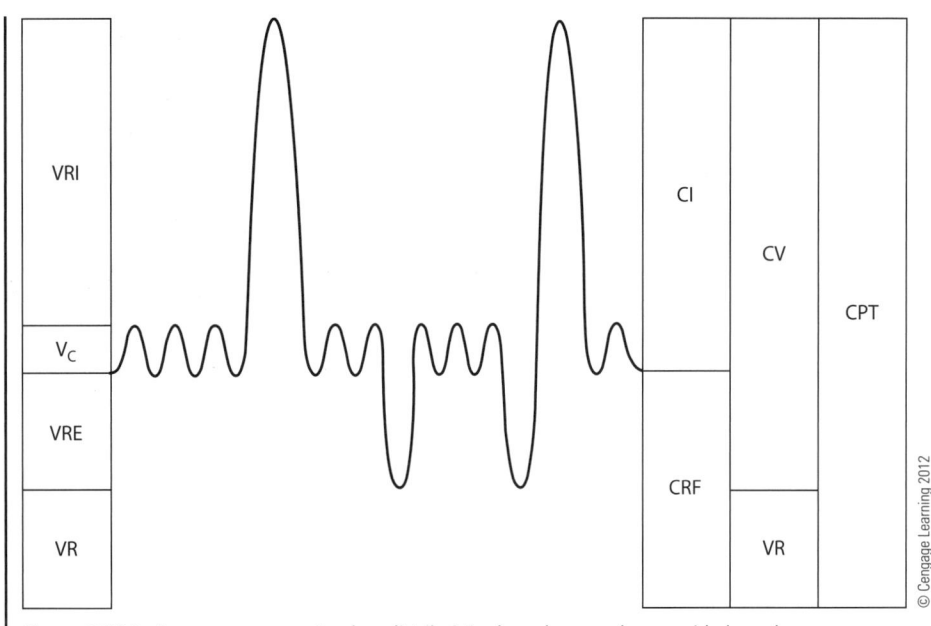

Figura 2.30 Espirograma representando a distribuição dos volumes e das capacidades pulmonares.

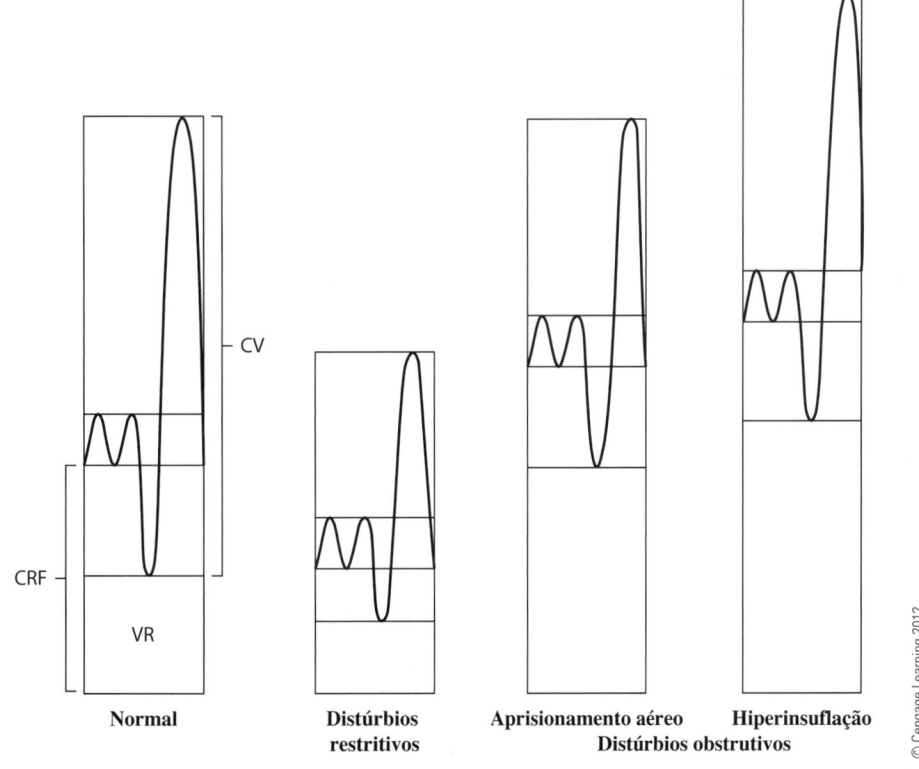

Normal

Distúrbios restritivos

Aprisionamento aéreo
Distúrbios obstrutivos

Hiperinsuflação

Figura 2.31 Espirograma representando a alteração dos volumes e das capacidades pulmonares em distúrbios pulmonares restritivos e obstrutivos.

Exemplo 1	Qual é o volume residual calculado se a capacidade pulmonar total é de 5.800 mL e a capacidade vital é de 4.950 mL?

$$CPT = CV + VR \text{ (equação 1)}$$
$$VR = CPT - CV$$
$$= 5.800 - 4.950$$
$$= 850 \text{ mL}$$

Exemplo 2	Dadas a capacidade pulmonar total = 6.400 mL e a capacidade residual funcional = 2.600 mL, qual é a capacidade inspiratória calculada?

$$CI = CPT - CRF \text{ (equação 3)}$$
$$= 6.400 - 2.600$$
$$= 3.800 \text{ mL}$$

Exercício 1	Se a capacidade inspiratória é de 3.900 mL e o volume corrente é de 620 mL, qual é o volume de reserva inspiratório calculado?

[Resposta: VRI = 3.280 mL]

Exercício 2	Calcule a capacidade residual funcional considerando que o volume de reserva expiratório e o volume residual são de 1.100 mL e 1.500 mL, respectivamente.

[Resposta: CRF = 2.600 mL]

Exercício 3	Qual é o volume corrente calculado se a capacidade inspiratória é de 3.450 mL e o volume de reserva inspiratório é de 2.950 mL?

[Resposta: V_C = 500 mL]

Referência	Ruppel.
Ver	Apêndice T, Volumes, capacidades e ventilação pulmonar.

Questões de autoavaliação

45a. A soma de VRI e V_C é igual a:

(A) CV.
(B) CPT.
(C) CI.
(D) CRF.

45b. A capacidade vital de um paciente pode ser calculada pela equação:

(A) CV = VRI + VRE.
(B) CV = CPT − VRI.
(C) CV = VRI + V_C.
(D) CV = CPT − VR.

45c. Qual dos seguintes itens não pode ser medido diretamente pela espirometria simples?

(A) VR

(B) V_C

(C) VRI

(D) VRE

45d. A capacidade vital de um paciente pode ser calculada por qual das seguintes equações?

I.   CPT − VR = CV

II. CI + CRF = CV

III. VRI + V_C + VRE = CV

IV. CRF + V_C = CV

V.   CI + VRE = CV

(A) I, III e V somente

(B) II e IV somente

(C) III e V somente

(D) I, II e IV somente

45e. Qual das seguintes equações não pode ser utilizada para calcular a capacidade pulmonar total (CPT)?

(A) CPT = VRI + V_C + VRE + VR

(B) CPT = CV + VR

(C) CPT = CI + CRF

(D) CPT = VRI + V_C + VRE

45f. Qual das seguintes equações não pode ser utilizada para calcular a capacidade vital (CV)?

(A) CV = VRI + V_C

(B) CV = VRI + V_C + VRE

(C) CV = CI + VRE

(D) CV = CI + CRF − VR

45g. Todas as seguintes equações estão corretas, *exceto*:

(A) CI = VRI + V_C

(B) CV = CI + CRF

(C) CRF = VRE + VR

(D) VRE = CV − CI

Relacionando: Relacione as capacidades pulmonares aos valores listados na Coluna II. Utilize somente quatro respostas da Coluna II.

Dados: VRI = 3.100 mL; V_C = 500 mL; VRE = 1.200 mL; VR = 1.200 mL.

Coluna I		Coluna II	
45h.	CV	(A)	6.000 mL
45i.	CRF	(B)	4.800 mL
45j.	CI	(C)	3.600 mL
45k.	CPT	(D)	2.400 mL

45l. Um estudo de função pulmonar mostra o seguinte resultado: VRI = 1.200 mL, V_C = 500 mL, VRE = 1.000 mL. Baseando-se nesses valores, a CPT do paciente é de:

(A) 1.700 mL.

(B) 1.700 mL mais VR.

(C) 2.700 mL mais VR.

(D) 2.700 mL menos VR.

45m. Estudo da função pulmonar de um paciente revela o seguinte resultado: VRI = 1.600 mL, V_C = 500 mL, VRE = 1.000 mL. Baseando-se nesses dados, a CPT do paciente é de:

(A) 2.100 mL menos VR.

(B) 2.600 mL mais VR.

(C) 3.100 mL.

(D) 3.100 mL mais VR.

Para as questões 45n-q, use os seguintes volumes pulmonares para calcular as capacidades pulmonares para as próximas quatro questões:

VRI = 3.000 mL, V_C = 650 mL, VRE = 1.100 mL, VR = 1.150 mL

45n. A capacidade pulmonar total (CPT) é de:

(A) 2.900 mL.

(B) 3.650 mL.

(C) 4.800 mL.

(D) 5.900 mL.

45o. A capacidade vital (CV) é de:

(A) 2.250 mL.

(B) 2.900 mL.

(C) 3.650 mL.

(D) 4.750 mL.

45p. A capacidade inspiratória (CI) é de:

(A) 2.250 mL.

(B) 2.900 mL.

(C) 3.650 mL.

(D) 4.750 mL.

45q. A capacidade residual funcional (CRF) é de:

(A) 2.250 mL.

(B) 2.900 mL.

(C) 3.650 mL.

(D) 4.750 mL.

45r. Calcule o volume residual considerando que a capacidade pulmonar total é de 6.200 mL e a capacidade vital é de 4.900 mL:

(A) 1.100 mL

(B) 1.200 mL

(C) 1.300 mL

(D) 1.400 mL

44s. Dados: capacidade pulmonar total = 5.500 mL, capacidade residual funcional = 2.300 mL. Qual é a capacidade inspiratória (CI)?

(A) 2.300 mL

(B) 3.200 mL

(C) 5.500 mL

(D) 7.800 mL

45t. Se a capacidade inspiratória é de 3.200 mL e o volume corrente é de 500 mL, qual é o volume de reserva inspiratória (VRI)?

(A) 500 mL

(B) 2.700 mL

(C) 3.200 mL

(D) 3.700 mL

46

Dose AD/DPI

Notas

O cálculo da dose reflete a dose calibrada por inalação como determinado pelo fabricante do AD ou DPI. A dose real *distribuída* depende do uso adequado do DPI ou AD. Esforço insuficiente ou técnicas incorretas de inalação podem levar a uma menor dose distribuída. A aderência do paciente e o correto uso do AD ou DPI são a chave para assegurar a distribuição da dose prescrita.

A unidade da dose é mcg (micrograma). Um mg (miligrama) é 1.000 mcg. Um g (grama) é 1.000.000 mcg.

Equação

Dose AD/DPI = Dose por inalação × número de inalações

Dose AD/DPI : Dose do fármaco distribuído por um aerossol dosimetrado ou dispositivo inalador de pó seco

Dose por inalação: Determinada pelo fabricante

Número de inalações: Prescrito pelo médico

Exemplo 1

Um paciente está usando Seretide Diskus® DPI 50/250 duas vezes ao dia. Qual é a quantidade diária total da medicação prescrita para este paciente?

Cada inalação de Seretide Diskus® DPI 50/250 oferece 250 mcg de fluticasona e 50 mcg de salmeterol. Como o paciente está usando este inalador DPI duas vezes por dia, a dose diária é calculada como se segue:

Dose de DPI = (250 mcg de fluticasona e 50 mcg de salmeterol) × 2
= 500 mcg de fluticasona e 100 mcg de salmeterol

A dose total diária é de 500 mcg de fluticasona e 100 mcg de salmeterol.

Exemplo 2

O médico prescreveu Combivent® AD 2 jatos quatro vezes ao dia, se necessário. O paciente usa este inalador 6 vezes num período de 24 horas. Qual é a dose total diária?

Cada inalação de Combivent® contém 18 mcg de brometo de ipatrópio e 103 mcg de salbutamol. A dose diária pode ser calculada como a seguir:

Dose AD = (18 mcg de ipatrópio e 103 mcg de salbutamol) × 6 × 2
= (18 mcg de ipatrópio e 103 mcg de salbutamol) × 12
= (216 mcg de ipatrópio e 1.236 mcg de salbutamol)

A dose total diária é 216 mcg de brometo de ipatrópio e 1.236 mcg de sulfato de salbutamol.

Exercício 1

Um paciente usa oito jatos de Xopenex HFA® AD em um período de 24 horas. Se cada inalação deste AD oferece 45 mcg de Xopenex®, qual é a dose diária total?

[Resposta: Dose AD = 360 mcg]

Exercício 2

O médico prescreveu fumarato de formoterol (Foradil Aerolizer®) duas vezes ao dia para um paciente. Qual é a dose diária total? (O foradil oferece 12 mcg por inalação.)

[Resposta: Dose DPI = 24 mcg]

Referência

Colbert.

Questões de autoavaliação

46a. Cada cápsula de Spiriva® contém 18 mcg de brometo de tiotrópio. Se a frequencia diária recomendada é uma vez ao dia para pacientes com 12 anos ou mais, qual é a dose diária?

(A) 18 mcg
(B) 36 mcg
(C) 180 mcg
(D) Informação insuficiente para realizar o cálculo

46b. Dois jatos de Serevent Diskus®oferecem quantos mcg de xinafoato de salmeterol? (Serevent Diskus® tem 50 mcg/inalação.)

(A) 25 mcg
(B) 50 mcg
(C) 100 mcg
(D) Informação insuficiente para realizar o cálculo

46c. Duas preparações de Symbicort® estão disponíveis: 80/4,5 e 160/4,5. Qual contém mais formoterol por inalação?

(A) 80/4,5
(B) 160/4,5
(C) Nenhuma preparação contém formoterol
(D) Ambas as preparações contêm a mesma quantidade de formoterol

46d. A dose diária total recomendada para iniciar um tratamento com flunisolida (Aerobid®) é 1 mg (1.000 mcg) por dia para ser oferecida duas vezes ao dia e 2 jatos por vez. Qual é a dose para cada tratamento de 2 jatos?

(A) 0,25 mcg
(B) 500 mcg
(C) 250 mcg
(D) 2,5 mcg

46e. Um paciente está usando Maxair Autohaler® três vezes ao dia a 200 mcg por inalação. Qual é a dose total diária?

(A) 150 mcg

(B) 300 mcg

(C) 600 mcg

(D) 1.200 mcg

46f. Para pacientes com até 12 anos, a dose inicial recomendada do furoato de mometasona (Asmanex Twisthaler®) é 220 mcg por noite. A dose máxima recomendada é 440 mcg. Se 110 mcg de Asmanex DPI estão disponíveis, quantas inalações devem ser realizadas para obter a dose inicial e a dose máxima diária?

(A) 1 inalação para a dose inicial; 2 inalações para a dose máxima

(B) 2 inalações para a dose inicial; 4 inalações para a dose máxima

(C) 2 inalações para a dose inicial; 1 inalação para a dose máxima

(D) 4 inalações para a dose inicial; 2 inalações para a dose máxima

Capítulo

47

Pressão média das vias aéreas (mPVA)

Notas

A pressão média das vias aéreas (mPVA ou P_{VA}) é a pressão média nas vias aéreas após vários ciclos respiratórios, geralmente medida durante a ventilação mecânica.

A mPVA está aumentada quando há um aumento de alguns dos seguintes parâmetros: pico de pressão inspiratória, frequência, tempo inspiratório. A mPVA está também aumentada quando uma resistência expiratória, pressão de suporte ou PEEP é aplicada.

Um aumento da mPVA pode causar queda no débito cardíaco, particularmente em pacientes com instabilidade hemodinâmica. Um aumento na mPVA pode também causar um aumento na pressão intracraniana. Portanto, a mPVA deve ser mantida no menor nível possível limitando os parâmetros acima, particularmente o tempo I e a PEEP.

Equação

$$mPVA = \left[\frac{f \times \text{tempo I}}{60}\right] \times (PPI - PEEP) + PEEP$$

(Ventilação com pressão constante)

$$mPVA = 0,5 \left[\frac{f \times \text{tempo I}}{60}\right] \times (PPI - PEEP) + PEEP$$

(Ventilação com fluxo constante)

mPVA : Pressão média das vias aéreas em cmH_2O (P_{VA})
f : Frequência/min
Tempo I : Tempo inspiratório em segundos
PPI : Pico de pressão inspiratória em cmH_2O
PEEP : Pressão positiva ao final da expiração em cmH_2O

Valores normais

Usar medidas seriadas para estabelecer uma tendência.

Exemplo 1

Quando a PEEP é usada.
Dados: f = 45/min
      Tempo I = 0,5 s
      PPI = 35 cmH_2O
      PEEP = 5 cmH_2O
Calcule a pressão média de via aérea.

$$mPVA = \left[\frac{f \times \text{tempo I}}{60}\right] \times (PPI - PEEP) + PEEP$$

$$= \left[\frac{45 \times 0,5}{60}\right] \times (35 - 5) + 5$$

$$= \left[\frac{22,5}{60}\right] \times 30 + 5$$

$$= [0,375] \times 30 + 5$$

$$= 11,25 + 5$$

$$= 16,25 \text{ ou } 16 \, cmH_2O$$

Exemplo 2

Quando a PEEP não é usada (assumindo a mesma PPI).
Dados: f = 45/min
Tempo I = 0,5 s
PPI = 35 cmH_2O
PEEP = 0 cmH_2O
Calcule a pressão média de via aérea.

$$mPVA = \left[\frac{f \times tempo\ I}{60}\right] \times (PPI - PEEP) + PEEP$$

$$= \left[\frac{45 \times 0,5}{60}\right] \times (35 - 0) + 0$$

$$= \left[\frac{22,5}{60}\right] \times 35 + 0$$

$$= [0,375] \times 35 + 0$$

$$= 13,13 + 0$$

$$= 13,13\ ou\ 13\ cmH_2O$$

Exercício 1

Quando a PEEP é usada.
Dados: f = 16/min
Tempo I = 1 s
PPI = 40 cmH_2O
PEEP = 10 cmH_2O
Qual é a pressão média de via aérea calculada?

[Resposta: mPVA = 18 cmH_2O]

Exercício 2

Quando a PEEP não é usada (assumindo a mesma PPI):
Dados: f = 16/min
Tempo I = 1 s
PPI = 40 cmH_2O
PEEP = 0 cmH_2O
Calcule a pressão média de via aérea.

[Resposta: mPVA = 10,67 ou 11 cmH_2O]

Referência

Burton.

Questões de autoavaliação

47a. Dados: f = 20/min, tempo I = 0,5 s, PPI = 40 cmH_2O,
PEEP = 5 cmH_2O. Calcule a pressão média de via aérea (mPVA).

(A) 11 cmH_2O
(B) 13 cmH_2O
(C) 15 cmH_2O
(D) 17 cmH_2O

47b. Dados: f = 26/min, tempo I = 1,0 s, PPI = 65 cmH_2O,
PEEP = 15 cmH_2O. Calcule a pressão média de vias
aéreas (mPVA).

(A) 21,7 cmH_2O
(B) 30,3 cmH_2O
(C) 36,7 cmH_2O
(D) 39,4 cmH_2O

47c. Uma paciente tem o seguinte ajuste no ventilador mecânico:
f = 16/min, tempo I = 1,5 s, PPI = 50 cmH_2O, PEEP = 0 cmH_2O.
Qual é a pressão média de via aérea calculada (mPVA)?

(A) 16 cmH_2O

(B) 20 cmH_2O

(C) 24 cmH_2O

(D) 30 cmH_2O

47d. Uma pressão positiva ao final da expiração (PEEP) de 10 cmH_2O
é ajustada no paciente da questão anterior. Os novos parâmetros
são os seguintes: f = 16/min, tempo I = 1,5 s, PPI = 55 cmH_2O,
PEEP = 10 cmH_2O. Qual é a pressão média de via aérea
calculada (mPVA)?

(A) 16 cmH_2O

(B) 18 cmH_2O

(C) 23 cmH_2O

(D) 28 cmH_2O

47e. Um neonato está sendo ventilado por um ventilador limitado a
pressão com os seguintes ajustes: f = 36/min, tempo I = 0,5 s,
PPI = 35 cmH_2O, PEEP = 5 cmH_2O. Com base nessa informação,
calcule a pressão média de via aérea (mPVA).

(A) 9 cmH_2O

(B) 14 cmH_2O

(C) 20 cmH_2O

(D) 30 cmH_2O

47f. Um ventilador para lactente tem o seguinte ajuste: f = 30/min,
tempo I = 0,5 s, PPI = 25 cmH_2O, PEEP = 6 cmH_2O. Qual é a
pressão média de via aérea (mPVA) aproximada? Se o tempo I
fosse aumentado para 0,6 s, a mPVA seria maior ou menor se os
outros parâmetros não fossem modificados?

(A) 9 cmH_2O; maior (10 cmH_2O)

(B) 11 cmH_2O; maior (10 cmH_2O)

(C) 11 cmH_2O; maior (12 cmH_2O)

(D) 17 cmH_2O; maior (18 cmH_2O)

47g. Um ventilador da UTIN apresenta o seguinte ajuste: f = 40/min,
tempo I = 0,4 s, PPI = 30 cmH_2O, PEEP = 0 cmH_2O. Qual é a
pressão média de via aérea (mPVA) aproximada do neonato? Se uma
PEEP de 5 cmH_2O é ajustada no ventilador, qual será a nova mPVA
se os outros parâmetros permanecerem inalterados?

(A) 7 cmH_2O; 12 cmH_2O

(B) 7 cmH_2O; 13 cmH_2O

(C) 8 cmH_2O; 12 cmH_2O

(D) 8 cmH_2O; 13 cmH_2O

Capítulo

48
Pressão arterial média (PAM)

Notas

Esta equação calcula a média da pressão sanguínea arterial na circulação sistêmica. Um valor normal de 60 mmHg é considerado a PAM mínima necessária para manter a perfusão tecidual adequada.

A PAM é diretamente relacionada com a resistência vascular sistêmica (RVS) e com o débito cardíaco (DC):

$$\boxed{PAM = RVS \times DC}$$

Em pacientes cuja resistência vascular sistêmica é baixa (p. ex., perda do tônus venoso) ou cujo débito cardíaco é baixo (p. ex., ICC), a PAM será baixa. A PAM é geralmente alta em pacientes com hipertensão sistêmica.

Esta equação usa 2 x $PA_{diastólica}$ porque subentende-se que a fase diastólica é duas vezes mais longa que a fase sistólica. Quando a frequência cardíaca é maior que 120/min, essa equação perde sua acurácia.

Equação

$$PAM = \frac{PA_{sistólica} + 2\ PA_{diastólica}}{3}$$

PAM : Pressão arterial média em mmHg
$PA_{sistólica}$: Pressão arterial sistólica em mmHg
$PA_{diastólica}$: Pressão arterial diastólica em mmHg

Valores normais

$> 60\ mmHg$

Exemplo

Dados: $PA_{sistólica}$ = 120 mmHg
$PA_{diastólica}$ = 80 mmHg

Calcule a pressão arterial média.

$$PAM = \frac{PA_{sistólica} + 2\ PA_{diastólica}}{3}$$
$$= \frac{120 + 2 \times 80}{3}$$
$$= \frac{120 + 160}{3}$$
$$= \frac{280}{3}$$
$$= 93\ mmHg$$

Exercício

Dados: Pressão arterial sistólica = 110 mmHg
Pressão arterial diastólica = 50 mmHg
Calcule a PAM.

[Resposta: PAM = 70 mmHg]

Referência

Burton.

Ver

Resistência vascular: sistêmica (RVS); Débito cardíaco (DC): método de Fick estimado.

Questões de autoavaliação

48a. Dados: pressão arterial sistólica = 100 mmHg e pressão arterial diastólica = 60 mmHg. Calcule a pressão arterial média (PAM).

(A) 60 mmHg
(B) 73 mmHg
(C) 80 mmHg
(D) 100 mmHg

48b. Dados: pressão arterial sistólica = 110 mmHg e pressão arterial diastólica = 70 mmHg. Calcule a pressão arterial média (PAM).

(A) 35 mmHg
(B) 60 mmHg
(C) 70 mmHg
(D) 83 mmHg

48c. Um paciente apresenta uma pressão arterial sistêmica de 90/60 mmHg. A pressão arterial média (PAM) calculada é, portanto:

(A) 50 mmHg
(B) 60 mmHg
(C) 70 mmHg
(D) 75 mmHg

48d. A pressão arterial média é diretamente relacionada a:

(A) resistência vascular sistêmica.
(B) débito cardíaco.
(C) pressão arterial sistólica e diastólica.
(D) todas acima.

Capítulo

49

Conversão métrica: comprimento

Notas

Se uma calculadora é usada para obter a resposta, o número na frente da vírgula decimal representa os pés; o número após a vírgula decimal deve ser multiplicado por 12 para obter a altura remanescente em polegadas. No Exemplo 4, 63/12 = 5,25, o número em frente à vírgula decimal (5) é o tamanho em pés. O número após a vírgula decimal (0,25) é multiplicado por 12 para o comprimento remanescente em polegadas: 0,25 × 12 = 3 polegadas. O tamanho é, portanto, 5'3".

No passo 4 do Exemplo 4, o número em frente à vírgula decimal (5) representa a altura em pés. O número após a vírgula decimal (0,25) deve ser multiplicado por 12 para converter pés em polegadas (0,25 pés = 0,25 × 12 polegadas = 3 polegadas). Portanto, 5,25 pés é igual a 5 pés e 3 polegadas.

Tabela de conversão

Milímetros	Centímetros	Polegadas	Pés	Jardas	Metros
1	0,1	0,03937	0,00328	0,00109	0,001
10,0	1	0,3937	0,03281	0,0109	0,01
25,4	2,54	1	0,0833	0,0278	0,0254
304,8	30,48	12,0	1	0,3333	0,3048
914,40	91,44	36,0	3,0	1	0,9144
1.000,0	100,0	39,37	3,2808	1,0936	1

Exemplo 1

Converta 8 polegadas (pol) em milímetros (mm).
Passo 1. Da tabela de conversão, 1 pol = 25,4 mm
Passo 2. 8 pol = (8 × 25,4) mm ou 203,2 mm

Exemplo 2

Converta 40 centímetros (cm) em pés (pés).
Passo 1. Da tabela de conversão, 1 cm = 0,03281 pés
Passo 2. 40 cm = (40 × 0,03281) pés ou 1,3124 pés

Exemplo 3

Sr. James tem 5'8" de altura. Qual é o equivalente em centímetros (cm)?
Passo 1. Da tabela de conversão, 1 pé = 12 pol
Passo 2. 5 pés = (5 × 12) pol = 60 pol
Passo 3. 5'8" é, portanto, 68 pol (60 + 8)
Passo 4. Da tabela de conversão, 1 pol = 2,54 cm
Passo 5. 68 pol = (68 × 2,54) cm ou 172,72 cm

Exemplo 4

A senhora Malby tem 160 cm de altura. Qual é a sua altura em pés e polegadas?
Passo 1. Da tabela de conversão, 1 cm = 0,3937 pol
Passo 2. 160 cm = (160 × 0,3937) pol = 63 pol
Passo 3. Da tabela de conversão, 1 pé = 12 pol
Passo 4. 63 pol = (63/12) pés = 5,25 pés ou 5'3"

Exercício 1

Uma paciente diz que sua altura é 5'5". Se você precisa inserir a sua altura na planilha de dados da função pulmonar em centímetros (cm), qual deve ser esse valor?

[Resposta: Altura em cm = 165,1 ou 165 cm]

Exercício 2   O senhor Hall mede 176 cm. Converta essa altura para pés e polegadas.

[Resposta: Altura em pés e pol = 5'9"]

Questões de autoavaliação

49a. Converta 280 milímetros (mm) em polegadas (pol).

(A) 1,02 pol
(B) 11,02 pol
(C) 110,2 pol
(D) 7112 pol

49b. Converta 46 metros (m) em pés.

(A) 14 pés
(B) 15,1 pés
(C) 140 pés
(D) 151 pés

49c. Converta 12 polegadas (pol) em centímetros (cm).

(A) 0,30 cm
(B) 3,05 cm
(C) 30,48 cm
(D) 304,8 cm

49d. Converta 1,6 pé em milímetros (mm).

(A) 487,7 mm
(B) 4.877 mm
(C) 521,4 mm
(D) 5.214 mm

49e. Uma paciente, senhora Smith, tem 5'6" de altura. Qual é o equivalente em centímetros (cm)?

(A) 154,10 cm
(B) 1541 cm
(C) 167,6 cm
(D) 1.676 cm

49f. O senhor Jackson tem 180 cm de altura. Converta essa altura em pés e polegadas.

(A) 5 pés e 8 pol
(B) 5 pés e 9 pol
(C) 5 pés e 10 pol
(D) 5 pés e 11 pol

49g. Um paciente tem 5'9" de altura. Se você precisar registrar a altura em centímetros (cm), qual deve ser seu valor?

(A) 167 cm

(B) 175 cm

(C) 179 cm

(D) 182 cm

49h. O senhor Hall corre 1.600 metros toda manhã. Esse valor equivale a quantos pés?

(A) 524 pés

(B) 4.800 pés

(C) 5.249 pés

(D) 48.000 pés

Capítulo

50
Conversão métrica: volume

Tabela de conversão

Mililitros	Microlitros	Litros	Onça líquida	*Pints*	Quartos
1	1.000	0,001	0,03381	0,00211	0,001055
0,001	1	0,000001	0,0000338	0,00000211	0,000001055
1000	1.000.000	1	33,8	2,11	1,55
29,57	29.570	0,02957	1	0,0625	0,0315
473,16	47.316	0,47316	16,0	1	0,5
946,32	94.632	0,94632	32,0	2,0	1

Exemplo 1

Converta 12 onças líquidas (fl oz) em mililitros (mL).
Passo 1. Da tabela de conversão, 1 fl oz = 29,57 mL
Passo 2. 12 fl oz = (12 × 29,57) mL ou 354,84 mL

Exemplo 2

Converta 2 litros (L) em *pints* (pt).
Passo 1. Da tabela de conversão, 1 L = 2,11 pt
Passo 2. 2 L = (2 × 2,11) pt ou 4,22 pt

Exemplo 3

Um analisador de gás sanguíneo tem a capacidade para analisar amostras de sangue tão baixas quanto 100 microlitros (μL). Qual é o equivalente em mililitro (mL)?
Passo 1. Da tabela de conversão, 1 μL = 0,001 mL
Passo 2. 100 μL = (100 × 0,001) mL = 0,1 mL

Exemplo 4

Um aerossol de grande volume tem 1.000 mL de água estéril. Converta esse volume em onças líquidas (fl oz).
Passo 1. Da tabela de conversão, 1 mL = 0,03381 fl oz
Passo 2. 1.000 mL = (1.000 × 0,03381) fl oz = 33,81 fl oz

Exercício 1

Para analisar uma amostra de sangue capilar, uma quantidade mínima de sangue de 60 microlitros (μL) é necessária. Qual é o equivalente em mililitros (mL)?

[Resposta: Tamanho da amostra em mL = 0,06 mL]

Exercício 2

Antes de usar uma solução desinfetante concentrada, 2 litros de água devem ser acrescentados. Quanta água em onças líquidas (fl oz) deve ser acrescentada para preparar uma solução desinfetante antes do uso?

[Resposta: Água a ser acrescentada = 67,6 fl oz]

Questões de autoavaliação

50a. Converta 32 onças líquidas (fl oz) em mililitros (mL).

(A) 1,08 mL
(B) 94,6 mL
(C) 946 mL
(D) 1.008 mL

50b. Converta 6 *pints* (pt) em litros.

(A) 2,12 L
(B) 2,84 L
(C) 21,2 L
(D) 28,4 L

50c. Converta 2 litros (L) em mililitros (mL).

(A) 20 mL
(B) 200 mL
(C) 2.000 mL
(D) 20.000 mL

50d. Converta 300 microlitros (μL) em mililitros (mL).

(A) 0,003 mL
(B) 0,03 mL
(C) 0,3 mL
(D) 3 mL

50e. Uma amostra de sangue para gasometria contém 0,4 mL de sangue arterial. Qual é o equivalente em microlitros (μL)?

(A) 0,4 μL
(B) 4 μL
(C) 40 μL
(D) 400 μL

50f. Um umidificador aquecido necessita de 1,6 quarto de água estéril. Converta esse volume em litros (L).

(A) 1,51 L
(B) 1,78 L
(C) 15,1 L
(D) 17,8 L

50g. A amostra sanguínea mínima para uma gasometria é 80 microlitros (µL). Qual é o equivalente em mililitros (mL)?

(A) 0,008 mL

(B) 0,08 mL

(C) 0,8 mL

(D) 8 mL

50h. Uma solução concentrada de limpeza deve ser diluída em 12 quartos de água antes do uso. Quanta água em onças líquidas (fl oz) deve ser utilizada?

(A) 36,5 fl oz

(B) 365 fl oz

(C) 38,4 fl oz

(D) 384 fl oz

Capítulo

51

Conversão métrica: peso

Notas

No passo 2 do Exemplo 4, o número na frente da vírgula decimal representa o peso em libras. O número depois da vírgula decimal deve ser multiplicado por 16 para obter o peso remanescente em onças. Nesse exemplo, 1 (o número em frente à vírgula decimal) é o peso em libras; 0,76 (o número depois da vírgula decimal) é multiplicado por 16 para o peso remanescente em onças: $0,76 \times 16 = 12,16$ onças ou 12 onças. O peso ao nascimento é, portanto, 1 libra e 12 onças.

Tabela de conversão

Miligramas	Gramas	Quilogramas	Onças	Libras
1	0,001	0,000001	0,0000352	0,0000022
1.000	1	0,001	0,0352	0,0022
1.000.000	1.000	1	35,2	2,2
28.410	28,41	0,02841	1	0,0625
454.545	454,545	0,4545	16,0	1

Exemplo 1

Converta 78 quilogramas (kg) em libras (lb).
Passo 1. Da tabela de conversão, 1 kg = 2,2 lb
Passo 2. 78 kg = (78 × 2,2) lb ou 171,6 lb

Exemplo 2

Converta 120 libras (lb) em quilogramas (kg).
Passo 1. Da tabela de conversão, 1 lb = 0,4545 kg
Passo 2. 120 lb = (120 × 0,4545) ou 54,54 kg

Exemplo 3

Converta 6 lb 7 oz em gramas (g) e quilogramas (kg).
Passo 1. Da tabela de conversão, 1 lb = 16 oz
Passo 2. 6 lb = (6 × 16) oz = 96 oz
Passo 3. 6 lb 7 oz = (96 + 7) oz = 103 oz
Passo 4. Da tabela de conversão, 1 oz = 28,41 g
Passo 5. 103 oz = (103 × 28,41) g = 2.926,23 g
Passo 6. Da tabela de conversão, 1 g = 0,001 kg
Passo 7. 2.926,23 g = (2.926,23 × 0,001) = 2,92623
ou 2,93 kg
6 lb 7 oz = 2.926,23 g ou 2,93 kg

Exemplo 4

Um bebê prematuro pesa 800 gramas (g) ao nascimento.
Qual é o seu peso em libras (lb) e onças (oz)?
Passo 1. Da tabela de conversão, 1 g = 0,0022 lb
Passo 2. 800 g = (800 × 0,0022) lb = 1,76 lb ou 1 lb 12 oz
800 g = 1 lb 12 oz

Exercício 1   O senhor Dade, que pesa 150 lbs, vai realizar uma prova de função pulmonar. Qual é o seu peso em quilogramas (kg)?

[Resposta: Peso = 68,18 kg]

Exercício 2   O peso ao nascimento de um neonato é 3 lb 12 oz. Qual é o seu peso ao nascimento em gramas (g) e quilogramas (kg)?

[Resposta: Peso ao nascimento = 1.704,6 g ou 1,7 kg]

Questões de autoavaliação

51a. Converta 1.200 gramas (g) em libras (lb).

(A) 0,26 lb
(B) 0,32 lb
(C) 2,64 lb
(D) 3,18 lb

51b. Converta 150 libras (lb) em quilogramas (kg).

(A) 59,22 kg
(B) 62,15 kg
(C) 68,18 kg
(D) 70,02 kg

51c. Converta 77 quilogramas (kg) em libras (lb).

(A) 169,4 lb
(B) 172,9 lb
(C) 174,2 lb
(D) 177,7 lb

51d. Converta 8 lb 4 oz em gramas (g).

(A) 3.675 g
(B) 3.700 g
(C) 3.725 g
(D) 3.750 g

51e. Converta 8 lb 7 oz em quilogramas (kg).

(A) 3,66 kg
(B) 3,84 kg
(C) 4,07 kg
(D) 4,22 kg

51f. O peso de um neonato é 3.500 gramas (g) ao nascer. Qual é o peso em libras (lb) e onças (oz)?

(A) 7 lb 7 oz
(B) 7 lb 11 oz
(C) 7 lb 14 oz
(D) 8 lb 1 oz

51g. O peso de um neonato ao nascer é 4 lb 6 oz. Qual é o peso em gramas (g) e em quilogramas (kg)?

(A) 181,8 g, 18,18 kg
(B) 1.818 g, 1,82 kg
(C) 198,8 g, 1,99 kg
(D) 1.988 g, 1,99 kg

51h. A concentração de 1 g por 100 mL é a mesma em _____ mg por 100 mL.

(A) 10
(B) 100
(C) 1.000
(D) 10.000

51i. Uma solução broncodilatadora de 0,5% tem uma concentração de 0,5 g por 100 mL. Essa é a mesma concentração de quantos miligramas por 100 mL?

(A) 500 mg
(B) 5.000 mg
(C) 50.000 mg
(D) 500.000 mg

Capítulo

52

Volume-minuto durante a VMI

Notas

Esta equação é usada para calcular o volume-minuto durante a ventilação mandatória intermitente (VMI) ou modos semelhantes de ventilação.

Em alguns ventiladores ou modos especiais, é possível medir o volume-minuto total durante a VMI. Se não, será necessário usar essa equação para medir o volume-minuto total. O volume corrente e a frequência do paciente são usados para medidas de um minuto.

O volume corrente do ventilador ($V_C$ven) deve ser o volume corrente corrigido.

Equação

$$\dot{V}_E = (V_C \text{ ven} \times f \text{ ven}) + (V_C \text{ esp} \times f \text{ esp})$$

$\dot{V}_E$	:	Volume-minuto expirado em L/min
V_C ven	:	Volume corrente do ventilador mecânico em mL
f ven	:	Frequência/min do ventilador mecânico
V_C esp	:	Volume corrente espontâneo do paciente em mL
f esp	:	Frequência/min espontânea do paciente

Exemplo

Dados: V_C ven = 700 mL
f ven = 8/min
V_C esp = 250 mL
f esp = 10/min

Calcule o volume-minuto expirado ($\dot{V}_E$).

$$\begin{aligned}\dot{V}_E &= (V_C \text{ ven} \times f \text{ ven}) + (V_C \text{ esp} \times f \text{ esp}) \\ &= (700 \times 8) + (250 \times 10) \\ &= 5.600 + 2.500 \\ &= 8.100 \text{ mL/min ou } 8,1 \text{ L/min}\end{aligned}$$

Exercício

Dados: V_C ven = 600 mL
f ven = 10/min
V_C esp = 240 mL
f esp = 10/min

Calcule o volume-minuto expirado ($\dot{V}_E$).

[Resposta: $\dot{V}_E$ = 8,4 L/min]

Ver

Volume corrente corrigido (V_C).

Questões de autoavaliação

52a. Dados: V_C ven = 500 mL, f ven = 10/min, V_C esp = 200 mL e $f$esp = 10/min, calcule o volume-minuto aproximado ($\dot{V}_E$).

(A) 4 L
(B) 5 L
(C) 6 L
(D) 7 L

52b. As seguintes medidas médias são obtidas na checagem de um ventilador enquanto o paciente está no modo SIMV: V_C ven = 600 mL, $f$ven = 12/min, V_C esp = 260 mL, e $f$esp = 10/min. Qual é o volume-minuto?

(A) 3,5 L
(B) 7,2 L
(C) 9,8 L
(D) 10,7 L

52c. No modo SIMV, um paciente está respirando espontaneamente a uma frequência de 6/min e tem um volume corrente médio de 300 mL. Se o volume corrente do ventilador e a frequência forem ajustados em 650 mL e 10/min, respectivamente, qual é o volume-minuto aproximado?

(A) 7,5 L
(B) 8,3 L
(C) 9,4 L
(D) 10,8 L

Capítulo

53

Volume-minuto: expirado e alveolar

Notas

Essas equações são usadas para calcular o volume-minuto expirado e o volume-minuto alveolar.

O volume-minuto expirado ($\dot{V}_E$) estima o esforço ventilatório do paciente (Fig. 2.32). O volume-minuto alveolar ($\dot{V}_A$) é mais significativo; ele acuradamente reflete o volume efetivo – a porção do volume capaz de participar da troca gasosa (Fig. 2.33).

Normalmente, 1 mL/lb de peso corporal é usado para estimar o espaço morto anatômico. Se o espaço morto fisiológico é significante, o V_M deve ser medido.

Na ventilação mecânica, o V_C deve ser corrigido pelo volume corrente.

Equação 1

$$\dot{V}_E = V_C \times f$$

Equação 2

$$\dot{V}_A = (V_C - V_M) \times f$$

$\dot{V}_E$: Volume-minuto expirado em L/min

$\dot{V}_A$: Volume-minuto alveolar em L/min

V_C : Volume corrente em mL

V_M : Volume do espaço morto em mL

f : Frequência respiratória/min

Exemplo

Dados: $V_C = 600$ mL
$V_M = 150$ mL
$f = 12$/min

Calcule o volume-minuto expirado ($\dot{V}_E$) e o volume-minuto alveolar ($\dot{V}_A$).

$$
\begin{aligned}
\dot{V}_E &= V_C \times f \\
&= 600 \times 12 \\
&= 7.200 \text{ mL/min ou } 7{,}2 \text{ L/min} \\
\dot{V}_A &= (V_C - V_M) \times f \\
&= (600 - 150) \times 12 \\
&= 450 \times 12 \\
&= 5.400 \text{ mL/min ou } 5{,}4 \text{ L/min}
\end{aligned}
$$

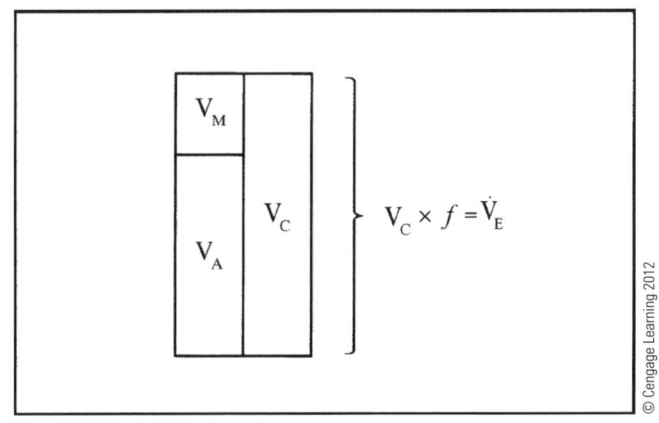

© Cengage Learning 2012

Figura 2.32 Relação do volume corrente (V_C) e volume-minuto expirado ($\dot{V}_E$). f é a frequência respiratória por minuto.

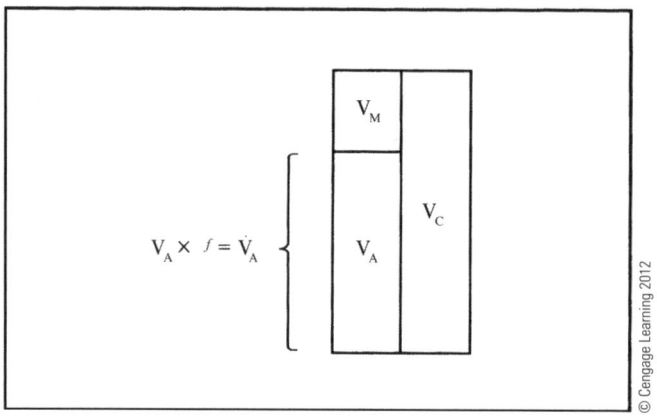

Figura 2.33 Relação do volume alveolar (V_A) e volume-minuto alveolar ($\dot{V}_A$). f é a frequência respiratória por minuto.

Exercício

Dados: $\quad V_C \quad = \quad 550\ mL$
$\qquad\quad V_M \quad = \quad 100\ mL$
$\qquad\quad f \qquad = \quad 12/min$
Calcule a $\dot{V}_E$ e a $\dot{V}_A$.

[Resposta: $\dot{V}_E = 6{,}6\ L/min$ e $\dot{V}_A = 5{,}4\ L/min$]

Referência

Madama.

Ver

Razão espaço morto por volume corrente (V_M/V_C); Volume corrente corrigido (V_C).

Questões de autoavaliação

53a. O espaço morto anatômico pode ser estimado em:

(A) 1 mL/kg do peso corporal.

(B) 1 mL/lb do peso corporal.

(C) 10 mL/kg do peso corporal.

(D) 10 mL/lb do peso corporal.

53b. Um paciente tem um volume corrente expirado de 600 mL. Se o peso do paciente é 120 lb, o volume alveolar estimado é:

(A) 600 mL.

(B) 520 mL.

(C) 480 mL.

(D) 420 mL.

53c. Um paciente tem um volume corrente de 600 mL e uma frequência respiratória de 12/min. Qual é o volume-minuto expirado do paciente?

(A) 3,8 L

(B) 4,4 L

(C) 5,4 L

(D) 7,2 L

Para as questões 53d-53f: V_C = 800 mL, V_M = 200 mL, f = 10/min.

53d. Qual é o volume-minuto alveolar?

(A) 600 mL

(B) 800 mL

(C) 6 L

(D) 8 L

53e. Qual é o volume corrente alveolar?

(A) 200 mL

(B) 400 mL

(C) 600 mL

(D) 800 mL

53f. O $\dot{V}_E$ calculado é:

(A) 600 mL.

(B) 800 mL.

(C) 6 L.

(D) 8 L.

53g. Um paciente está respirando com um volume corrente de 600 mL e uma frequência de 12/min. Qual é o volume-minuto alveolar estimado se o paciente pesa 150 lb?

(A) 3,8 L

(B) 4,4 L

(C) 5,4 L

(D) 6,8 L

53h. Volumes exalados são coletados de um paciente no intervalo de 1 minuto; durante esse tempo, 14 incursões respiratórias foram registradas. Se o volume expirado total é 10 L, o volume corrente médio é cerca de:

(A) 140 mL.

(B) 714 mL.

(C) 1.000 mL.

(D) 1.100 mL.

53i. Qual é o volume-minuto esperado para um paciente de 68 kg (150 lb) que tem um volume corrente de 500 mL e uma frequência de 20/min?

(A) 3 L

(B) 7 L

(C) 8 L

(D) 9 L

53j. Dados: V_C = 780 mL, V_M = 160 mL e f = 14/min. Calcule o volume-minuto expirado ($\dot{V}_E$) e o volume-minuto alveolar ($\dot{V}_A$).

(A) 7,8 L; 6,2 L

(B) 9,4 L; 7,8 L

(C) 10,9 L; 7,8 L

(D) 10,9 L; 8,7 L

53k. Um paciente que pesa 130 lb tem um V_C médio de 610 mL e uma frequência de 16/min. Qual é o volume do espaço morto estimado (V_M)? Qual é o volume-minuto alveolar calculado ($\dot{V}_A$)?

(A) 100 mL; 6,10 L

(B) 100 mL; 7,68 L

(C) 130 mL; 7,68 L

(D) 130 mL; 9,76 L

53l. Qual das seguintes medidas relaciona-se com o maior volume-minuto alveolar?

	V_C (mL)	V_M (mL)	f
(A)	800	110	15
(B)	750	130	18
(C)	760	140	14
(D)	690	120	16

53m. Com base na equação $\dot{V}_A = (V_C - V_M) \times f$, o volume alveolar pode aumentar por todos estes, *exceto*:

(A) aumento do V_C.

(B) redução do V_C.

(C) redução do V_M.

(D) aumento da f.

Capítulo

54

Razão oxigênio:ar (O_2:ar)

Notas

Esta equação calcula a razão O_2:ar em qualquer F_IO_2 entre 21 e 99%.

Na equação mostrada, o número 21 representa a fração de oxigênio do ar ambiente. O número 21 não deve ser arredondado para 20 em cálculos envolvendo F_IO_2 menor que 30% pela possibilidade de gerar erro no resultado.

Para encontrar o fluxo total de uma válvula Venturi, simplesmente some a razão O_2:ar e então multiplique a soma pelo fluxo de oxigênio. Por exemplo, a razão O_2:ar para 28% de oxigênio é 1:10 e, portanto, o fluxo total de uma Venturi 28% que recebe 4 L/min de oxigênio é $(1 + 10) \times 4$ ou 44 L/min.

Equação

$$O_2\text{:ar} = 1 : \frac{100 - F_IO_2}{F_IO_2 - 21}$$

O_2:ar : Razão oxigênio:ar
F_IO_2 : Concentração de oxigênio inspirado em %

Exemplo 1

Encontre a razão O_2:ar de oxigênio a 28%.

$$\begin{aligned} O_2\text{:ar} &= 1 : \frac{100 - 28}{28 - 21} \\ &= 1 : \frac{72}{7} \\ &= 1 : 10{,}3 \text{ ou } 1{:}10 \end{aligned}$$

Em oxigênio a 28%, cada 1 unidade de oxigênio é misturada com 10 unidades de ar. Ver a Figura 2.34 para a progressão de um método "jogo da velha" para resolver este problema.

21 — 100 — F_IO_2 — — — —	21 — 100 — 28 — — — —	21 — 100 — 28 — 72 / −7 = 10,3
Ajuste o jogo da velha como mostrado acima.	Para encontrar a razão O_2:ar para o oxigênio a 28%, escreva 28 na casa da F_IO_2.	Subtraia os números diagonalmente. Divida os números resultantes (72/7). A razão é 1:10,3 ou 1:10. [Desconsidere o sinal de menos]

© Cengage Learning 2012

Figura 2.34 Método "jogo da velha" para encontrar a razão O_2:ar de oxigênio a 28%. O número 21 representa a porcentagem de oxigênio em ar ambiente, e 100 representa a porcentagem de oxigênio de uma fonte pura em oxigênio.

Exemplo 2

Encontre a razão O_2:ar de oxigênio a 70%.

$$O_2\text{:ar} = 1 : \frac{100 - 70}{70 - 21}$$
$$= 1 : \frac{30}{49}$$
$$= 1 : 0,61 \text{ ou } 1 : 0,6$$

Em oxigênio a 70%, cada 1 unidade de oxigênio é misturada com 0,6 unidade de ar. Ver Figura 2.35 para a progressão por outro método por "jogo da velha" a fim de resolver este problema.

21 — 100 — F_IO_2 — — — —	21 — 100 — 70 — — — —	21 — 100 — 70 — 30 / —49 = 0,61
Ajuste o jogo da velha como mostrado acima.	Para encontrar a razão O_2:ar para o oxigênio a 70%, escreva 70% na casa da F_IO_2.	Subtraia os números diagonalmente. Divida os números resultantes (30/49). A razão é 1:0,61 ou 1:0,6. [Desconsidere o sinal de menos]

© Cengage Learning 2012

Figura 2.35 Método "jogo da velha" para encontrar a razão O_2:ar de oxigênio a 70%. O número 21 representa a porcentagem de oxigênio em ar ambiente, e 100 representa a porcentagem de oxigênio de uma fonte de oxigênio puro.

Exercício 1

Encontre a razão O_2:ar para uma válvula Venturi a 24% de oxigênio.

[Resposta: O_2:ar = 1:25,33 ou 1:25]

Exercício 2

Qual é o fluxo total de uma válvula Venturi a 24% se um fluxo de oxigênio de 4 L/min é usado?

[Resposta: Fluxo total = 104 L/min]

Referências

Barnes; White.

Questões de autoavaliação

54a. A razão O_2:ar para 60% de oxigênio é:

   (A) 1 : 0,7.
   (B) 1 : 1.
   (C) 1 : 3.
   (D) 1 : 5.

54b. Calcule a razão O_2:ar para 30% de oxigênio.

    (A) 1 : 7,8

    (B) 1 : 8,1

    (C) 1 : 8,9

    (D) 1 : 10

54c. Um fluxo de oxigênio de 12 L/min é usado em uma máscara Venturi a 60%. Qual é a razão O_2:ar da máscara Venturi? Qual é o fluxo total nesse fluxo de oxigênio?

    (A) 1 : 0,6; 19,2 L/min

    (B) 1 : 1; 24 L/min

    (C) 1 : 1; 26,4 L/min

    (D) 1 : 1,6; 31,2 L/min

54d. Qual é o fluxo total de uma máscara Venturi a 40% com fluxo de oxigênio de 6 L/min?

    (A) 12,6 L/min

    (B) 18,2 L/min

    (C) 24,9 L/min

    (D) 28,5 L/min

54e. Se um paciente está usando uma máscara Venturi a 40% e um fluxo total de 36 L/min é desejado, qual deve ser o fluxo de oxigênio mínimo?

    (A) 6 L/min

    (B) 7 L/min

    (C) 8 L/min

    (D) 9 L/min

54f. Uma unidade de aerossol Venturi é usada para distribuir 50% de oxigênio a um paciente. Qual é a razão oxigênio:ar nessa F_IO_2? Qual é o fluxo total a 6 L/min de oxigênio?

    (A) 1 : 1,5; 13,8 L/min

    (B) 1 : 1,5; 15 L/min

    (C) 1 : 1,7; 16,2 L/min

    (D) 1 : 1,7; 17,4 L/min

54g. Um paciente está recebendo 35% de oxigênio via uma máscara Venturi a 6 L/min de oxigênio. Qual é o fluxo total para esse paciente? Se o volume-minuto do paciente é 11 L/min, o fluxo total dessa Venturi satisfaz a necessidade ventilatória do paciente?

    (A) 12,8 L/min; não

    (B) 27,6 L/min; sim

    (C) 27,6 L/min; não

    (D) 33,8 L/min; sim

55

Consumo de oxigênio ($\dot{V}O_2$) e índice (índice de $\dot{V}O_2$)

Notas

Como mostrado no exemplo, um indivíduo que tem um débito cardíaco ($\dot{Q}_T$) de 5 L/min e uma diferença arteriovenosa de oxigênio $[C(a - \bar{v})O_2]$ de 4 vol% consome 200 mL de oxigênio por minuto. Em condições normais, o consumo de oxigênio ($\dot{V}O_2$) é diretamente relacionado a $\dot{Q}_T$ e $[C(a - \bar{v})O_2]$.

Condições que levam a um maior consumo de oxigênio (p. ex., exercício) causam um aumento do débito cardíaco ($\dot{Q}_T$). Se o débito cardíaco falha em suprir o oxigênio necessário para o consumo, a $C(a - \bar{v})O_2$ aumenta. Alguns fatores que aumentam o consumo de oxigênio estão listados na Tabela 2.5.

Por outro lado, condições que levam ao menor consumo de oxigênio (p. ex., relaxamento da musculatura) fazem o débito cardíaco reduzir. Se o débito cardíaco provê um nível de oxigênio maior que o necessário ou consumido pelo corpo, a $C(a - \bar{v})O_2$ diminui. Alguns fatores que reduzem o consumo de oxigênio estão listados na Tabela 2.6.

O índice de consumo de oxigênio (índice de $\dot{V}O_2$) é usado para normalizar as medidas de consumo de oxigênio entre pacientes de vários pesos corporais. O exemplo mostra que um índice de $\dot{V}O_2$ de 143 mL/min/m² é normal para um indivíduo de tamanho médio (ASC = 1,4 m²), mas baixo (índice de $\dot{V}O_2$ = 100 mL/min/m²) para uma pessoa maior (ASC = 2 m²).

Equação 1

$$\dot{V}O_2 = Q_T \times C(a - \bar{v})O_2$$

Equação 2

$$\text{Índice de } \dot{V}O_2 = \frac{\dot{V}O_2}{ASC}$$

$\dot{V}O_2$: Consumo de oxigênio em mL/min; absorção de oxigênio

Índice de $\dot{V}O_2$: Índice de consumo do oxigênio em L/min/m²

$\dot{Q}_T$: Débito cardíaco em L/min; DC

$C(a - \bar{v})O_2$: Diferença arteriovenosa de oxigênio em vol%

ASC   : Área da superfície corporal em m²

Valores normais

$\dot{V}O_2$ = 200 a 350 mL/min

Índice de $\dot{V}O_2$ = 125 a 165 mL/min/m²

Exemplo

Dados: $\dot{Q}_T$ = 5 L/min

$C(a - \bar{v})O_2$ = 4 vol%

ASC   = 1,4 m² (paciente 1) e

ASC   = 2 m² (paciente 2)

Calcule o consumo de oxigênio e o índice de consumo de oxigênio para ambos os pacientes.

$$\dot{V}O_2 = \dot{Q}_T \times C(a - \bar{v})O_2$$

$$= 5 \text{ L/min} \times 4 \text{ vol\%}$$
$$= 5 \text{ L/min} \times 0,04$$
$$= 0,2 \text{ L/min}$$
$$= 200 \text{ mL/min}$$

$$\text{Índice de } \dot{V}O_2 \text{ para o paciente 1} = \frac{\dot{V}O_2}{ASC \text{ do paciente 1}}$$

$$= \frac{200}{1,4}$$

$$= 143 \text{ mL/min/m}^2$$

$$\text{Índice de } \dot{V}O_2 \text{ para o paciente 2} = \frac{\dot{V}O_2}{ASC \text{ do paciente 2}}$$

$$= \frac{200}{2}$$

$$= 100 \text{ mL/min/m}^2$$

Tabela 2.5   Fatores que aumentam o consumo de oxigênio

Exercício

Convulsões

Calafrios no paciente em pós-operatório

Hipertermia

Exercício

Dados: $\dot{Q}_T = 4{,}5$ L/min

$C(a - \overline{v})O_2 = 5$ vol%
ASC $= 1{,}2$ m^2
Calcule o consumo de oxigênio e o índice de consumo de oxigênio. Eles estão dentro dos limites normais?

[Resposta: $\dot{V}O_2 = 225$ mL/min; normal. Índice de $\dot{V}O_2 = 187{,}5$ mL/min/m^2; anormal]

Tabela 2.6   Fatores que reduzem o consumo de oxigênio

Relaxamento da musculatura esquelética (p. ex., induzida por fármacos)

Shunting periférico (p. ex., sepse e trauma)

Alguns tipos de envenenamento (p. ex., cianeto impede o metabolismo celular)

Hipotermia

Referências

Des Jardins; Kacmarek.

Ver

Diferença arteriovenosa de oxigênio
[$C(a - \overline{v})O_2$]; Débito cardíaco (DC); Método de Fick estimado; Apêndice I, Gráfico da superfície corporal de DuBois.

Questões de autoavaliação

55a. O consumo de oxigênio ($\dot{V}O_2$) em mL/min é calculado por:

(A) $\dot{Q}_T \times C(a - v)O_2$

(B) $\dfrac{\dot{Q}_T}{C(a - v)O_2}$

(C) $\dot{Q}_T + C(a - v)O_2$

(D) $\dot{Q}_T - C(a - v)O_2$

55b. O consumo de oxigênio normal ($\dot{V}O_2$) para um adulto está entre:

(A) 80 e 120 mL/min.

(B) 120 e 200 mL/min.

(C) 200 e 350 mL/min.

(D) 350 e 500 mL/min.

55c. Dados: débito cardíaco $\dot{Q}_T$ = 5,0 L/min, diferença arteriovenosa de oxigênio $[C(a - \bar{v})O_2]$ = 3,5 vol% e área da superfície corporal (ASC) = 1,6 m^2. Calcule o consumo de oxigênio $(\dot{V}O_2)$.

(A) 130 mL/min

(B) 145 mL/min

(C) 160 mL/min

(D) 175 mL/min

55d. Um paciente, cuja área da superfície corporal é 1,4 m^2, tem um consumo de oxigênio medido $(\dot{V}O_2)$ de 200 mL/min. Qual é o índice de consumo de oxigênio calculado (índice de $\dot{V}O_2$)?

(A) 117 mL/min/m^2

(B) 120 mL/min/m^2

(C) 130 mL/min/m^2

(D) 143 mL/min/m^2

55e. Dados: débito cardíaco $\dot{Q}_T$ = 3,6 L/min, diferença arteriovenosa de oxigênio $[C(a - \bar{v})O_2]$ = 4 vol% e área da superfície corporal (ASC) = 1,0 m^2. Calcule o consumo de oxigênio $(\dot{V}O_2)$ e seu índice (índice de $\dot{V}O_2$).

(A) 132 mL/min; 144 mL/min/m^2

(B) 144 mL/min; 144 mL/min/m^2

(C) 150 mL/min; 150 mL/min/m^2

(D) 165 mL/min; 150 mL/min/m^2

55f. Qual das seguintes medidas tem o maior consumo de oxigênio?

	Q_T (L/min)	$C(a-\bar{v})O_2$ (vol%)
(A)	5,5	3,9
(B)	3,9	4,9
(C)	3,2	5,0
(D)	4,7	4,1

55g. Qual das seguintes medidas tem o maior índice de consumo de oxigênio?

	Q_T (L/min)	$C(a-\bar{v})O_2$ (vol%)	Área da superfície corporal (m^2)
(A)	3,4	5,3	1,6
(B)	3,9	4,9	1,5
(C)	4,2	5,0	1,7
(D)	4,7	4,1	1,9

56

Conteúdo de oxigênio: arterial (C_aO_2)

Notas

O C_aO_2 reflete a capacidade de transporte de oxigênio no sangue. Os principais determinantes do conteúdo de oxigênio são o nível de hemoglobina (Hb) e a saturação de oxigênio (S_aO_2). Com valores normais de oxigênio arterial no sangue, a quantidade de O_2 dissolvido contribui apenas com cerca de 0,3 vol% do conteúdo de 20 vol% de oxigênio (Fig. 2.36).

Um nível baixo de Hb (p. ex., anemia) ou uma saturação de O_2 baixa (p. ex., hipoxia) reduz significantemente o conteúdo arterial de oxigênio. Por outro lado, um alto nível de Hb (p. ex., policitemia) ou elevada saturação de O_2 (p. ex., hiperóxia) aumenta o conteúdo arterial de oxigênio.

Equação

$$C_aO_2 = (Hb \times 1,34 \times S_aO_2) + (P_aO_2 \times 0,003)$$

C_aO_2	:	Conteúdo arterial de oxigênio em vol%
Hb	:	Conteúdo de hemoglobina em g%
1,34	:	Quantidade de oxigênio que 1 g de hemoglobina saturada pode reter
S_aO_2	:	Saturação arterial de oxigênio em %
P_aO_2	:	Pressão arterial de oxigênio em mmHg
0,003	:	Quantidade de oxigênio dissolvido por 1 mmHg de P_aO_2

Valores normais

16 a 20 vol%

Exemplo

Dados: Hb $= 15$ g%
$S_aO_2 = 98\%$
$P_aO_2 = 100$ mmHg
Calcule o conteúdo arterial de oxigênio.

$$
\begin{aligned}
C_aO_2 &= (Hb \times 1,34 \times S_aO_2) + (P_aO_2 \times 0,003) \\
&= (15 \times 1,34 \times 98\%) + (100 \times 0,003) \\
&= 19,70 + 0,3 \\
&= 20 \text{ vol\%}
\end{aligned}
$$

Exercício

Dados: Hb $= 10$ g%
$S_aO_2 = 80\%$
$P_aO_2 = 60$ mmHg
Calcule o C_aO_2.

[Resposta: $C_aO_2 = 10,9$ vol%]

Referências

Burton; Shapiro.

Ver

Conteúdo de oxigênio: venoso misto ($C_{\bar{v}}O_2$); Conteúdo de oxigênio: capilar (C_cO_2).

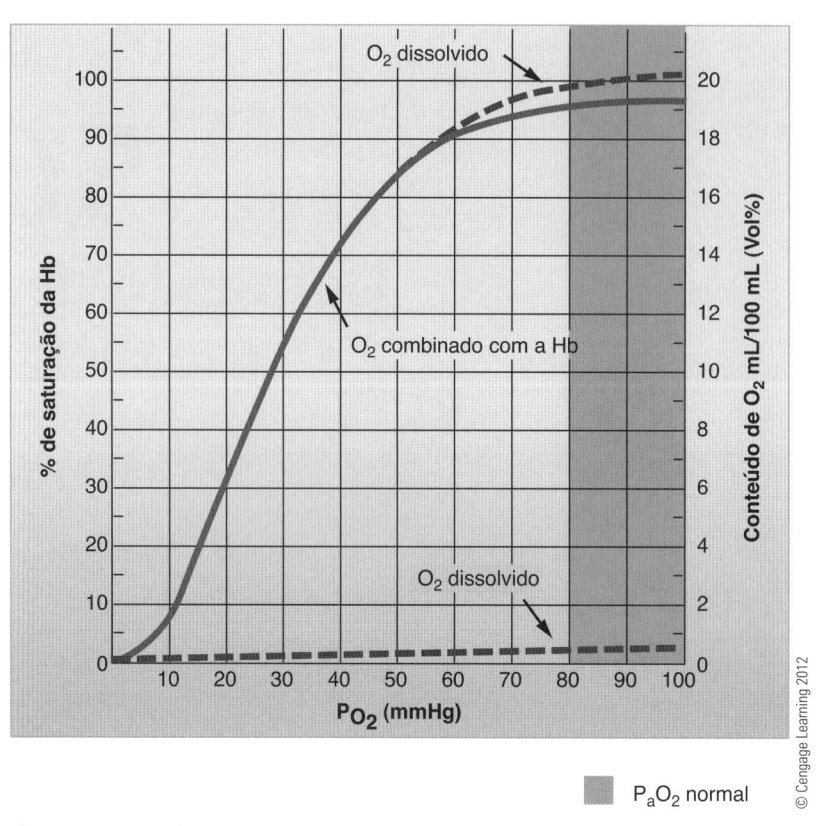

Figura 2.36 Curva de dissociação do oxigênio.

Questões de autoavaliação

56a. Quando a P_aO_2 é 50 mmHg, a quantidade de oxigênio dissolvido em 100 mL de sangue é cerca de:

(A) 0,05 mL.

(B) 0,10 mL.

(C) 0,15 mL.

(D) 0,20 mL.

56b. A quantidade de oxigênio ligada à hemoglobina (Hb) é normalmente calculada pela equação:

(A) $Hb \times 1,34 + P_aO_2 \times 0,003$

(B) $Hb \times 1,34$

(C) $Hb \times 1,34 \times S_aO_2$

(D) $Hb \times S_aO_2$

56c. Em 100 mL de sangue, 1 g de hemoglobina quando completamente saturada com oxigênio pode carregar:

(A) 100 mL de oxigênio.

(B) 40 mL de oxigênio.

(C) 47 mL de oxigênio.

(D) 1,34 mL de oxigênio.

56d. A soma do oxigênio ligado à hemoglobina com o dissolvido no plasma é chamada:

(A) conteúdo de oxigênio.

(B) pressão de oxigênio.

(C) concentração de oxigênio.

(D) saturação de oxigênio.

56e. Qual é o conteúdo arterial de oxigênio de um indivíduo que tem uma P_aO_2 de 300 mmHg, saturação de oxigênio de 99% e hemoglobina de 16 g?

(A) 22,1 mL

(B) 21,7 mL

(C) 21,4 mL

(D) 19,6 mL

56f. Dados: Hb = 10 g%, S_aO_2 = 95% e P_aO_2 = 60 mmHg. O C_aO_2 calculado é:

(A) 11,1 vol%.

(B) 12,9 vol%.

(C) 15,6 vol%.

(D) 17,3 vol%.

56g. Dada Hb = 15 g, qual é a C_aO_2 estimada sob condições normais?

(A) 19 vol%

(B) 20 vol%

(C) 21 vol%

(D) 22 vol%

56h. Qual é o conteúdo arterial de oxigênio (C_aO_2) de um paciente que tem uma P_aO_2 de 100 mmHg, saturação de oxigênio de 98% e hemoglobina de 12 g/100 mL de sangue?

(A) 14 vol%

(B) 15 vol%

(C) 16 vol%

(D) 17 vol%

56i. Dados: Hb = 10 g%, S_aO_2 = 90% e P_aO_2 = 80 mmHg. Calcule o conteúdo arterial de oxigênio (C_aO_2).

(A) 10,2 vol%

(B) 11,1 vol%

(C) 12,3 vol%

(D) 13,4 vol%

56j. Um paciente policitêmico tem os seguintes valores de exames laboratoriais: Hb = 17 g%, S_aO_2 = 90% e P_aO_2 = 60 mmHg. Com base nesses resultados, qual é o conteúdo arterial de oxigênio calculado (C_aO_2)?

(A) 19,4 vol%

(B) 19,6 vol%

(C) 20,5 vol%

(D) 20,7 vol%

56k. Qual das seguintes medidas de gasometria tem o menor conteúdo arterial de oxigênio calculado (C_aO_2)?

	Hb (g%)	**S_aO_2 (%)**	**P_aO_2 (mmHg)**
(A)	13	98	100
(B)	15	70	55
(C)	16	80	76
(D)	14	85	82

56l. As medidas de gasometria de um paciente que se recupera de uma grande perda sanguínea são as seguintes: Hb = 8 g%, S_aO_2 = 98% e P_aO_2 = 100 mmHg. Qual é a C_aO_2 calculada? Ela é normal?

(A) 10,1 vol%; normal

(B) 10,1 vol%; anormal

(C) 10,5 vol%; normal

(D) 10,8 vol%; anormal

Capítulo

57

Conteúdo de oxigênio: capilar (C_cO_2)

Notas

O C_cO_2 é um valor calculado que representa o melhor conteúdo de oxigênio possível no nível do capilar pulmonar. Ele é usado em outros cálculos, como as equações de *shunt*.

O conteúdo capilar de oxigênio reflete a melhor capacidade de transporte de oxigênio do sistema cardiopulmonar. A saturação de oxigênio assume-se como sendo 100%. O principal determinante da C_cO_2 é o nível de hemoglobina (Hb). Um baixo nível de Hb (p. ex., anemia) reduz significantemente o conteúdo capilar de oxigênio.

Equação

$$C_cO_2 = (Hb \times 1,34 \times S_aO_2) + (P_AO_2 \times 0,003)$$

C_cO_2 : Conteúdo capilar de oxigênio em vol%

Hb : Conteúdo de hemoglobina em g%

1,34 : Quantidade de oxigênio que 1 g de hemoglobina saturada pode reter

S_aO_2 : Saturação arterial de oxigênio em %, assumido 100% nos cálculos de C_cO_2

P_AO_2 : Pressão parcial de oxigênio alveolar em mmHg, usado no lugar de PO_2 (P_cO_2) capilar

0,003 : Quantidade de oxigênio dissolvida para 1 mmHg de P_aO_2

Valores normais

Os valores variam de acordo com o nível de hemoglobina e a F_IO_2.

Exemplo

Dados: Hb = 15 g%

F_IO_2 = 21% [P_AO_2 = 100 mmHg]

Calcule o conteúdo capilar de oxigênio (C_cO_2).

C_cO_2 = $(Hb \times 1,34 \times S_aO_2) + (P_AO_2 \times 0,003)$

= $(15 \times 1,34 \times 100\%) + (100 \times 0,003)$

= 20,1 + 0,3

= 20,4 vol%

Exercício

Dados: Hb = 10 g%

F_IO_2 = 40% [Do Apêndice B: P_AO_2 = 235 mmHg]

Calcule o C_cO_2.

[Resposta: C_cO_2 = 14,11 vol%]

Referências

Burton; Shapiro.

Ver

Conteúdo de oxigênio: arterial (C_aO_2); Conteúdo de oxigênio: venoso misto ($C_{\bar{v}}O_2$); Apêndice X, P_AO_2 a uma F_IO_2 selecionada.

Questões de autoavaliação

57a. Qual dos seguintes cálculos necessita do valor da P_AO_2?

(A) $C_{\bar{v}}O_2$

(B) C_aO_2

(C) C_cO_2

(D) $\dfrac{V_M}{V_C}$

57b. Dados: Hb = 14 g% e F_IO_2 = 21% (P_AO_2 = 100 mmHg). Calcule o conteúdo capilar de oxigênio (C_cO_2).

(A) 18,8 vol%

(B) 19,1 vol%

(C) 20,1 vol%

(D) 21 vol%

57c. Dados: Hb = 15 g% e F_IO_2 = 100% (P_AO_2 = 673 mmHg). Calcule o conteúdo capilar de oxigênio (C_cO_2).

(A) 20,1 vol%

(B) 21,4 vol%

(C) 22,1 vol%

(D) 23,2 vol%

57d. Qual das seguintes medidas tem o maior conteúdo capilar de oxigênio (C_cO_2) calculado?

	Hb (g%)	F_IO_2 (%)	P_AO_2 (mmHg)
(A)	15	21	100
(B)	12	80	530
(C)	11	100	673
(D)	14	40	235

57e. Um paciente policitêmico que está se recuperando de uma cirurgia de revascularização tem as seguintes medidas: Hb = 17 g% e F_IO_2 = 30% (P_AO_2 = 164 mmHg). Qual é o C_cO_2 para esse paciente?

(A) 20,1 vol%

(B) 21,9 vol%

(C) 22,8 vol%

(D) 23,3 vol%

Capítulo

58

Conteúdo de oxigênio: venoso misto ($C_{\bar{v}}O_2$)

Notas

O conteúdo venoso misto de oxigênio ($C_{\bar{v}}O_2$) reflete o nível de oxigênio que retorna ao átrio direito. O $C_{\bar{v}}O_2$ é afetado por diversos fatores. Baixo nível de Hb (p. ex., anemia), baixa saturação de O_2 (p. ex., hipoxemia), redução no débito cardíaco (p. ex., insuficiência cardíaca congestiva) ou aumentada taxa metabólica (p. ex., exercício) reduzem significativamente a $C_{\bar{v}}O_2$. Consultar a Tabela 2.7 para fatores que reduzem o conteúdo venoso misto de oxigênio.

Equação

$$C_{\bar{v}}O_2 = (Hb \times 1,34 \times S_{\bar{v}}O_2) + (P_{\bar{v}}O_2 \times 0,003)$$

$C_{\bar{v}}O_2$: Conteúdo venoso misto de oxigênio em vol%

Hb : Conteúdo de hemoglobina em g%

1,34 : Quantidade de oxigênio que 1 g de hemoglobina saturada pode reter

$S_{\bar{v}}O_2$: Saturação venosa mista de oxigênio em %

$P_{\bar{v}}O_2$: Pressão parcial de oxigênio venoso misto em mmHg

0,003 : Quantidade de oxigênio dissolvido por 1 mmHg de P_aO_2

Valores normais

12 a 15 vol%

Exemplo

Dados: Hb $= 15$ g%

$\quad\quad S_{\bar{v}}O_2 = 70\%$

$\quad\quad P_{\bar{v}}O_2 = 35$ mmHg

Calcule o conteúdo venoso misto de oxigênio ($C_{\bar{v}}O_2$).

$$
\begin{aligned}
C_{\bar{v}}O_2 &= (Hb \times 1,34 \times S_{\bar{v}}O_2) + (P_{\bar{v}}O_2 \times 0,003) \\
&= (15 \times 1,34 \times 70\%) + (35 \times 0,003) \\
&= 14,07 + 0,11 \\
&= 14,18 \text{ vol\%}
\end{aligned}
$$

Exercício

Dados: Hb $= 12$ g%

$\quad\quad S_{\bar{v}}O_2 = 75\%$

$\quad\quad P_{\bar{v}}O_2 = 40$ mmHg

Calcule o $C_{\bar{v}}O_2$.

[Resposta: $C_{\bar{v}}O_2 = 12,18$ vol%]

Referências

Burton; Shapiro.

Tabela 2.7 Fatores que reduzem o $C_{\bar{v}}O_2$
Hemoglobina baixa
Saturação de O_2 baixa
Redução do débito cardíaco
Aumento da taxa metabólica

Ver   Conteúdo de oxigênio: arterial (C_aO_2); Conteúdo de oxigênio: capilar (C_cO_2).

Questões de autoavaliação

58a. Dados: Hb = 13 g%, $S_{\bar{v}}O_2$ = 70%, $P_{\bar{v}}O_2$ = 40 mmHg. Calcule o conteúdo venoso misto de oxigênio ($C_{\bar{v}}O_2$).

(A) 12,3 vol%

(B) 12,9 vol%

(C) 13,6 vol%

(D) 14,2 vol%

58b. Uma amostra obtida da artéria pulmonar apresenta os seguintes resultados: Hb = 14 g%, $S_{\bar{v}}O_2$ = 75%, $P_{\bar{v}}O_2$ = 40 mmHg. Calcule o $C_{\bar{v}}O_2$. Ele é normal?

(A) 12,3 vol%; anormal

(B) 13,6 vol%; normal

(C) 13,6 vol%; anormal

(D) 14,2 vol%; normal

58c. Qual das seguintes gasometrias tem o menor conteúdo venoso misto de oxigênio ($C_{\bar{v}}O_2$)?

	Hb (g%)	$S_{\bar{v}}O_2$ (%)	$P_{\bar{v}}O_2$ (mmHg)
(A)	13	74	30
(B)	15	66	34
(C)	14	75	38
(D)	14	72	36

58d. Um paciente anêmico que foi internado por dispneia apresenta as seguintes medidas: Hb = 9 g%, $S_{\bar{v}}O_2$ = 73% e $P_{\bar{v}}O_2$ = 38 mmHg. Qual é o $C_{\bar{v}}O_2$ calculado para esse paciente? Ele é normal?

(A) 8,9 vol%; anormal

(B) 8,9 vol%; normal

(C) 12,1 vol%; anormal

(D) 12,1 vol%; normal

59

Duração de oxigênio do cilindro E

Notas

Nesse tipo de cálculo da duração do oxigênio, é essencial lembrar o fator de conversão (0,28) para o cilindro E (Apêndice E). Esse fator de conversão (0,28 L/psig) é derivado da divisão do volume de oxigênio (622 L) pela pressão manométrica (2.200 psig) de um cilindro E completo (622 L/2.200 psig = 0,283 L/psig).

Os 622 L vêm de 22 ft^3 × 28,3 L/ft^3, pois um cilindro E comporta cerca de 22 ft^3 de oxigênio comprimido e cada ft^3 de oxigênio comprimido fornece 28,3 L de oxigênio gasoso.

Para converter minutos em horas e minutos, simplesmente divida os minutos por 60. O número total representa as horas, e o remanescente os minutos.

Quando se usa uma calculadora, o número na frente dos decimais são as horas. O número depois dos decimais, incluindo as vírgulas decimais, deve ser multiplicado por 60 para obter os minutos.

Equação

$$\text{Duração do E} = \frac{0,28 \times \text{psig}}{\text{Fluxo}}$$

Duração do E : Duração do oxigênio remanescente num cilindro E em minutos

psig : Pressão manométrica, em libras por polegada quadrada (psi)

Fluxo : Fluxo de oxigênio em L/min

Exemplo

Dados: Cilindro de oxigênio E com 2.000 psig
Fluxo de oxigênio = 5 L/min

A. Calcule quanto tempo o cilindro leva para ficar com 0 psig.

$$\begin{aligned}
\text{Duração} &= \frac{0,28 \times \text{psig}}{\text{Fluxo}} \\
&= \frac{0,28 \times 2.000}{5} \\
&= \frac{560}{5} \\
&= 112\text{min ou 1h52min}
\end{aligned}$$

B. Calcule quanto tempo o cilindro leva até a pressão alcançar 500 psig.

$$\begin{aligned}
\text{Duração para 500 psig} &= \frac{0,28 \times (\text{psig} - 500)}{\text{Fluxo}} \\
&= \frac{0,28 \times (2.000 - 500)}{5} \\
&= \frac{0,28 \times 1.500}{5} \\
&= \frac{420}{5} \\
&= 84\text{min ou 1h24min}
\end{aligned}$$

Exercício 1

Dados: Cilindro de oxigênio E com 2.200 psig
Fluxo de oxigênio = 5 L/min

Quanto tempo o oxigênio permanecerá nesse cilindro, com esse fluxo, até que o cilindro alcance 0 psig?

[Resposta: Duração = 123min ou 2h3min]

Exercício 2   Dados: Cilindro de oxigênio E com 1.600 psig
Fluxo de oxigênio = 2 L/min
Calcule a duração do oxigênio remanescente no cilindro (até
0 psig). Quanto tempo vai demorar até alcançar 500 psig?

[Resposta: Duração = 224min ou 3h44min; Duração até
500 psig = 154min ou 2h34min]

Referências   White; Wilkins (2).

Questões de autoavaliação

59a. Dados: cilindro de oxigênio E com 2.000 psig e fluxo de oxigênio =
2 L/min, calcule a duração do oxigênio até a pressão alcançar 0 psig
nesse fluxo.

(A) 3h55min
(B) 4h15min
(C) 4h30min
(D) 4h40min

59b. Um cilindro E de oxigênio está completo a 2.200 psig. Se o fluxo
é ajustado em 2 L/min, quanto tempo demorará até alcançar a
pressão manométrica de 200 psig?

(A) 1h20min
(B) 3h30min
(C) 4h40min
(D) 5h10min

59c. Um cilindro E de oxigênio com 1.400 psig está disponível para
o transporte de um paciente. Com um fluxo de 2 L/min, qual
é o limite máximo de tempo da viagem confiável até o cilindro
alcançar 500 psig?

(A) 1h
(B) 1h10min
(C) 2h6min
(D) 3h16min

59d. Um cilindro E de oxigênio com 1.800 psig está sendo usado num
fluxo de 3 L/min. Quanto tempo demora até o cilindro alcançar 0
psig? E até alcançar 200 psig?

(A) 2h48min; 2h29min
(B) 2h48min; 2h10min
(C) 3h20min; 3h01min
(D) 3h20min; 2h42min

59e. Nestes fluxos, qual é o cilindro E que terá maior duração de
oxigênio?

	psig	Fluxo (L/min)
(A)	500	1
(B)	700	1,5
(C)	800	2
(D)	900	2,5

Capítulo

60

Duração de oxigênio do cilindro H ou K

Notas

Nesse tipo de cálculo de duração de oxigênio, é essencial lembrar o fator de conversão (3,14) para o cilindro H ou K (Apêndice E). Esse fator de conversão (3,14 L/psig) é derivado da divisão do volume de oxigênio (6.900 L) pela pressão manométrica (2.200 psig) de um cilindro H ou K completo:

$$\frac{6.900 \text{ L}}{2.200 \text{ psig}} = 3,136 \text{ L/psig}$$

Os 6.900 L vêm de 224 ft^3 × 28,3 L/ft^3, já que cilindros H e K mantêm cerca de 224 ft^3 de oxigênio comprimido e cada ft^3 de oxigênio comprimido fornece 28,3 L de oxigênio gasoso.

Para converter minutos em horas e minutos, simplesmente divida os minutos por 60. O número inteiro representa as horas, e o remanescente os minutos.

Quando uma calculadora é usada para a divisão, o número na frente dos decimais representa as horas. O número depois dos decimais, incluindo a vírgula decimal, deve ser multiplicado por 60 para obter os minutos.

Equação

$$\text{Duração do H ou K} = \frac{3,14 \times \text{psig}}{\text{Fluxo}}$$

Duração do H ou K : Duração do oxigênio remanescente em um cilindro H ou K em minutos

psig : Pressão manométrica, em libras por polegada quadrada (psi)

Fluxo : Fluxo de oxigênio em L/min

Exemplo

Dados: Cilindro de oxigênio H com 1.000 psig
Fluxo de oxigênio = 5 L/min

A. Calcule quanto tempo o cilindro leva para ficar com 0 psig.

$$\begin{aligned}
\text{Duração} &= \frac{3,14 \times \text{psig}}{\text{Fluxo}} \\
&= \frac{3,14 \times 1.000}{5} \\
&= \frac{3.140}{5} \\
&= 628 \text{min ou } 10\text{h}28\text{min}
\end{aligned}$$

B. Calcule quanto tempo o cilindro levará até a pressão alcançar 200 psig.

$$\begin{aligned}
\text{Duração para 200 psig} &= \frac{3,14 \times (\text{psig} - 200)}{\text{Fluxo}} \\
&= \frac{3,14 \times (1.000 - 200)}{5} \\
&= \frac{3,14 \times 800}{5} \\
&= \frac{2.512}{5} \\
&= 502 \text{min ou } 8\text{h}22\text{min}
\end{aligned}$$

Exercício

Dados: Cilindro de oxigênio K com 2.200 psig
Fluxo de oxigênio = 2 L/min
Calcule a duração do oxigênio remanescente nesse cilindro.
Quanto tempo deve demorar até alcançar 200 psig?

[Resposta: Duração = 3.454min ou 57h34min; Duração até
200 psig = 3.140min ou 52h20min]

Referências

White; Wilkins (2).

Questões de autoavaliação

60a. Um cilindro H tem uma pressão manométrica de 1.600 psig e
esvazia a um fluxo de 5 L/min. Quanto tempo é necessário para a
pressão alcançar 0 psig nesse fluxo?

(A) 12h10min
(B) 14h20min
(C) 16h45min
(D) 18h55min

60b. Dados cilindro K com 2.200 psig e fluxo = 5 L/min, calcule a
duração até a pressão alcançar 0 psig nesse fluxo.

(A) 2h
(B) 22h
(C) 23h
(D) 24h

60c. Dados cilindro de oxigênio H com 1.200 psig e fluxo de oxigênio
= 2 L/min, calcule a duração do restante do oxigênio no cilindro
até alcançar 200 psig.

(A) 16h15min
(B) 18h
(C) 20h30min
(D) 26h10min

60d. Um cilindro de oxigênio K tem um manômetro que indica
1.700 psig. Quanto tempo leva até o cilindro alcançar 500 psig no
fluxo de 2 L/min?

(A) 30h16min
(B) 31h24min
(C) 32h10min
(D) 33h42min

60e. Um cilindro de oxigênio H com 2.000 psig está sendo usado com
fluxo de 3 L/min. Quanto tempo levará até a pressão alcançar
0 psig? E até alcançar 500 psig?

(A) 29h35min; 18h08min
(B) 29h35min; 21h12min
(C) 34h53min; 24h26min
(D) 34h53min; 26h10min

60f. Na última checagem do oxigênio às 22h, um cilindro de oxigênio H apresentou uma medida de 800 psig e o fluxo de oxigênio estava ajustado em 5 L/min. Nesse fluxo de oxigênio, a que horas da manhã o manômetro irá mostrar 500 psig?

(A) 1h

(B) 2h

(C) 3h

(D) 6h

60g. Qual dos seguintes cilindros H oferecerá a maior duração de oxigênio com diferentes fluxos?

	psig	Fluxo (L/min)
(A)	600	2
(B)	700	2,5
(C)	800	3
(D)	900	3,5

61

Duração de oxigênio em um sistema líquido

Notas

Nesse tipo de cálculo de duração de oxigênio, é essencial lembrar o fator de conversão (344 L/lb) para os cilindros de oxigênio líquido. Esse fator de conversão é obtido por 860/2,5 = 344 (Fig. 2.38). O oxigênio líquido expande-se cerca de 860 vezes para tornar-se oxigênio gasoso, e seu peso é 2,5 lb/L.

Se o peso do oxigênio líquido contido no cilindro não é mostrado, é possível obtê-lo pesando o cilindro com oxigênio líquido e subtraindo o peso do cilindro vazio.

Para converter minutos em horas e minutos, simplesmente divida os minutos por 60. O número inteiro representa as horas, e o remanescente os minutos.

Quando uma calculadora é usada para a divisão, o número em frente dos decimais representa as horas. O número depois dos decimais, incluindo a vírgula decimal, deve ser multiplicado por 60 para obter os minutos.

A duração calculada não leva em conta a quantidade de oxigênio líquido perdida pela evaporação normal. A taxa de evaporação do oxigênio líquido varia de 0,4 a 0,72 litros líquidos ou 344 a 619 litros gasosos por dia.

Equação 1

Quando o peso líquido é conhecido:

$$\text{Duração} = \frac{344 \times \text{peso líquido}}{\text{fluxo}}$$

Duração : Duração do oxigênio remanescente em um cilindro de oxigênio líquido, em minutos

344 : Fator de conversão, em L/lb

Peso líquido : O peso do oxigênio líquido no interior do cilindro em lb

Fluxo : Fluxo de oxigênio em L/min

Exemplo 1

Se o peso do oxigênio líquido em um cilindro é 2 lb e o paciente está usando o conteúdo a 1 L/min, quanto tempo ainda haverá de oxigênio?

$$\text{Duração} = \frac{344 \times \text{peso líquido}}{\text{fluxo}}$$
$$= \frac{344 \times 2}{1}$$
$$= \frac{688}{1}$$
$$= 688 \text{ min ou } 11\text{h}28\text{min}$$

Exercício

Se o peso líquido de oxigênio em um cilindro é 2,5 lb, quanto tempo ainda haverá de oxigênio se o fluxo de oxigênio é 2 L/min?

[Resposta: Duração = 430min ou 7h10min]

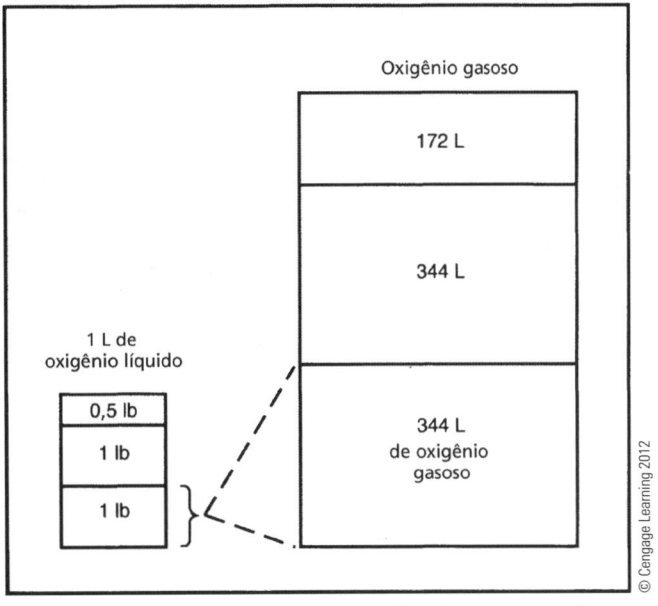

Figura 2.37 Relação entre volume de oxigênio líquido e gasoso. Um litro de oxigênio líquido pesa cerca de 2,5 lb. Uma libra de oxigênio líquido é igual a 344 L de oxigênio gasoso.

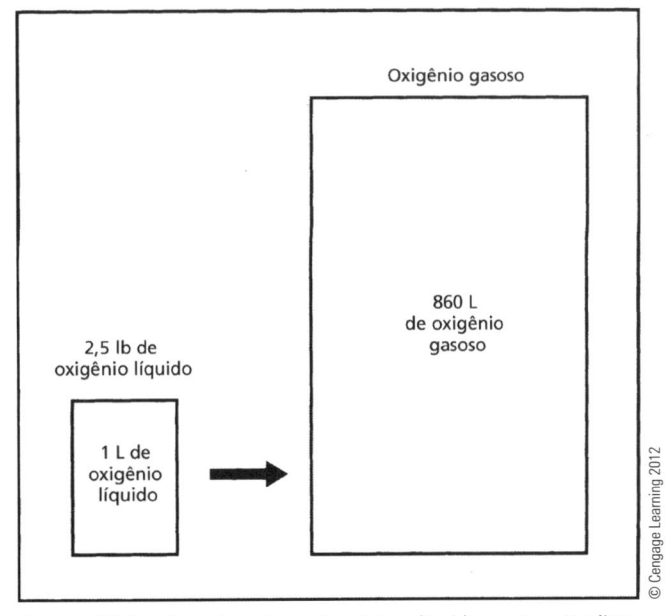

Figura 2.38 Relação entre volume de oxigênio líquido e gasoso. Um litro de oxigênio líquido pesa cerca de 2,5 lb e é igual a 860 L de oxigênio gasoso.

Notas

Um litro de oxigênio líquido expande-se a cerca de 860 L de oxigênio gasoso (Fig. 2.38). Portanto, a capacidade líquida é convertida em capacidade gasosa multiplicando-se a capacidade líquida por 860.

Para converter minutos em horas e minutos, simplesmente divida os minutos por 60. O número inteiro representa as horas, e o remanescente os minutos.

Quando uma calculadora é usada para a divisão, o número em frente dos decimais representa as horas. O número depois dos decimais, incluindo a vírgula decimal, deve ser multiplicado por 60 para obter os minutos.

A duração calculada não leva em conta a quantidade de oxigênio líquido perdida pela evaporação normal. A taxa de evaporação do oxigênio líquido varia de 0,4 a 0,72 litros líquidos ou 344 a 619 litros gasosos por dia.

Equação 2

Quando a fração manométrica é conhecida:

$$\text{Duração} = \frac{\text{capacidade} \times 860 \times \text{fração manométrica}}{\text{fluxo}}$$

Duração	: Duração do oxigênio restante em um cilindro de O_2 líquido, em minutos
Capacidade	: Capacidade de oxigênio líquido no cilindro, em L
860	: Fator para converter oxigênio líquido em gasoso, em L
Fração manométrica	: Fração medida do conteúdo do cilindro
Fluxo	: Fluxo de oxigênio em L/min

Exemplo 2

Um cilindro de oxigênio líquido portátil tem uma capacidade líquida de 0,60 L. Qual é a capacidade gasosa?

$$
\begin{aligned}
\text{Capacidade gasosa} &= \text{capacidade líquida} \times 860 \\
&= 0,60 \times 860 \\
&= 516\ \text{L}
\end{aligned}
$$

Exemplo 3

Se a capacidade de um cilindro de oxigênio líquido é 2,0 L e o manômetro de leitura do cilindro indica que ele está com $\frac{1}{3}$ da capacidade, quanto tempo resta de oxigênio líquido a um fluxo de 2 L/min?

$$
\begin{aligned}
\text{Duração} &= \frac{\text{capacidade} \times 860 \times \text{fração manométrica}}{\text{fluxo}} \\
&= \frac{2 \times 860 \times \frac{1}{3}}{2} \\
&= \frac{1.720 \times \frac{1}{3}}{2} \\
&= \frac{573}{2} \\
&= 287\text{min ou } 4\text{h}47\text{min}
\end{aligned}
$$

Exercício

Se a capacidade de um cilindro de oxigênio líquido é 1,8 L e o manômetro indica que ele está com metade de sua capacidade, quanto tempo resta de oxigênio líquido se o fluxo de oxigênio é de 1 L/min?

[Resposta: Duração = 774 min ou 12h54min]

Referência

Wilkins (2).

Questões de autoavaliação

61a. Uma libra de oxigênio líquido pode ser expandida para tornar-se quantos litros de oxigênio gasoso?

(A) 2,5 L
(B) 344 L
(C) 500 L
(D) 860 L

61b. Um litro de oxigênio líquido pesa _____ e cada litro pode ser expandido para tornar-se _____ de oxigênio gasoso.

(A) 2 lb; 100 L

(B) 2 lb; 344 L

(C) 2,5 lb; 500 L

(D) 2,5 lb; 860 L

61c. Dado peso de oxigênio em um cilindro = 4 lb, quanto tempo ainda há de oxigênio líquido se o fluxo de oxigênio é 2 L/min?

(A) 6h33min

(B) 8h

(C) 10h

(D) 11h28min

61d. O peso do oxigênio líquido em um cilindro é 3 lb. Se um paciente está usando 2 L/min de oxigênio de forma contínua, quanto tempo ainda resta de oxigênio líquido?

(A) 7h43min

(B) 7h50min

(C) 8h06min

(D) 8h36min

61e. Um cilindro portátil de oxigênio tem 1,5 lb de peso de oxigênio. A um fluxo de 1,5 L/min, quanto tempo leva até o sistema portátil necessitar de recarga?

(A) 4h23min

(B) 4h45min

(C) 5h44min

(D) 6h30min

61f. O peso de oxigênio remanescente num sistema de oxigênio líquido estacionário é 10 lb, e um paciente de *home care* está usando esse oxigênio durante 8 horas por dia para dormir a um fluxo de 1 L/min. Com base no uso, quantos dias ainda restam para o oxigênio acabar?

(A) 6 dias

(B) 7 dias

(C) 8 dias

(D) 9 dias

61g. Se a capacidade de um cilindro de oxigênio completo é 0,42 L, quanto tempo resta de oxigênio se usado a um fluxo de 1 L/min?

(A) 6h01min

(B) 7h16min

(C) 8h

(D) 9h25min

61h. Um cilindro de oxigênio líquido portátil tem uma capacidade de 0,49 L. Qual é a capacidade gasosa?

(A) 387 L

(B) 403 L

(C) 421 L

(D) 452 L

61i. A capacidade de um cilindro de oxigênio líquido portátil é 2 L, e a leitura do manômetro indica que ele está metade carregado. Se um paciente está usando 2 L/min de oxigênio de forma contínua, quanto tempo ainda resta de oxigênio líquido?

(A) 7h10min

(B) 7h45min

(C) 8h36min

(D) 9h24min

61j. A capacidade de um sistema de oxigênio líquido estacionário é 25,5 L, e ele está $\frac{1}{4}$ carregado. Se um paciente está usando 1,5 L/min de oxigênio de forma contínua, quantas horas restam nesse sistema líquido?

(A) 40h

(B) 50h

(C) 60h

(D) 70h

61k. A capacidade líquida de um sistema de oxigênio líquido estacionário completo é 37 L, e um paciente de *home care* está usando-o 8 horas por dia durante o sono a um fluxo de 2 L/min. Com base nesse uso, quantos dias restam com oxigênio nesse sistema?

(A) 11 dias

(B) 22 dias

(C) 33 dias

(D) 44 dias

62
Taxa de extração do oxigênio (TEO$_2$)

Notas

A taxa de extração do oxigênio (TEO$_2$) é também conhecida como taxa de utilização do oxigênio ou coeficiente de transferência de oxigênio. Na equação da TEO$_2$, o C$_a$O$_2$ representa a quantidade total de oxigênio disponível para utilização pelo tecido periférico, e C$_a$O$_2$ – C$_{\bar{v}}$O$_2$ reflete a quantidade de oxigênio extraído ou consumido pelos tecidos periféricos.

A TEO$_2$ oferece uma indicação útil da situação do transporte de oxigênio no paciente. Fatores que reduzem o C$_a$O$_2$ ou elevam a C$(a-\bar{v})$O$_2$ conduzem a um valor maior da TEO$_2$. Por outro lado, fatores que contribuem para um C$_a$O$_2$ elevado ou uma C$(a-\bar{v})$O$_2$ baixa resultam em menor valor de TEO$_2$. As Tabelas 2.8 e 2.9 sumarizam os principais fatores que afetam a taxa de extração de oxigênio.

Equação

$$TEO_2 = \frac{C_aO_2 - C_{\bar{v}}O_2}{C_aO_2}$$

TEO$_2$: Taxa de extração de oxigênio em %
C$_a$O$_2$: Conteúdo arterial de oxigênio em vol%
C$_{\bar{v}}$O$_2$: Conteúdo venoso misto de oxigênio em vol%

Valores normais   20 a 28%

Exemplo

Dados: C$_a$O$_2$ = 20 vol%
            C$_{\bar{v}}$O$_2$ = 16 vol%
Qual é a taxa de extração de oxigênio calculada (TEO$_2$)?

$$TEO_2 = \frac{C_aO_2 - C_{\bar{v}}O_2}{C_aO_2}$$
$$= \frac{20 - 16}{20}$$
$$= \frac{4}{20}$$
$$= 0,2 \text{ ou } 20\%$$

Tabela 2.8   Fatores que aumentam a TEO$_2$

Redução do débito cardíaco

Períodos de aumento do consumo de oxigênio

  Exercício

  Convulsões

  Tremores no pós-operatório

  Hipertermia

Anemia

Redução da oxigenação arterial

Tabela 2.9   Fatores que reduzem a TEO_2

Aumento do débito cardíaco

Shunt periférico (p. ex., sepse, trauma)

Certos envenenamentos (p. ex., cianeto impedindo o metabolismo celular)

Hipotermia (reduz o metabolismo celular)

Aumento da concentração de hemoglobina

Aumento da oxigenação arterial

Exercício   Qual é a taxa de extração de oxigênio (TEO_2) calculada para um paciente com os seguintes conteúdos de oxigênio:
$C_aO_2 = 19$ vol%
$C_{\bar{v}}O_2 = 16$ vol%

[Resposta: $TEO_2 = 15,8\%$]

Referência   Des Jardins.

Ver   Apêndice V, Transporte de oxigênio.

Questões de autoavaliação

62a. Dados: $C_aO_2 = 21$ vol%, $C_{\bar{v}}O_2 = 16,5$ vol%. Calcule a taxa de extração de oxigênio (TEO_2).

(A) 4,5%

(B) 16,5%

(C) 21%

(D) 79%

62b. Para um paciente com estes conteúdos de oxigênio: $C_aO_2 = 20,4$ vol%, $C_{\bar{v}}O_2 = 15,6$ vol%, qual é a taxa de extração de oxigênio calculada (TEO_2)?

(A) 4,8%

(B) 15,6%

(C) 20,4%

(D) 23,5%

62c. Qual dos seguintes pares de medidas de conteúdo de oxigênio tem a maior taxa de extração de oxigênio?

	C_aO_2 (vol%)	$C_{\bar{v}}O_2$ (vol%)
(A)	21	16
(B)	21	17
(C)	20	16
(D)	20	17

62d. Qual dos seguintes pares de medidas de conteúdo de oxigênio
tem a menor taxa de extração de oxigênio?

	C$_a$O$_2$ (vol%)	C$_{\bar{v}}$O$_2$ (vol%)
(A)	18,5	13,8
(B)	18,5	14,2
(C)	19,3	14,2
(D)	19,3	15,5

Capítulo

63

Pressão parcial de um gás seco

Notas

A lei de Dalton afirma que as pressões parciais de todos os gases em uma mistura gasosa igualam a pressão total exercida pela mistura de gases. Portanto, a pressão parcial de um gás pode ser determinada pela multiplicação da pressão barométrica (P_B) pela porcentagem de gás na mistura ($\%_g$).

Em alta altitude, a P_B diminui, e, consequentemente, a pressão parcial de todos os gases também diminui. Por exemplo, em uma altitude de 26.000 pés acima do nível do mar (P_B = 270 mmHg), PO_2 = 270 mmHg × 0,21 = 56,7 mmHg. Por outro lado, condições hiperbáricas (p. ex., abaixo do nível do mar, câmara hiperbárica) aumentam a pressão barométrica e a pressão parcial de todos os gases. Numa profundidade de 66 pés abaixo do nível do mar (P_B = 2.280 mmHg), PO_2 = 2.280 mmHg × 0,21 = 478,8 mmHg.

Em condições clínicas, a pressão barométrica varia muito pouco. Ao aumentar a porcentagem de um gás (concentração de oxigênio), uma maior pressão parcial desse gás pode ser alcançada. Essa é a base da terapia com oxigênio.

Equação

$P_g = P_B \times \%_g$
P_g : Pressão parcial de um gás seco
P_B : Pressão barométrica em mmHg
$\%_g$: Porcentagem de gás em uma mistura

Exemplo

Qual é a pressão parcial de (a) nitrogênio e (b) oxigênio numa amostra de ar com uma pressão barométrica de 720 mmHg? Se o ar é composto por 78% de nitrogênio:
A. $PN_2 = P_B \times \%N_2$
$= 720 \times 78\%$
$= 561,6$ mmHg
Se o ar é composto por 21% de oxigênio:
B. $PO_2 = P_B \times \%O_2$
$= 720 \times 21\%$
$= 151,2$ mmHg

Exercício

Calcule a pressão parcial de oxigênio em uma amostra de ar seco a 40.000 pés acima do nível do mar (P_B = 141 mmHg). (F_IO_2 a 40.000 pés acima do nível do mar = 21%.)

[Resposta: PO_2 = 29,6 mmHg]

Referência

Wilkins (2).

Ver

Pressão de oxigênio alveolar (P_AO_2); Lei de Dalton da pressão parcial; Apêndice C, Pressões barométricas em altitudes selecionadas.

Questões de autoavaliação

63a. Ao nível do mar (P_B = 760 mmHg), qual é a pressão parcial de oxigênio em uma amostra de ar ambiente seco?

(A) 100 mmHg
(B) 115 mmHg
(C) 126 mmHg
(D) 159 mmHg

63b. A 33 pés abaixo do nível do mar (P_B = 1.520 mmHg), qual é a pressão parcial de oxigênio do ar inspirado por um mergulhador?

(A) 286 mmHg

(B) 319 mmHg

(C) 371 mmHg

(D) 425 mmHg

63c. Calcule a pressão parcial de oxigênio numa amostra de ar seco a 10.000 pés acima do nível do mar (P_B = 523 mmHg).

(A) 80 mmHg

(B) 94 mmHg

(C) 110 mmHg

(D) 122 mmHg

63d. O dióxido de carbono está presente em 0,03% do ar ambiente. Calcule sua pressão parcial numa amostra de ar seco ao nível do mar (P_B = 760 mmHg).

(A) 0,23 mmHg

(B) 2,28 mmHg

(C) 22,8 mmHg

(D) 228 mmHg

64

PCO$_2$ para H$_2$CO$_3$

Notas

Na equação de Henderson-Hasselbach, a concentração de ácido carbônico (H$_2$CO$_3$) é representada pelo coeficiente de solubilidade (0,03) vezes a pressão do dióxido de carbono arterial (P$_a$CO$_2$).

O H$_2$CO$_3$ é um importante fator no balanço acidobásico por seu papel em determinar o pH sanguíneo. Como denominador da equação de Henderson-Hasselbach, o H$_2$CO$_3$ (P$_a$CO$_2$) é inversamente proporcional ao pH. Em outras palavras, um alto nível de H$_2$CO$_3$ (P$_a$CO$_2$) com nível normal de HCO$_3^-$ resulta em um pH baixo (acidose). Um baixo nível de H$_2$CO$_3$ (P$_a$CO$_2$) com nível normal de HCO$_3^-$ resulta em um pH alto (alcalose).

Note também que o fator de conversão usado para obter P$_a$CO$_2$ do H$_2$CO$_3$ é 0,03, e o fator de conversão de PO$_2$ do conteúdo de oxigênio é 0,003. Esses dois fatores parecem semelhantes, mas devem ser usados com cuidado.

Equação

H$_2$CO$_3$ = P$_a$CO$_2$ × 0,03
H$_2$CO$_3$: Ácido carbônico em mEq/L
P$_a$CO$_2$: Pressão do dióxido de carbono arterial em mmHg

Valores normais

1,05 a 1,35 mEq/L

Exemplo

Dados: P$_a$CO$_2$ = 40 mmHg
Qual é o nível de ácido carbônico calculado?
H$_2$CO$_3$ = P$_a$CO$_2$ × 0,03
= 40 × 0,03
= 1,2 mEq/L

Exercício

Dados: P$_a$CO$_2$ = 50 mmHg, calcule o nível de H$_2$CO$_3$.

[Resposta: H$_2$CO$_3$ = 1,5 mEq/L]

Referência

Shapiro.

Ver

pH (Henderson-Hasselbalch).

Questões de autoavaliação

64a. A quantidade de ácido carbônico pode ser determinada usando a equação:

(A) 0,003 × P$_a$CO$_2$.
(B) 0,03 × P$_a$CO$_2$.
(C) 0,3 × P$_a$CO$_2$.
(D) pK + log $\dfrac{HCO_3^-}{H_2CO_3}$.

64b. Com base na equação do pH, uma P$_a$CO$_2$ de 50 mmHg é igual a
_____ mEq/L de ácido carbônico.

(A) 1,5

(B) 1,2

(C) 1,0

(D) 0,5

64c. Uma gasometria mostra que a P$_a$CO$_2$ é 30 mmHg. Qual é o nível
de ácido carbônico calculado?

(A) 0,15 mEq/L

(B) 1,5 mEq/L

(C) 15 mEq/L

(D) 0,9 mEq/L

64d. Qual dos seguintes valores de P$_a$CO$_2$ corresponde ao nível de
ácido carbônico de 1,2 mEq/L?

(A) 20 mmHg

(B) 30 mmHg

(C) 40 mmHg

(D) 50 mmHg

Capítulo

65

pH (Henderson-Hasselbalch)

O valor de pH está diretamente relacionado com o nível de bicarbonato (HCO_3^-) e está inversamente relacionado ao nível de ácido carbônico (H_2CO_3) ou ao nível da pressão de dióxido de carbono (PCO_2).

A menos que haja uma compensação, o pH será maior que 7,40 com um aumento do HCO_3^- (alcalose metabólica) ou redução da PCO_2 (alcalose respiratória). Em outras palavras, se a razão HCO_3^- : H_2CO_3 for *maior que* 20:1, o pH será *maior que* 7,40.

Por outro lado, o pH será menor que 7,40 com uma redução do HCO_3^- (alcalose metabólica) ou um aumento da PCO_2 (alcalose respiratória). Em outras palavras, se a razão HCO_3^- : H_2CO_3 for *menor que* 20:1, o pH será *menor que* 7,40.

É essencial notar que o pH será 7,40 se a razão HCO_3^- : H_2CO_3 for 20:1. O Exemplo e Exercício 1 ilustram esse efeito compensatório mesmo se os valores de HCO_3^- e PCO_2 forem bastante diferentes nesses dois casos.

Equação 1

$$pH = 6,1 + \log\left[\frac{HCO_3^-}{H_2CO_3}\right]$$

Equação 2

$$pH = 6,1 + \log\left[\frac{HCO_3^-}{PCO_2 \times 0,03}\right]$$

pH : Potencial de hidrogênio, logaritmo negativo da concentração do íon H^+

HCO_3^- : Concentração de bicarbonato sérico em mEq/L

H_2CO_3 : Ácido carbônico em mEq/L

PCO_2 : Pressão de dióxido de carbono em mmHg

Valores normais

pH arterial = 7,40 (7,35 a 7,45)
pH venoso misto = 7,36

Exemplo

Dados: $H_2CO_3^-$: 24 mEq/L
$\quad\quad\quad PCO_2$: 40 mmHg
Calcule o pH.

$$pH = 6,1 + \log\left[\frac{HCO_3^-}{PCO_2 \times 0,03}\right]$$

$$= 6,1 + \log\left[\frac{24}{40 \times 0,03}\right]$$

$$= 6,1 + \log\left[\frac{24}{1,2}\right]$$

$$= 6,1 + \log 20$$

(Dos valores de logaritmos comuns do Apêndice S, log 20 = 1,301.)
pH = 6,1 + 1,301
$\quad\quad = 7,401$ ou 7,40

Exercício 1

Dados: HCO_3^- = 30 mEq/L
$\quad\quad\quad PCO_2$ = 50 mmHg
$\quad\quad\quad \log 20$ = 1,301
Calcule o pH.

[Resposta: pH = 7,401 ou 7,40]

Exercício 2   Dados: $HCO_3^- = 16$ mEq/L
$PCO_2 = 32$ mmHg
Use a equação de Henderson-Hasselbalch e os valores dos logaritmos comuns no Apêndice S para calcular o pH.

[Resposta: pH = 7,32 já que log 16,67 = 1,222]

Referências   Shapiro; Wojciechowski.

Ver   Apêndice S, Tabela logarítmica.

Questões de autoavaliação

65a. Quando a razão de bicarbonato para ácido carbônico no sangue é 20:1, o pH é:

(A) 6,80.
(B) 7,20.
(C) 7,40.
(D) 7,60.

65b. O pH é normal (7,40) quando a razão de bicarbonato para ácido carbônico é:

(A) 20:1.
(B) 24:1.
(C) 1:20.
(D) 1:24.

65c. Dados $HCO_3^- = 30$ mEq/L e $PCO_2 = 50$ mmHg, o pH calculado é cerca de:

(A) 7,20.
(B) 7,25.
(C) 7,35.
(D) 7,40.

65d. Num pH de 7,50, a razão de bicarbonato para ácido carbônico no sangue é cerca de:

(A) 10:1.
(B) 20:1.
(C) 26:1.
(D) 35:1.

65e. Na tabela logarítmica do Apêndice S, encontre o valor do log 20.

(A) 0,30
(B) 3,00
(C) 30,0
(D) 1,30

65f. Na tabela logarítmica do Apêndice S, encontre o valor do log 16.

(A) 0,3

(B) 1,2

(C) 2,04

(D) 3

65g. Dados $HCO_3^- = 34$ mEq/L e $PCO_2 = 65$ mmHg, qual das seguintes fórmulas é usada no cálculo do pH? Qual é o pH calculado?

(A) $6,1 + \log 17,4$; 7,34

(B) $6,1 + \log 19,1$; 7,38

(C) $6,1 + \log 20,1$; 7,40

(D) $\log 19,1$; 7,38

65h. Use a tabela logarítmica do Apêndice S para calcular o pH com o nível de $HCO_3^- = 16$ mEq/L e $PCO_2 = 60$ mmHg. O pH é normal ou anormal?

(A) 7,05; normal

(B) 7,05; anormal

(C) 7,11; normal

(D) 7,11; anormal

65i. Qual das seguintes afirmações é *incorreta* em relação à equação do pH (Henderson-Hasselbalch)?

(A) O pH é diretamente relacionado ao nível de HCO_3^-.

(B) O pH é inversamente relacionado ao nível de PCO_2.

(C) O pH será 7,40 se a razão $HCO_3^- : H_2CO_3$ for de 20:1.

(D) O pH será maior que 7,40 se a razão $HCO_3^- : PCO_2$ for menor que 20:1.

Capítulo

66

Equação de Poiseuille

A equação de Poiseuille descreve a característica do fluxo (turbulento ou laminar) na via aérea. Ela é influenciada pela diferença de pressão aplicada, pela viscosidade do gás e pelo raio e comprimento da via aérea.

A equação abreviada mostra a relação inversa entre o trabalho da respiração (ΔP) e o raio da via aérea (r).

Equação

$$\dot{V} = \frac{\Delta P r^4 \pi}{\mu 18}$$

$\dot{V}$: Fluxo
ΔP : Variação de pressão
r : Raio da via aérea
$\frac{\pi}{8}$: Constante da equação
μ : Viscosidade do gás
l : Comprimento da via aérea

Em condições clínicas em que a viscosidade do gás (μ), o comprimento da via aérea (l) e $\frac{\pi}{8}$ permanecem estáveis e não mudam, esses parâmetros podem ser excluídos a fim de facilitar a observação entre a relação das diferentes variáveis que permanecem na equação. A forma abreviada da equação de Poiseuille é:

$$\Delta P = \frac{\dot{V}}{r^4}$$

Essa equação mostra que, quando o raio da via aérea (r) diminui pela metade, a variação de pressão (ΔP) deve aumentar 16 vezes para manter o mesmo fluxo. Em outras palavras, broncoconstrição (redução no r) pode levar a um grande aumento do trabalho respiratório (aumento no ΔP). Se o trabalho da respiração não pode ser mantido em virtude da broncoconstrição, o fluxo ($\dot{V}$) na via aérea deve reduzir. No teste de função pulmonar, uma redução na medida do fluxo é geralmente indicativa de broncoconstrição.

Referência

White.

Questões de autoavaliação

66a. Qual das seguintes é a forma simplificada da equação de Poiseuille que descreve a relação entre o trabalho respiratório e o raio da via aérea?

(A) $\Delta P = \dot{V} \times r^2$

(B) $\Delta P = \dfrac{\dot{V}}{r^2}$

(C) $\Delta P = \dot{V} \times r^4$

(D) $\Delta P = \dfrac{\dot{V}}{r^4}$

66b. _____ mostra que o tamanho da via aérea é diretamente proporcional ao fluxo do gás e inversamente proporcional ao trabalho da respiração.

(A) Lei de Henry
(B) Lei de LaPlace
(C) Equação de Poiseuille
(D) Lei da continuidade

66c. A equação de Poiseuille mostra que, quando o raio da via aérea (r) diminui pela metade, a diferença de pressão (ΔP) deve aumentar _____ vezes para manter o mesmo fluxo.

(A) 4
(B) 8
(C) 16
(D) 32

66d. A broncoconstrição pode causar um grande aumento no trabalho respiratório pelas mudanças no(a) _____ das vias aéreas.

(A) cílio
(B) mucosa
(C) raio
(D) comprimento

67

P_aO_2 predita baseada na idade

Essa equação é usada para estimar o valor da P_aO_2 de uma pessoa saudável que respira em ar ambiente. A P_aO_2 predita diminui com a idade.

Em Sorbini et al., a P_aO_2 predita em indivíduos saudáveis reduz 0,43 mmHg por ano de idade.

Se o paciente está em posição semissentada (45°), use a equação da P_aO_2 (sentada).

Equação 1

$$P_aO_2 \text{ (decúbito dorsal)} = 103,5 - (0,42 \times \text{idade})$$

Equação 2

$$P_aO_2 \text{ (sentada)} = 104,2 - (0,27 \times \text{idade})$$

P_aO_2 (decúbito dorsal) : P_aO_2 predita (mmHg) em decúbito dorsal

P_aO_2 (sentada) : P_aO_2 predita (mmHg) em posição sentada

Idade : Idade do paciente em anos

Exemplo

Qual é a P_aO_2 predita de um paciente de 60 anos de idade que respira espontaneamente em decúbito dorsal?

$$\begin{aligned}
P_aO_2 \text{ (decúbito dorsal)} &= 103,5 - (0,42 \times \text{idade}) \\
&= 103,5 - (0,42 \times 60) \\
&= 103,5 - 25,2 \\
&= 78,3 \text{ ou } 78 \text{ mmHg}
\end{aligned}$$

Exercício

Calcule a P_aO_2 predita para um indivíduo saudável de 40 anos de idade que está respirando espontaneamente em ar ambiente numa posição sentada.

[Resposta: P_aO_2 (sentada) = 93,4 ou 93 mmHg]

Referências

Krider; Sorbini.

Ver

F_IO_2 necessária para uma P_aO_2 desejada.

Questões de autoavaliação

67a. Dada a equação para calcular a PO_2 predita em decúbito dorsal: PO_2 (decúbito dorsal) = 103,5 – (0,42 × idade). Qual é a PO_2 predita de um paciente de 50 anos de idade que respira espontaneamente em decúbito dorsal?

(A) 73 mmHg

(B) 78 mmHg

(C) 83 mmHg

(D) 87 mmHg

67b. Use a equação abaixo para calcular a PO_2 predita para um paciente de 50 anos de idade que respira em ar ambiente espontaneamente em uma posição sentada.

$$PO_2 \text{ (sentada)} = 104,2 - (0,27 \times \text{idade})$$

(A) 71 mmHg

(B) 77 mmHg

(C) 80 mmHg

(D) 91 mmHg

67c. Com base no estudo de Sorbini, a P_aO_2 predita em indivíduos saudáveis diminui _____ por ano de idade.

(A) 0,22 mmHg

(B) 0,43 mmHg

(C) 0,68 mmHg

(D) 0,85 mmHg

68

Ajuste do nível de pressão de suporte

Notas

Para calcular o ajuste da pressão de suporte, o $\dot{V}_{vent}$ e o $\dot{V}_{esp}$ devem ter a mesma unidade de medida (L/min ou mL/s).

A ventilação com pressão de suporte é usada para reduzir o trabalho da respiração espontânea por superar a resistência ao fluxo de ar durante a ventilação mecânica. O modo PS (pressão de suporte) é ativado somente quando a respiração espontânea ocorre durante a ventilação mecânica (p. ex., SIMV).

Durante a *ventilação mecânica* e em pacientes com esforços respiratórios espontâneos mensuráveis, o ajuste da pressão de suporte é usado para superar a resistência ao fluxo de ar imposta pelo tubo endotraqueal, secreções e o circuito do ventilador. O ajuste da PS pelo valor calculado é usado durante a fase inicial da PS. O ajuste da PS considera as mudanças da resistência ao fluxo.

Para o *desmame* da ventilação mecânica usando um *teste de respiração espontânea*, a PS é titulada a uma frequência espontânea de 20 a 25/min ou a um volume corrente espontâneo de 8 a 10 mL/kg de peso corporal ideal (PCI). Uma PS de mais de 30 cmH_2O é raramente necessária a menos que o paciente não esteja pronto para o desmame. O nível de PS é reduzido a cada 2 a 4 cmH_2O conforme a tolerância. A extubação pode ser considerada quando o nível de PS alcançar 5 a 8 cmH_2O por duas horas sem sinais de disfunção respiratória.

Equação

PS ajustada = $[(PPI - P_{platô})/ \dot{V}_{vent}] \times \dot{V}_{esp}$

PS ajustada : Ajuste da pressão de suporte inicial

PPI : Pico de pressão inspiratória

$P_{platô}$: Pressão de platô

$\dot{V}_{vent}$: Fluxo inspiratório do ventilador, em L/min

$\dot{V}_{esp}$: Fluxo inspiratório durante a respiração espontânea em L/min (obtida pelo gráfico fluxo/tempo ou estimada para 500 mL/s ou 30 L/min)

Exemplo

Calcule a PS ajustada para um paciente em ventilação mecânica com os seguintes dados: PPI = 50 cmH_2O, $P_{platô}$ = 35 cmH_2O, $\dot{V}_{vent}$ = 50 L/min e $\dot{V}_{esp}$ = 30 L/min).

$$\text{PS ajustada} = \left[\frac{(PPI - P_{platô})}{\dot{V}_{vent}} \right] \times \dot{V}_{esp}$$

$$= \left[\frac{(50\,cmH_2O - 35\,cmH_2O)}{50\,L/min} \right] \times 30\,L/min$$

$$= \left[\frac{(15\,cmH_2O)}{50\,L/min} \right] \times 30\,L/min$$

$$= \left[\frac{(0,3\,cmH_2O)}{L/min} \right] \times 30\,L/min$$

$$= 9\,cmH_2O$$

O ajuste inicial para a pressão de suporte é 9 cmH_2O.

Exercício 1

Um paciente mecanicamente ventilado apresenta os seguintes dados: PPI = 45 cmH_2O, $P_{platô}$ = 25 cmH_2O $\dot{V}_{vent}$ = 60 L/min, $\dot{V}_{esp}$ = 30 L/min. Calcule a PS ajustada.

[Resposta: PS ajustada = 10 cmH_2O]

Exercício 2

Os seguintes dados foram obtidos de um paciente que está sendo ventilado mecanicamente num modo SIMV: PPI = 50 cmH_2O, $P_{platô}$ = 35 cmH_2O, $\dot{V}_{vent}$ = 40 L/min e $\dot{V}_{esp}$ = 20 L/min. Qual deve ser a PS ajustada?

[Resposta: PS ajustada = 7,5 cmH_2O]

Referência   Wilkins (2).
chestjournal.chestpubs.org/content/93/4/795.full.pdf.

Questões de autoavaliação

68a. Um paciente está sendo mecanicamente ventilado, e os dados abaixo foram obtidos: PPI = 60 cmH_2O, $P_{platô}$ = 40 cmH_2O, $\dot{V}_{vent}$ = 50 L/min e $\dot{V}_{esp}$ = 20 L/min. Qual deve ser a PS inicial ajustada?

(A) 6 cmH_2O
(B) 8 cmH_2O
(C) 10 cmH_2O
(D) 12 cmH_2O

68b. Um fisioterapeuta respiratório registrou os seguintes dados da ventilação mecânica de um paciente: PPI = 50 cmH_2O, $P_{platô}$ = 40 cmH_2O, $\dot{V}_{vent}$ = 60 L/min e $\dot{V}_{esp}$ = 30 L/min. Calcule o ajuste inicial da PS.

(A) 5 cmH_2O
(B) 7 cmH_2O
(C) 9 cmH_2O
(D) 11 cmH_2O

68c. O modo pressão de suporte *não pode* ser utilizado durante qual modo de ventilação?

(A) SIMV – ventilação mecânica sincronizada intermitente
(B) CMV – ventilação mecânica controlada
(C) CPAP – pressão positiva contínua nas vias aéreas
(D) IMV – ventilação mecânica intermitente

68d. Quando está em curso um processo de desmame de um paciente da ventilação mecânica usando um teste de respiração espontânea, o nível de PS inicial é titulado até o(a) _____ ser alcançado(a).

(A) frequência espontânea de 25 a 30/min
(B) volume corrente espontâneo de 4 a 6 mL/kg do PCI
(C) frequência espontânea de 20 a 25/min
(D) volume corrente espontâneo de 6 a 8 mL/kg do PCI

68e. O médico solicita ao fisioterapeuta que realize um teste de respiração espontânea com o objetivo de desmame. O fisioterapeuta deve titular a PS ajustada até o paciente alcançar:

(A) um volume corrente espontâneo de 6 mL/kg do PCI.
(B) uma frequência espontânea de 30/min.
(C) uma frequência espontânea de 12/min.
(D) um volume corrente espontâneo de 10 mL/kg do PCI.

Capítulo

69
Umidade relativa

Notas

A umidade relativa é geralmente medida por higrômetros, eliminando, assim, a necessidade de extrair e medir o conteúdo de umidade numa amostra de ar. Os exemplos ilustram como o conteúdo de umidade e a capacidade de umidificação relacionam-se com a umidade relativa.

Como a capacidade está diretamente relacionada à temperatura, uma temperatura mais elevada leva ao aumento da capacidade. Se o conteúdo permanece constante, uma temperatura ou capacidade maior leva a uma *menor* umidade relativa; o inverso é também verdadeiro.

A terapia com aerossol aquecido oferece dois componentes ao cuidado respiratório. Primeiro, o calor aumenta a capacidade da mistura de gases carregar a umidade. Segundo, o aerossol aumenta o conteúdo (umidade real) do gás inspirado, diminuindo, assim, o déficit de umidade.

Equação

$$UR = \frac{\text{Conteúdo}}{\text{Capacidade}}$$

UR : Umidade relativa em %
Conteúdo : Conteúdo de umidade de um volume de gás em mg/L ou mmHg, também conhecida como umidade real ou absoluta
Capacidade: Capacidade de umidificação ou quantidade máxima de água que o ar pode manter em uma dada temperatura, em mg/L ou mmHg, também conhecida como umidade absoluta máxima

Valores normais

A umidade relativa é diretamente proporcional ao conteúdo.

Exemplo 1

Qual é a umidade relativa se o conteúdo de uma amostra de ar é 12 mg/L e sua capacidade é 18 mg/L?

$$UR = \frac{\text{Conteúdo}}{\text{Capacidade}}$$
$$= \frac{12}{18}$$
$$= 0,67 \text{ ou } 67\%$$

Exemplo 2

Calcule a umidade relativa considerando que o conteúdo de uma amostra de ar é 16 mg/L e sua capacidade é 18 mg/L.

$$UR = \frac{\text{Conteúdo}}{\text{Capacidade}}$$
$$= \frac{16}{18}$$
$$= 0,89 \text{ ou } 89\%$$

Exemplo 3

Calcule a umidade relativa considerando que o conteúdo de uma amostra de ar é 16 mg/L e sua capacidade é 20 mg/L.

$$UR = \frac{\text{Conteúdo}}{\text{Capacidade}}$$
$$= \frac{16}{20}$$
$$= 0,8 \text{ ou } 80\%$$

Exercício 1	Uma amostra de ar tem um conteúdo de umidade de 15 mg/L e uma capacidade de 26 mg/L. Qual é a umidade relativa calculada dessa amostra de ar?

[Resposta: UR = 0,577 ou 58%] |
| **Exercício 2** | Calcule a umidade relativa de uma amostra de ar considerando que o conteúdo de umidade e a capacidade de umidificação são 25 mg/L e 43 mg/L, respectivamente.

[Resposta: UR = 0,581 ou 58%] |
| **Referências** | White; Wilkins (2). |
| **Ver** | Déficit de umidade; Apêndice F, Fatores de conversão de ATPS para BTPS; Apêndice R, Capacidade de umidade do gás saturado em temperaturas selecionadas. |

Questões de autoavaliação

69a. Qual é a umidade relativa considerando que o conteúdo da umidade de uma amostra de ar é 12 mg/L e a capacidade de umidificação é 24 mg/L?

(A) 20%
(B) 40%
(C) 50%
(D) 60%

69b. Calcule a umidade relativa de uma amostra de ar considerando que o conteúdo de umidade é 14 mg/L e a capacidade de umidificação é 19 mg/L.

(A) 33%
(B) 74%
(C) 80%
(D) 85%

69c. Uma amostra de ar tem um conteúdo de umidade de 23 mg/L e a capacidade de umidificação de 26 mg/L a 100% de saturação. Calcule a umidade relativa dessa amostra.

(A) 32%
(B) 64%
(C) 78%
(D) 88%

70

Número de Reynolds

Notas

Reynolds Osborne (1842-1912), cientista inglês, desenvolveu um número adimensional (razão) para descrever a dinâmica dos fluidos e fluxo de ar.

Equação

$$R_e = \frac{v \times D \times d}{\mu}$$

R_e : Número de Reynolds
v : Velocidade do fluido
D : Densidade do fluido
d : Diâmetro do tubo
μ : Viscosidade do fluido

Quando o número de Reynolds é menor que 2.000, ele reflete fluxo laminar; quando acima de 2.000, reflete fluxo turbulento. Na verdade, valores entre 2.000 e 4.000 associam-se com um modelo misto ou de transição (laminar ou turbulento), mas a maioria das referências em cuidados respiratórios indica que esse intervalo de valores relaciona-se com fluxo turbulento. As características do fluxo de gás nessa equação podem ser aplicadas ao cuidado respiratório. Um aumento no fluxo de gás (v) ou densidade do gás (D) aumentará o número de Reynolds, tornando o fluxo turbulento mais provável. Uma mistura de oxigênio/hélio pode ser usada para reduzir a densidade do gás e aumentar o fluxo do gás e a difusão do oxigênio.

Um aumento no tamanho das vias aéreas (d) não aumenta o número de Reynolds, pois o menor fluxo resultante (v) resultante de um aumento no diâmetro das vias aéreas tende a encobrir qualquer mudança significativa no número de Reynolds.

Referências

Barnes; Pierson; Wilkins (2); Wojciechowski.

Questões de autoavaliação

70a. O número de Reynolds é usado para descrever as características de:

    (A) fluido e fluxo de ar.

    (B) densidade do gás.

    (C) elasticidade pulmonar.

    (D) complacência pulmonar.

70b. O fluxo laminar é esperado quando o:

(A) fluxo é maior que 4 L/min.

(B) fluxo é menor que 4 L/min.

(C) número de Reynolds é maior que 4.000.

(D) número de Reynolds é menor que 2.000.

70c. Misturas de oxigênio/hélio são usadas em pacientes com obstrução de vias aéreas pois essas misturas oferecem um(a) _____ da densidade do gás e _____ do fluxo de gás e difusão do oxigênio.

(A) aumento; aumento

(B) redução; redução

(C) aumento; redução

(D) redução; aumento

70d. Um aumento no calibre das vias aéreas _____ o número de Reynolds, pois o(a) resultante _____ no fluxo ($\dot{V}$) encobre qualquer mudança significativa no número de Reynolds.

(A) aumenta; aumento

(B) diminui; aumento

(C) não altera; redução

(D) não altera; aumento

71

Equação clássica do *shunt* ($Q_{sp}/\dot{Q}_T$): fisiológico

Notas

A equação do *shunt* é usada para calcular a porção do débito cardíaco que não toma parte na troca gasosa – perfusão perdida. A equação clássica do *shunt* necessita de uma amostra arterial para C_aO_2 e uma amostra venosa mista para $C_{\bar{v}}O_2$.

Um *shunt* calculado de menos de 10% é considerado normal no contexto clínico. Um *shunt* de 10 a 20% indica *shunt* intrapulmonar leve, e um *shunt* de 20 a 30% indica um *shunt* pulmonar significativo. Mais de 30% de *shunt* calculado reflete um *shunt* intrapulmonar crítico e grave. A $Q_{sp}/\dot{Q}_T$ está aumentada na presença de uma das seguintes categorias de doença produtora de *shunt*: *shunt* anatômico (p. ex., doença cardíaca congênita, fístulas intrapulmonares, tumores pulmonares vasculares); *shunt* capilar (p. ex., atelectasias, edema alveolar); mistura venosa (p. ex., hipoventilação, distribuição inadequada da ventilação, distúrbios da difusão).

Equação

$$\frac{Q_{sp}}{\dot{Q}_T} = \frac{C_cO_2 - C_aO_2}{C_cO_2 - C_{\bar{v}}O_2}$$

$Q_{sp}/\dot{Q}_T$: *Shunt* fisiológico em relação à taxa de perfusão total em %

C_cO_2 : Conteúdo capilar de oxigênio em vol%

C_aO_2 : Conteúdo arterial de oxigênio em vol%

$C_{\bar{v}}O_2$: Conteúdo venoso misto de oxigênio em vol%

Valores normais

Menor que 10%

Exemplo

Dados: C_cO_2 = 20,4 vol%
C_aO_2 = 19,8 vol%
$C_{\bar{v}}O_2$ = 13,4 vol%

$$Q_{sp}/\dot{Q}_T = \frac{C_cO_2 - C_aO_2}{C_cO_2 - C_{\bar{v}}O_2}$$

$$= \frac{20,4 - 19,8}{20,4 - 13,4}$$

$$= \frac{0,6}{7}$$

$$= 0,086 \text{ ou } 8,6\%$$

Exercício

Dados: C_cO_2 = 20,6 vol%
C_aO_2 = 17,2 vol%
$C_{\bar{v}}O_2$ = 10,6 vol%

Calcule a $Q_{sp}/\dot{Q}_T$. Ela é normal ou anormal?

[Resposta: $Q_{sp}/\dot{Q}_T$ = 34%. *Shunt* intrapulmonar grave.]

Referências

Malley; Shapiro.

Ver

Conteúdo de oxigênio: capilar (C_cO_2) para cálculo do C_cO_2. Equação do *shunt* ($Q_{sp}/\dot{Q}_T$): estimado; Apêndice V, Transporte de oxigênio.

Questões de autoavaliação

71a. A função cardiopulmonar normal geralmente resulta num *shunt* calculado de:

(A) 10% ou menos.

(B) 20% ou menos.

(C) 30% ou menos.

(D) 40% ou menos.

71b. A equação clássica do *shunt* é representada por:

(A) $(C_aO_2 - C_{\bar{v}}O_2) \times (C_cO_2 - C_aO_2)$

(B) $\dfrac{C_aO_2 - C_{\bar{v}}O_2}{C_cO_2 - C_aO_2}$

(C) $\dfrac{C_aO_2 - C_{\bar{v}}O_2}{C_cO_2 - C_aO_2}$

(D) $\dfrac{C_cO_2 - C_aO_2}{C_cO_2 - C_{\bar{v}}O_2}$

71c. A porção $(C_cO_2 - C_aO_2)$ da equação clássica do *shunt* representa:

(A) consumo de oxigênio.

(B) perfusão desviada (*shunt*).

(C) perfusão total.

(D) conteúdo de oxigênio.

71d. Dados $C_cO_2 = 21,1$ vol%, $C_aO_2 = 18,8$ vol%, $C_{\bar{v}}O_2 = 14,4$ vol%, calcule a porcentagem de *shunt* usando a equação clássica do *shunt*. Ele é normal ou anormal?

(A) 10%; normal

(B) 34%; anormal

(C) 34%; normal

(D) 66%; anormal

71e. Dados $C_cO_2 = 20,5$ vol%, $C_aO_2 = 20,1$ vol% e $C_{\bar{v}}O_2 = 13,8$ vol%, calcule a porcentagem de *shunt* usando a equação clássica do *shunt*. Ele é normal ou anormal?

(A) 6%; normal

(B) 6%; anormal

(C) 12%; normal

(D) 12%; anormal

71f. Um paciente que se encontra na unidade de terapia intensiva tem as seguintes medidas do conteúdo de oxigênio: $C_aO_2 = 19,7$ vol% e $C_{\bar{v}}O_2 = 13,6$ vol%. Se o C_cO_2 calculado é 20,8 vol%, qual é a porcentagem de *shunt* com base na equação clássica do *shunt*? O *shunt* calculado é normal, alterado de forma leve, moderada ou grave para esse paciente?

(A) 10%, *shunt* normal

(B) 10%; *shunt* leve

(C) 15%; *shunt* leve

(D) 15%; *shunt* moderado

71g. Um paciente com diagnóstico de síndrome do desconforto respiratório agudo tem um C_cO_2 = 21 vol%, C_aO_2 = 18,2 vol% e $C_{\bar{v}}O_2$ = 14 vol%. Use a equação clássica do *shunt* para calcular a porcentagem de *shunt*. Ela é consistente com o diagnóstico?

(A) 20%; *shunt* leve, inconsistente com o diagnóstico

(B) 30%; *shunt* leve, inconsistente com o diagnóstico

(C) 40%; *shunt* moderado, consistente com o diagnóstico

(D) 40%; *shunt* grave, consistente com o diagnóstico

71h. Qual dos seguintes conjuntos de medidas de conteúdo de oxigênio tem o maior *shunt* fisiológico calculado?

	C_cO_2	C_aO_2	$C_{\bar{v}}O_2$ (vol%)
(A)	20	19	15
(B)	19	17	14
(C)	21	20	16
(D)	18	17	13

71i. Qual dos seguintes conjuntos de medidas de conteúdo de oxigênio tem o *menor shunt* fisiológico calculado?

	C_cO_2	C_aO_2	$C_{\bar{v}}O_2$ (vol%)
(A)	20,8	18,7	14,3
(B)	18,7	16,9	13,2
(C)	20,1	19,0	14,6
(D)	18,4	17,2	13,5

71j. Qual dos seguintes conjuntos de medidas de conteúdo de oxigênio representa o *shunt* fisiológico *normal*?

	C_cO_2	C_aO_2	$C_{\bar{v}}O_2$ (vol%)
(A)	19,8	19,0	14,3
(B)	20,3	18,2	13,6
(C)	17,1	16,8	12,9
(D)	18,3	17,5	13,8

71k. Um paciente tem uma série de medidas de *shunt*, listadas a seguir. Qual dos seguintes conjuntos de medidas de conteúdo de oxigênio representa um *shunt* fisiológico grave?

	C_cO_2	C_aO_2	$C_{\bar{v}}O_2$ (vol%)
(A)	20,3	17,8	13,6
(B)	19,6	19,0	14,7
(C)	19,1	17,7	13,5
(D)	18,5	17,9	13,8

72

Equação do *shunt* ($Q_{sp}/\dot{Q}_T$): estimado

Notas

A equação do *shunt* estimado não necessita de amostra de sangue venoso misto. Ela é menos precisa que a equação clássica do *shunt*. Em indivíduos normais, 5 vol% pode ser usado como diferença arteriovenosa de oxigênio {$C(a-\bar{v})O_2$}. Em paciente em estado crítico, 3,5 vol% pode ser usado, pois nesses pacientes é comum uma $C(a-\bar{v})O_2$ menor como resultado de um aumento do débito cardíaco ou redução do consumo de oxigênio (extração).

Um *shunt* calculado de menos de 10% é considerado normal no contexto clínico. Um *shunt* de 10 a 20% indica *shunt* intrapulmonar leve, e um *shunt* de 20 a 30% indica um *shunt* pulmonar significativo. Mais de 30% de *shunt* calculado reflete um *shunt* intrapulmonar crítico e grave.

A $Q_{sp}/\dot{Q}_T$ está aumentada na presença de uma das seguintes categorias de doença produtora de *shunt*: *shunt* anatômico (p. ex., doença cardíaca congênita, fístulas intrapulmonares, tumores pulmonares vasculares); *shunt capilar* (p. ex., atelectasias, edema alveolar); *mistura venosa* (p. ex., hipoventilação, distribuição inadequada da ventilação, distúrbios da difusão).

Equação 1

Para indivíduos que estão respirando espontaneamente com ou sem CPAP:

$$\frac{Q_{sp}}{\dot{Q}_T} = \frac{C_cO_2 - C_aO_2}{5 + (C_cO_2 - C_aO_2)}$$

Equação 2

Para pacientes em estado crítico que recebem ventilação mecânica com ou sem PEEP:

$$\frac{Q_{sp}}{\dot{Q}_T} = \frac{C_cO_2 - C_aO_2}{3,5 + (C_cO_2 - C_aO_2)}$$

$Q_{sp}/\dot{Q}_T$: *Shunt* fisiológico em relação à perfusão total em %

C_cO_2 : Conteúdo capilar de oxigênio em vol%

C_aO_2 : Conteúdo arterial de oxigênio em vol%

Valores normais

Menos de 10%

Exemplo 1

Dados: Um paciente em CPAP de 5 cmH_2O
$C_cO_2 = 20,4$ vol%
$C_aO_2 = 19,8$ vol%
Use 5 vol% como $C(a-\bar{v})O_2$ estimada e calcule $Q_{sp}/\dot{Q}_T$.

$$\frac{Q_{sp}}{\dot{Q}_T} = \frac{C_cO_2 - C_aO_2}{5 + (C_cO_2 - C_aO_2)}$$

$$= \frac{20,4 - 19,8}{5 + (20,4 - 19,8)}$$

$$= \frac{0,6}{5 + 0,6}$$

$$= \frac{0,6}{5,6}$$

$$= 0,107 \text{ ou } 10,7\%$$

Exemplo 2

Dados: Um paciente em ventilação mecânica

$C_cO_2 = 20,4$ vol%
$C_aO_2 = 19,8$ vol%
Use 3,5 vol% como $C(a-\bar{v})O_2$ estimada e calcule a $Q_{sp}/\dot{Q}_T$.

$$
\begin{aligned}
\frac{Q_{sp}}{\dot{Q}_T} &= \frac{C_cO_2 - C_aO_2}{3,5 + (C_cO_2 - C_aO_2)} \\
&= \frac{20,4 - 19,8}{3,5 + (20,4 - 19,8)} \\
&= \frac{0,6}{3,5 + 0,6} \\
&= \frac{0,6}{4,1} \\
&= 0,146 \text{ ou } 14,6\%
\end{aligned}
$$

Exercício 1

Dados: $C_cO_2 = 20,6$ vol%
$\qquad\quad C_aO_2 = 19,8$ vol%
Use $C(a-\bar{v})O_2$ de 5 vol% e calcule a $Q_{sp}/\dot{Q}_T$ estimada de um paciente. Ela é normal?

[Resposta: $Q_{sp}/\dot{Q}_T = 0,138$ ou 13,8%. Anormal, *shunt* leve.]

Exercício 2

Dados os conteúdos de oxigênio de um paciente em estado crítico que está em ventilação mecânica:
$C_cO_2 = 20,6$ vol%
$C_aO_2 = 17,2$ vol%
Use $C(a-\bar{v})O_2$ de 3,5 vol% e calcule a $Q_{sp}/\dot{Q}_T$ estimada desse paciente. Ela é normal?

[Resposta: $Q_{sp}/\dot{Q}_T = 0,49$ ou 4,9%. Anormal, *shunt* grave.]

Referências

Malley; Shapiro.

Ver

Equação clássica do *shunt* $Q_{sp}/\dot{Q}_T$: fisiológico; Apêndice V, Transporte de oxigênio.

Questões de autoavaliação

72a. Todas as seguintes afirmativas são verdadeiras considerando a equação do *shunt* estimado com exceção de:

(A) ela não necessita de um cateter de artéria pulmonar.

(B) ela não necessita de uma amostra de sangue venoso misto.

(C) sua precisão é a mesma que a da equação do *shunt* clássica.

(D) ela necessita somente de uma amostra de sangue arterial.

72b. Selecione a equação do *shunt* estimado para indivíduos que estão em ventilação mecânica:

(A) $\dfrac{C_cO_2 \; - \; C_aO_2}{C_cO_2 \; - \; C_{\bar{v}}O_2}$

(B) $(C_cO_2 - C_aO_2) \times (5 + C_cO_2 - C_aO_2)$

(C) $\dfrac{C_cO_2 \; - \; C_aO_2}{5 \; + \; C_cO_2 \; - \; C_aO_2}$

(D) $\dfrac{C_aO_2 \; - \; C_{\bar{v}}O_2}{5 \; + \; C_cO_2 \; - \; C_aO_2}$

72c. Dados $C_cO_2 = 20{,}4$ vol%, $C_aO_2 = 19{,}7$ vol%. , calcule a $\dfrac{Q_{sp}}{\dot{Q}_T}$ estimada. Ela é normal? (Assuma que $C_aO_2 - C_{\bar{v}}O_2 = 5$ vol% para indivíduos que não estão em ventilação mecânica.)

(A) 12,3%; normal

(B) 12,3%; *shunt* leve

(C) 23,6%; normal

(D) 23,6%; *shunt* moderado

72d. Um paciente em estado crítico tem um C_aO_2 de 14,5 vol%. Se o conteúdo capilar de oxigênio calculado é 16,8 vol%, qual é o *shunt* estimado para esse paciente? Qual é a gravidade do *shunt*? (Assuma $C_aO_2 - C_{\bar{v}}O_2 = 3{,}5$ vol% para pacientes em estado crítico.)

(A) 24,8%; *shunt* leve

(B) 24,8%; *shunt* moderado

(C) 39,6%, *shunt* moderado

(D) 39,6%; *shunt* grave

72e. Qual dos seguintes conjuntos de valores tem o maior *shunt* estimado?

	C_cO_2	C_aO_2 (vol%)
(A)	20	19
(B)	19	17
(C)	21	20
(D)	18	17

72f. Qual dos seguintes conjuntos de valores tem o menor *shunt* estimado?

	C_cO_2	C_aO_2 (vol%)
(A)	20,8	18,7
(B)	18,7	16,9
(C)	20,1	19,0
(D)	18,4	17,2

72g. Qual dos seguintes conjuntos de medidas representa um *shunt* estimado normal?

C_cO_2	C_aO_2 (vol%)
(A) 19,8	19,0
(B) 20,3	18,2
(C) 17,1	16,8
(D) 18,3	17,5

72h. Os conteúdos de oxigênio arterial de um paciente são mostrados abaixo. Com os respectivos conteúdos de oxigênio capilar, quais dos seguintes conjuntos de medidas mostram um *shunt* fisiológico grave?

C_cO_2	C_aO_2 (vol%)
(A) 20,3	17,8
(B) 19,6	19,0
(C) 19,1	17,7
(D) 18,5	17,9

72i. Os seguintes valores foram obtidos de um paciente em estado crítico: $C_cO_2 = 20,5$ vol%, $C_aO_2 = 18,6$ vol% e $C_{\bar{v}}O_2 = 14,8$ vol%. Calcule a porcentagem de *shunt* usando a equação do *shunt* fisiológico clássico. Assumindo $C_aO_2 - C_{\bar{v}}O_2 = 3,5$ vol%, calcule o *shunt* estimado.

(A) clássico 33,3%, estimado 35,2%

(B) clássico 33,3%; estimado 36,5%

(C) clássico 34,1%; estimado 27,5%

(D) clássico 34,1%; estimado 36,5%

Capítulo

73

Equação do *shunt*: modificado

Equação

$$\frac{Qs}{\dot{Q}_T} = \frac{(P_AO_2 - P_aO_2) \times 0,003}{(C_aO_2 - C_{\bar{v}}O_2) + (P_AO_2 - P_aO_2) \times 0,003}$$

$\dfrac{Qs}{\dot{Q}_T}$: *Shunt* modificado em %

P_AO_2 : Pressão de oxigênio alveolar em mmHg
P_aO_2 : Pressão de oxigênio arterial em mmHg
C_aO_2 : Conteúdo arterial de oxigênio em vol%
$C_{\bar{v}}O_2$: Conteúdo venoso misto de oxigênio em vol%

Essa equação é modificada da equação do *shunt* fisiológico clássica na qual $(P_AO_2 - P_aO_2) \times 0,003$ é usada para substituir $C_cO_2 - C_aO_2$. A equação necessita de uma PO_2 arterial maior que 150 mmHg. Como a maioria dos pacientes não alcança esse nível de PO_2, ela tem limitada aplicação clínica.

Uma equação mais simplificada, $P_AO_2 - P_aO_2$, com apenas uma porção da equação do *shunt* modificada, é usada para estimar o grau de *shunt* fisiológico. Para aumentar a precisão dessa equação simplificada, os valores da P_AO_2 e da P_aO_2 são geralmente medidas com uma F_IO_2 de 100%.

Referência

Barnes.

Ver

Equação clássica do *shunt*: fisiológico, gradiente de pressão de oxigênio alveolar–arterial $P(A-a)O_2$.

Questões de autoavaliação

73a. Na equação do *shunt* modificada, $(P_AO_2 - P_aO_2) \times 0,003$ é usada para substituir _____ da equação clássica do *shunt* fisiológico.

(A) $C_cO_2 - C_aO_2$
(B) $C_aO_2 - C_{\bar{v}}O_2$
(C) $C_{\bar{v}}O_2 - C_aO_2$
(D) $C_cO_2 - C_{\bar{v}}O_2$

73b. Para ser precisa, a equação do *shunt* modificada deve ser uma PO_2 arterial maior que _____ mmHg.

(A) 100

(B) 120

(C) 150

(D) 200

73c. Qual das seguintes afirmações é verdadeira considerando a equação do *shunt* modificada?

(A) Ela não necessita de uma amostra de sangue venoso misto.

(B) Ela não necessita de um valor de P_AO_2.

(C) Ela é a equação do *shunt* mais comumente usada.

(D) Ela necessita de duas amostras de gasometria.

74

Volume sistólico (VS) e índice do volume sistólico (IVS)

Notas

O volume sistólico (VS) mede o débito cardíaco médio por cada batimento cardíaco. Sua precisão depende do método e da técnica usados na medida do débito cardíaco (p. ex., método de Fick estimado, diluição de indicadores e termodiluição).

O VS é aumentado por fármacos que aumentam a contratilidade cardíaca e durante estágios precoces do choque séptico compensado. Ele é reduzido por fármacos que diminuem a contratilidade cardíaca e durante estágios tardios do choque séptico compensado.

O índice do volume sistólico (IVS) é usado para normalizar o volume sistólico medido entre pacientes de diferentes superfícies corporais. Por exemplo, um volume sistólico de 50 mL pode ser normal para um indivíduo de tamanho médio, mas baixo para um indivíduo grande. O IVS pode distinguir essa diferença com base na superfície corporal. Ver Tabela 2.10 para fatores que mudam VS, IVS e outras medidas hemodinâmicas.

Equação 1

$$VS = \frac{DC}{FC}$$

Equação 2

$$IVS = \frac{VS}{ASC}$$

VS : Volume sistólico em mL ou mL/batimento
IVS : Índice do volume sistólico em mL/m^2 (ou mL/batimento/m^2)
DC : Débito cardíaco em L/min ($\dot{Q}_T$)
FC : Frequência cardíaca/min
ASC : Área da superfície corporal em m^2

Valores normais

VS : 40 a 80 mL
IVS : 33 a 47 mL/m^2

Exemplo

Dados: Débito cardíaco $= 4{,}0$ L/min
Frequência cardíaca $= 100$/min
Área da superfície corporal $= 1{,}5$ m^2

Calcule o volume sistólico e o índice do volume sistólico.

$$VS = \frac{DC}{FC}$$

$$= \frac{4{,}0}{100}$$

$$= 0{,}04 \text{ L ou } 40 \text{ mL}$$

$$IVS = \frac{VS}{ASC}$$

$$= \frac{40}{1{,}5}$$

$$= 26{,}7 \text{ mL/m}^2$$

Tabela 2.10   Fatores que aumentam e diminuem o volume sistólico (VS), o índice do volume sistólico (IVS), o débito cardíaco (DC), o índice cardíaco (IC), o índice do trabalho sistólico do ventrículo direito (ITSVD) e o índice do trabalho sistólico do ventrículo esquerdo (ITSVE)

AUMENTA	DIMINUI
Fármacos inotrópicos positivos (aumentam a contratilidade)	**Fármacos inotrópicos negativos (reduzem a contratilidade)**
Dobutamina	Propranolol
Adrenalina	Timolol
Dopamina	Metoprolol
Isoproterenol	Atenolol
Digitálicos	Nadolol
Amrinone	
Situações anormais	**Situações anormais**
Choque séptico (estágio precoce)	Choque séptico (estágio tardio)
Hipertermia	Insuficiência cardíaca congestiva
Hipervolemia	Hipovolemia
Redução da resistência vascular	Embolia pulmonar
	Aumento da resistência vascular
	Infarto do miocárdio
	Hiperinsuflação dos pulmões
	Ventilação mecânica
	Pressão positiva ao final da expiração (PEEP)

Exercício

Dados: Débito cardíaco   = 5,0 L/min
Frequência cardíaca   = 80/min
Área da superfície corporal = 1,2 m^2
Calcule o volume sistólico e o índice do volume sistólico.

[Resposta: VS = 62,5 mL; IVS = 52,1 mL/m^2]

Referência

Des Jardins.

Ver

Débito cardíaco (DC): método de Fick estimado; Índice cardíaco (IC); Apêndice I, Gráfico da superfície corporal de DuBois; Apêndice Q, Intervalo de valores hemodinâmicos normais.

Questões de autoavaliação

74a. A equação para o cálculo do volume sistólico (VS) é:

(A) Débito cardíaco × Frequência cardíaca

(B) $\dfrac{\text{Débito cardíaco}}{\text{Frequência cardíaca}}$

(C) $\dfrac{\text{Débito cardíaco} \times \text{Frequência cardíaca}}{\text{Área da superfície corporal}}$

(D) $\dfrac{\text{Débito cardíaco / Frequência cardíaca}}{\text{Área da superfície corporal}}$

74b. A equação para o cálculo do índice do volume sistólico (IVS) é:

(A) Débito cardíaco × Frequência cardíaca

(B) $\dfrac{\text{Débito cardíaco}}{\text{Frequência cardíaca}}$

(C) $\dfrac{\text{Débito cardíaco} \times \text{Frequência cardíaca}}{\text{Área da superfície corporal}}$

(D) $\dfrac{\text{Débito cardíaco / Frequência cardíaca}}{\text{Área da superfície corporal}}$

74c. Dados débito cardíaco = 4,5 L/min, frequência cardíaca = 110/min e área da superfície corporal = 1,3 m^2, calcule o volume sistólico (VS) e o índice do volume sistólico (IVS).

(A) VS = 46,2 mL; IVS = 35,5 mL/m^2
(B) VS = 44,6 mL; IVS = 34,3 mL/m^2
(C) VS = 42,0 mL; IVS = 32,3 mL/m^2
(D) VS = 40,9 mL; IVS = 31,5 mL/m^2

74d. Um paciente cuja área da superfície corporal é cerca de 1,1 m^2 tem as seguintes medidas hemodinâmicas: débito cardíaco = 5,9 L/min e frequência cardíaca = 120/min. Calcule o volume sistólico (VS) e o índice do volume sistólico (IVS).

(A) VS = 70,8 mL; IVS = 51,6 mL/m^2
(B) VS = 70,8 mL; IVS = 64,4 mL/m^2
(C) VS = 49,2 mL; IVS = 40,7 mL/m^2
(D) VS = 49,2 mL; IVS = 44,7 mL/m^2

74e. Dado o seguinte volume sistólico (VS) e área da superfície corporal (ASC), qual conjunto de valores tem o maior índice de volume sistólico (IVS)?

	VS (mL)	ASC (m^2)
(A)	60	1,4
(B)	55	1,2
(C)	58	2,0
(D)	63	1,7

75

Trabalho sistólico do ventrículo esquerdo (TSVE) e índice (ITSVE)

Notas

O trabalho sistólico do ventrículo esquerdo (TSVE) reflete o trabalho do coração esquerdo em prover perfusão pela circulação sistêmica. O TSVE é diretamente relacionado à resistência vascular sistêmica, à massa do miocárdio e ao volume e viscosidade sanguíneos. Além desses fatores, taquicardia, hipoxemia e baixa contratilidade cardíaca podem aumentar o trabalho sistólico do coração esquerdo.

A pressão capilar pulmonar (PCP) é usada porque ela se aproxima da pressão de átrio esquerdo média ou pressão diastólica final do ventrículo esquerdo.

A constante 0,0136 na equação é usada para converter mmHg/mL em gramas · metros (g · m).

O índice do trabalho sistólico do ventrículo esquerdo (ITSVE) é usado para ajustar o trabalho sistólico pela estatura do indivíduo. No exemplo mostrado, um aparente baixo trabalho sistólico do ventrículo esquerdo pode ser normal para uma pessoa de baixa estatura após a indexação. Ver Figura 2.39 para a relação entre ITSVE e pré-carga do ventrículo esquerdo (representada pela PCP). Por exemplo, quando o ITSVE e a PCP medidas estão ambas baixas e se encontram no quadrante 1, hipovolemia pode estar presente.

Equação 1

$$TSVE = (PAM - PCP) \times VS \times 0{,}0136$$

Equação 2

$$ITSVE = \frac{TSVE}{ASC}$$

TSVE	:	Trabalho sistólico do ventrículo esquerdo em g · m/batimento
ITSVE	:	Índice do trabalho sistólico do ventrículo esquerdo em g · m/batimento/m^2
PAM	:	Pressão arterial média em mmHg
PCP	:	Pressão capilar pulmonar em mmHg
VS	:	Volume sistólico em mL
ASC	:	Área da superfície corporal em m^2

Valores normais

TSVE	=	60 a 80 g · m/batimento
ITSVE	=	40 a 60 g · m/batimento/m^2

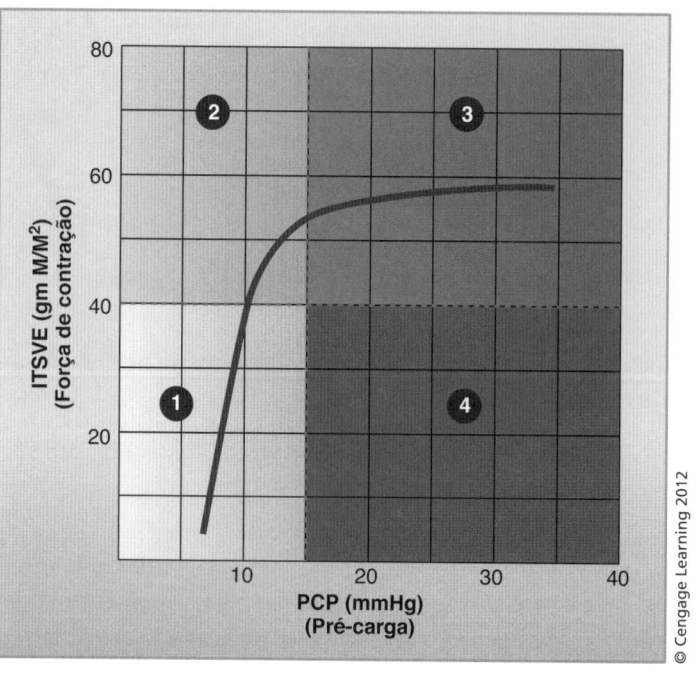

Figura 2.39 Curva de Frank-Starling. A curva de Frank-Starling mostra que quanto mais a fibra miocárdica é estirada como resultado da pressão sanguínea resultante do retorno sanguíneo para as câmaras do coração durante a diástole, mais o músculo cardíaco se contrai durante a sístole. Adicionalmente, ele se contrai com mais força. O estiramento produzido dentro do miocárdio no final da diástole é chamado de pré-carga. Clinicamente, a melhor forma de determinar a pré-carga do ventrículo esquerdo seria medir a pressão diastólica final do ventrículo esquerdo ou átrio esquerdo. Entretanto, em consequência da dificuldade de realizar essas medidas na beira do leito, a melhor aproximação da pré-carga cardíaca é a medida da pressão de capilar pulmonar (PCP). Como mostrado na figura, a relação entre a PCP (pré-carga) e o índice do trabalho sistólico do ventrículo esquerdo (ITSVE) (força de contração) pode aparecer em quatro quadrantes: (1) hipovolemia, (2) função opcional, (3) hipervolemia e (4) insuficiência cardíaca.

Exemplo

Dados: PAM $= 100$ mmHg
PCP $= 20$ mmHg
VS $= 50$ mL
ASC $= 1,1$ m^2

Calcule o trabalho sistólico do ventrículo esquerdo (TSVE) e seu índice (ITSVE).

$$TSVE = (PAM - PCP) \times 50 \times 0,0136$$
$$= (100 - 20) \times 50 \times 0,0136$$
$$= 80 \times 50 \times 0,0136$$
$$= 4.000 \times 0,0136$$
$$= 54,4 \text{ g} \cdot \text{m/batimento}$$

$$ITSVE = \frac{TSVE}{ASC}$$
$$= \frac{54,4}{1,1}$$
$$= 49,45 \text{ g} \cdot \text{m/batimento/m}^2$$

Exercício

Dados: PAM $= 120$ mmHg
PCP $= 20$ mmHg
VS $= 45$ mL
ASC $= 1,5$ m^2

Calcule o TSVE e o ITSVE.

[Resposta: TSVE = 61,2 g · m/batimento;
ITSVE = 40,8 g · m/batimento/m^2]

Referência   Des Jardins.

Ver   Trabalho sistólico do ventrículo direito (TSVD) e índice (ITSVD); Apêndice Q, Intervalo de valores hemodinâmicos normais.

Questões de autoavaliação

75a. O cálculo do trabalho sistólico do ventrículo esquerdo (TSVE) e do índice do trabalho sistólico do ventrículo esquerdo (ITSVE) não necessita da medida de:

(A) pressão arterial média.
(B) pressão média na artéria pulmonar.
(C) pressão capilar pulmonar.
(D) volume sistólico.

75b. A equação para o cálculo do trabalho sistólico do ventrículo esquerdo (TSVE) é:

(A) (PAM + PCP) × VS
(B) (PAM + PCP) × VS × 0,0136
(C) (PAM – PCP) × VS × 0,0136
(D) (PAM – PCP) × VS

75c. Dados PAM = 112 mmHg, PCP = 10 mmHg e VS = 60 mL, qual é o trabalho sistólico do ventrículo esquerdo (TSVE)?

(A) 77,4 g · m/batimento
(B) 80,1 g · m/batimento
(C) 83,2 g · m/batimento
(D) 89,7 g · m/batimento

75d. Um paciente cuja área da superfície corporal é 1,4 m^2 tem os seguintes valores hemodinâmicos: PAM = 103 mmHg, PCP = 15 mmHg e VS = 50 mL. Qual é o índice do trabalho sistólico do ventrículo esquerdo (ITSVE) do paciente?

(A) 42,7 g · m/batimento/m^2
(B) 45,5 g · m/batimento/m^2
(C) 50,6 g · m/batimento/m^2
(D) 59,8 g · m/batimento/m^2

75e. Os valores hemodinâmicos para um paciente (área da superfície corporal = 1,3 m^2) na unidade coronariana é: PAM = 133 mmHg, PVC = 4 mmHg, PAP = 28 mmHg, PCP = 15 mmHg e VS = 55 mL. Qual é o trabalho sistólico do ventrículo esquerdo (TSVE) do paciente e seu índice (ITSVE)?

(A) TSVE = 79,5 g · m/batimento; ITSVE = 61,1 g · m/batimento/m^2
(B) TSVE = 88,3 g · m/batimento; ITSVE = 61,1 g · m/batimento/m^2
(C) TSVE = 88,3 g · m/batimento; ITSVE = 67,9 g · m/batimento/m^2
(D) TSVE = 79,5 g · m/batimento; ITSVE = 67,9 g · m/batimento/m^2

Capítulo

76

Trabalho sistólico do ventrículo direito (TSVD) e índice (ITSVD)

Notas

O trabalho sistólico do ventrículo direito (TSVD) reflete o trabalho do coração direito em gerar a perfusão pela circulação pulmonar. O TSVD é diretamente relacionado à resistência vascular pulmonar, à massa do miocárdio e ao volume e viscosidade sanguíneos. Além desses fatores, taquicardia, hipoxemia e baixa contratilidade cardíaca podem aumentar o trabalho sistólico do coração direito.

A constante 0,0136 na equação é usada para converter mmHg/mL em gramas · metros (g · m).

O índice do trabalho sistólico do ventrículo direito (ITSVD) é usado para ajustar o trabalho sistólico pela estatura do indivíduo. No exemplo mostrado, um aparente normal TSVD pode ser baixo para uma pessoa de baixa estatura após a indexação (normal TSVD, baixo ITSVD).

Equação 1

$$TSVD = (mPAP - \overline{AD}) \times VS \times 0,0136$$

Equação 2

$$ITSVD = \frac{TSVD}{ASC}$$

TSVD : Trabalho sistólico do ventrículo direito em g · m/batimento

ITSVD : Índice do trabalho sistólico do ventrículo direito em g · m/batimento/m^2

mPAP : Pressão média na artéria pulmonar em mmHg

$\overline{AD}$: Pressão média no átrio direito em mmHg

VS : Volume sistólico em mL

ASC : Área da superfície corporal em m^2

Valores normais

TSVD = 10 a 15 g · m/batimento

ITSVD = 7 a 12 g · m/batimento/m^2

Exemplo

Dados: mPAP = 18 mmHg

$\overline{AD}$ = 4 mmHg

VS = 60 mL

ASC = 1,9 m^2

Calcule o trabalho sistólico do ventrículo direito (TSVD) e seu índice (ITSVD).

$$TSVD = (mPAP - \overline{AD}) \times VS \times 0,0136$$
$$= (18 - 4) \times 60 \times 0,0136$$
$$= 14 \times 60 \times 0,0136$$
$$= 840 \times 0,0136$$
$$= 11,42 \text{ g} \cdot \text{m/batimento}$$

$$ITSVD = \frac{TSVD}{ASC}$$
$$= \frac{11,42}{1,9}$$
$$= 6,01 \text{ g} \cdot \text{m/batimento/m}^2$$

Exercício

Dados: mPAP = 20 mmHg
$\overline{AD}$ = 6 mmHg
VS = 56 mL
ASC = 1,2 m^2
Calcule o TSVD e o ITSVD.

[Resposta: TSVD = 10,66 g · m/batimento;
ITSVE = 8,88 g · m/batimento/m^2]

Referência

Bustin.

Ver

Trabalho sistólico do ventrículo esquerdo (TSVE) e índice
(ITSVE); Apêndice Q, Intervalo de valores hemodinâmicos
normais.

Questões de autoavaliação

76a. Qual dos seguintes não é necessário para calcular o trabalho
sistólico do ventrículo direito (TSVD) e o índice do trabalho
sistólico do ventrículo direito (ITSVD)?

(A) 0,0136
(B) Pressão média da artéria pulmonar
(C) Pressão arterial sistêmica
(D) Área da superfície corporal

76b. A equação para o cálculo do trabalho sistólico do ventrículo
direito (TSVD) é:

(A) (mPAP − $\overline{AD}$) × VS.
(B) (mPAP + $\overline{AD}$) × VS × 0,0136.
(C) (mPAP + $\overline{AD}$) × VS.
(D) (mPAP − $\overline{AD}$) × VS × 0,0136.

76c. Dados mPAP = 20 mmHg, $\overline{AD}$ = 3 mmHg e VS = 55 mL, qual o
trabalho sistólico do ventrículo direito (TSVD)?

(A) 11,4 g · m/batimento
(B) 12,7 g · m/batimento
(C) 13,9 g · m/batimento
(D) 15,2 g · m/batimento

76d. Dados mPAP = 22 mmHg, $\overline{AD}$ = 6 mmHg, VS = 45 mL e
ASC = 1,1 m^2, calcule o índice do trabalho sistólico do ventrículo
direito (ITSVD).

(A) 8,9 g · m/batimento/m^2
(B) 9,1 g · m/batimento/m^2
(C) 9,3 g · m/batimento/m^2
(D) 9,8 g · m/batimento/m^2

76e. Um paciente cuja área da superfície corporal é 1,2 m^2 tem os seguintes valores hemodinâmicos: mPAP = 18 mmHg, $\overline{AD}$ = 3 mmHg e VS = 60 mL. Qual é o trabalho sistólico do ventrículo direito (TSVD) e o índice do trabalho sistólico do ventrículo direito (ITSVD) do paciente?

(A) TSVD = 9,8 g · m/batimento; ITSVD = 8,2 g · m/batimento/m^2

(B) TSVD = 10,3 g · m/batimento; ITSVD = 8,6 g · m/batimento/m^2

(C) TSVD = 11,6 g · m/batimento; ITSVD = 9,7 g · m/batimento/m^2

(D) TSVD = 12,2 g · m/batimento; ITSVD = 10,2 g · m/batimento/m^2

76f. Um paciente na unidade de terapia intensiva cuja área da superfície corporal é cerca de 1,4 m^2 tem os seguintes valores hemodinâmicos: mPAP = 20 mmHg, $\overline{AD}$ = 6 mmHg e VS = 65 mL. Qual é o trabalho sistólico do ventrículo direito (TSVD) e o índice do trabalho sistólico do ventrículo direito (ITSVD) do paciente? O índice é normal?

(A) TSVD = 12,38 g · m/batimento; ITSVD = 9,2 g · m/batimento/m^2; normal

(B) TSVD = 12,38 g · m/batimento; ITSVD = 8,8 g · m/batimento/m^2; anormal

(C) TSVD = 16,17 g · m/batimento; ITSVD = 9,2 g · m/batimento/m^2; normal

(D) TSVD = 16,17 g · m/batimento; ITSVD = 8,8 g · m/batimento/m^2; anormal

77

Conversão de temperatura (°C para °F)

Notas

Os cálculos de conversão de temperatura são frequentemente realizados nos laboratórios de função pulmonar e gasometria onde um gráfico de conversão não é disponível. É essencial memorizar a equação. No Exemplo, a conversão da temperatura corporal normal (de 37°C para 98,6°F) foi realizada. Se você estiver inseguro em relação à equação da conversão da temperatura de °C para °F, você pode primeiro usar esses dois números para checar sua precisão.

A constante de temperatura $\frac{9}{5}$ pode ser substituída por 1,8 em conversões de Celsius para Fahrenheit.

Equação

$$°F = \left[°C \times \frac{9}{5} \right] + 32$$

°F : Graus Fahrenheit
°C : Graus Celsius

Exemplo

Dados: °C = 37
Calcule em graus Fahrenheit.

$$°F = \left[°C \times \frac{9}{5} \right] + 32$$

$$= \left[37 \times \frac{9}{5} \right] + 32$$

$$= \left[\frac{333}{5} \right] + 32$$

$$= 66,6 + 32$$

$$= 98,6$$

Exercício 1

Dados: °C = 25
Calcule em graus Fahrenheit.

[Resposta: °F = 77]

Exercício 2

Dados: °C = 39
Calcule em graus Fahrenheit.

[Resposta: °F = 102,2]

Referência

Wilkins (2).

Ver

Conversão de temperatura (°F para °C).

Questões de autoavaliação

77a. Dado °C = 25, calcule em graus Fahrenheit.

    (A) 70°F

    (B) 73°F

    (C) 77°F

    (D) 79°F

77b. Qual é a temperatura corporal normal (37°C) em graus Fahrenheit?

    (A) 96,2°F

    (B) 97,3°F

    (C) 98,1°F

    (D) 98,6°F

77c. A temperatura da pele de um neonato é registrada como 36°C. Qual é o equivalente em graus Fahrenheit?

    (A) 96,8°F

    (B) 97,4°F

    (C) 98,3°F

    (D) 98,9°F

77d. O ponto de congelamento da água é 0°C. Em graus Fahrenheit, é o mesmo que:

    (A) 0°F.

    (B) 21°F.

    (C) 32°F.

    (D) 100°F.

Capítulo

78

Conversão de temperatura (°C para K)

Notas

No cuidado respiratório, a escala de temperatura Kelvin (K ou T) é principalmente usada no cálculo da lei dos gases (p. ex., lei de Boyle, lei de Charles, lei de Gay-Lussac e lei combinada dos gases).

A temperatura em Kelvin é também chamada de temperatura absoluta, pois a atividade molecular dos gases teoricamente para em 0 K (-273°C). Na equação, é essencial lembrar o número constante 273.

Para conversões de temperatura de Fahrenheit (°F) para Kelvin (K), transforme °F em °C e então use a equação para transformar em K.

Equação

$$K = °C + 273$$
K : Kelvin
°C : Graus Celsius

Exemplo

Dados: °C = 37
Calcule o equivalente em Kelvin.
$$K = °C + 273$$
$$= 37 + 273$$
$$= 310$$

Exercício 1

Dados: °C = 25
Encontre o equivalente em Kelvin.

[Resposta: K = 298]

Exercício 2

Dados: °C = 39
Encontre o equivalente em Kelvin.

[Resposta: K = 312]

Referência

Wilkins (2).

Questões de autoavaliação

78a. A equação para converter uma temperatura conhecida em Kelvin é:

(A) $273 - °C$.
(B) $°C + 273$.
(C) $273 - °F$.
(D) $°F + 273$.

78b. Dado °C = 25, calcule o equivalente em Kelvin.

(A) 360
(B) 240
(C) 298
(D) 304

78c. Dado °F = 88 (31°C), calcule o equivalente em Kelvin.

(A) 360
(B) 325
(C) 312
(D) 304

78d. Um volume de gás é medido a 26°C. Encontre seu equivalente em Kelvin (K) para correção da temperatura com a lei combinada dos gases.

(A) 247 K
(B) 288 K
(C) 299 K
(D) 330 K

78e. Qual das seguintes temperaturas de gases é a mesma que 310 K?

(A) 35°C
(B) 37°C
(C) 39°C
(D) 94°F

Capítulo

79

Conversão de temperatura (°F para °C)

Notas

Os cálculos da conversão de temperatura são frequentemente necessários nos laboratórios de função pulmonar e gasometria onde um gráfico de conversão não está disponível. É essencial memorizar a equação. No exemplo, a conversão da temperatura corporal normal (de 98,6°F para 37°C) foi realizada. Se você estiver inseguro em relação à equação da conversão da temperatura de °F para °C, pode primeiro usar esses dois números para checar sua precisão.

Para converter Fahrenheit para Kelvin, primeiro transforme Fahrenheit em Celsius e depois em Kelvin.

Equação

$$°C = \left(°F - 32\right) \times \frac{5}{9}$$

°C : Graus Celsius
°F : Graus Fahrenheit

Exemplo

Dados: °F = 98,6
Calcule em graus Celsius.

$$°C = (°F - 32) \times \frac{5}{9}$$

$$= (98,6 - 32) \times \frac{5}{9}$$

$$= (66,6) \times \frac{5}{9}$$

$$= \frac{333}{9}$$

$$= 37$$

Exercício

Dados: °F = 100
Encontre o equivalente em graus Celsius.

[Resposta: °C = 37,77 ou 37,8]

Referência

Wilkins (2).

Ver

Conversão de temperatura (°C para K); Conversão de temperatura (°C para °F).

Questões de autoavaliação

79a. Um paciente tem uma temperatura oral de 99,2°F. Essa temperatura é a mesma que:

(A) 36,8°C.
(B) 37,3°C.
(C) 37,7°C.
(D) 38,1°C.

79b. A temperatura retal de um neonato é 101,5°F. Ela é igual a:

(A) 37,4°C.
(B) 37,7°C.
(C) 38,6°C.
(D) 39,0°C.

79c. Uma temperatura ambiente de 78°F é a mesma que:

(A) 23,3°C.
(B) 23,7°C.
(C) 24,4°C.
(D) 25,6°C.

80

Volume corrente baseado no fluxo e no tempo I

Notas

O volume corrente distribuído por um ventilador ciclado a tempo com fluxo constante é diretamente relacionado ao fluxo e tempo inspiratório (tempo I), devendo o pico de pressão inspiratória ser suficiente. Um fluxo maior ou tempo I mais longo geralmente gera um maior volume corrente na ausência de obstrução ao fluxo de ar grave ou doença parenquimatosa.

Entretanto, um tempo I prolongado aumenta a pressão média das vias aéreas e a probabilidade de barotrauma. Portanto, como mais ventilação é necessária no modo ventilatório ciclado a tempo com fluxo constante, devem ser avaliadas e consideradas outras opções, como aumento do pico de pressão inspiratória, frequência do ventilador ou fluxo. Embora essas opções apresentem complicações semelhantes, uma combinação delas pode ajudar a melhorar a ventilação com o mínimo de eventos adversos.

Equação

$$V_C = \text{Fluxo} \times \text{Tempo I}$$
V_C : Volume corrente em mL
Fluxo : Fluxo em mL/s
Tempo I : Tempo inspiratório em s

Exemplo

Dados: Fluxo = 8 L/min
Tempo inspiratório = 0,5 s
Calcule o volume corrente aproximado.
Primeiro transforme o fluxo de L/min para mL/s. Fluxo em 8 L/min é o mesmo que 8.000 mL/60 s ou 133 mL/s.
$$V_C = \text{Fluxo} \times \text{Tempo I}$$
$$= 133 \text{ mL/s} \times 0,5 \text{ s}$$
$$= 66,5 \text{ mL}$$

Exercício

Dados os seguintes ajustes no ventilador com modo limitado a pressão: fluxo = 6 L/min e tempo inspiratório = 0,4 s, qual é o volume corrente aproximado com base nesses ajustes?

[Resposta: V_C = 40 mL]

Referência

Whitaker.

Ver

Pressão média das vias aéreas (mPVA).

Questões de autoavaliação

80a. Dados fluxo = 7 L/min e tempo inspiratório = 0,5 s, calcule o volume corrente distribuído com base nesses ajustes num ventilador em modo ciclado a tempo com fluxo constante.

(A) 45 mL
(B) 47 mL
(C) 50 mL
(D) 58 mL

80b. Os seguintes ajustes são usados em um ventilador ciclado a tempo com fluxo constante: fluxo = 8 L/min e tempo inspiratório = 0,4 s. Calcule o volume corrente distribuído com essa configuração.

(A) 45 mL

(B) 47 mL

(C) 50 mL

(D) 53 mL

80c. Dados os seguintes fluxo e tempo inspiratório (Tempo I), qual conjunto de dados fornece o menor volume corrente?

	Fluxo (L/min)	Tempo I (s)
(A)	7	0,3
(B)	7	0,4
(C)	6	0,4
(D)	6	0,5

80d. Os seguintes ajustes de dados foram encontrados no prontuário de um lactente a respeito da ventilação num período de 3 dias. Qual conjunto de dados tem o maior volume corrente calculado?

	Fluxo (L/min)	Tempo I (s)
(A)	7	0,5
(B)	8	0,4
(C)	6	0,5
(D)	7	0,4

80e. O médico solicita ao fisioterapeuta que faça mudanças no ventilador do lactente para aumentar o volume corrente. O fisioterapeuta deve:

(A) reduzir a F_IO_2.

(B) aumentar o tempo inspiratório.

(C) aumentar a CPAP.

(D) aumentar o tempo expiratório.

Capítulo

81

Constante de tempo

Notas

A constante de tempo (t) é definida como o tempo necessário para insuflar uma região pulmonar a 60% da sua capacidade. Ela é diretamente relacionada com a resistência (resistência elástica do parênquima pulmonar e resistência não elástica das vias aéreas) e a complacência (complacência pulmonar e da parede torácica). Quando a resistência e a complacência são tratadas separadamente, um aumento na constante de tempo reflete um aumento na resistência, ou na complacência, ou em ambas. Com base nessa equação, os pulmões de um paciente com resistência ou complacência alta levam mais tempo para insuflar. Assim, quando a resistência e a complacência são baixas, o tempo necessário para encher os pulmões é reduzido.

Entretanto, a relação entre resistência e complacência pode mascarar as mudanças na constante de tempo. Por exemplo, atelectasias causam *redução* na complacência pulmonar, porém um *aumento* na resistência ao recolhimento elástico do parênquima. Por essa razão, mudanças opostas de complacência e resistência podem não levar a nenhuma alteração na constante de tempo.

Uma forma melhor de avaliar as mudanças na resistência e complacência é comparar os valores de complacência estática e dinâmica.

Durante a expiração, um tempo expiratório igual a, ao menos, três constantes de tempo deve ser permitido se a expiração estiver próxima de 95%.

Equação

$t = R \times C$

t	: Constante de tempo em segundos
R	: Resistência em $cmH_2O/L/s$
C	: Complacência em L/cmH_2O

Valores normais

Usar medidas seriadas para estabelecer uma tendência.

Exemplo

Um paciente em ventilação mecânica tem uma resistência total de 5 $cmH_2O/L/s$ e uma complacência de 0,08 L/cmH_2O. Qual é a constante de tempo calculada?

$t = R \times C$
$= 5 \times 0,08$
$= 0,4$ s

Exercício

Um paciente em ventilação mecânica tem uma resistência de 6 $cmH_2O/L/s$ e uma complacência de 0,06 L/cmH_2O. Qual é a constante de tempo calculada?

[Resposta: t = 0,36 s]

Referências

Des Jardins; Wilkins (2).

Ver

Complacência: dinâmica (C_{dyn}); Complacência: estática (C_{est}).

Questões de autoavaliação

81a. Um paciente em ventilação mecânica tem uma resistência total de 8 cmH$_2$O/L/s e uma complacência de 0,06 L/cmH$_2$O. Qual é a constante de tempo calculada?

(A) 0,20 s

(B) 0,48 s

(C) 0,75 s

(D) 1,33 s

81b. Um paciente em ventilação mecânica tem uma resistência total de 7 cmH$_2$O/L/s e uma complacência de 0,033 L/cmH$_2$O. Qual é a constante de tempo calculada?

(A) 0,15 s

(B) 0,19 s

(C) 0,23 s

(D) 0,27 s

81c. A dinâmica pulmonar de um paciente que depende do ventilador em uma UTI cirúrgica é: resistência de 12 cmH$_2$O/L/s e complacência de 0,02 L/cmH$_2$O. Qual é a constante de tempo com base nos valores fornecidos?

(A) 0,06 s

(B) 0,02 s

(C) 0,2 s

(D) 0,24 s

Capítulo

82

Resistência vascular: pulmonar

Notas

A resistência vascular pulmonar (RVP) reflete a resistência dos vasos pulmonares ao fluxo sanguíneo. Um cateter de Swan-Ganz é necessário para obter a mPAP e a PCP. O débito cardíaco também deve ser conhecido para calcular a RVP.

O valor constante 80 na equação é usado para converter a RVP em unidades de resistência absoluta, dyn · s/cm^5.

Sob condições normais, a RVP é cerca de um sexto da resistência vascular sistêmica. Uma RVP anormalmente alta pode indicar alterações vasculares pulmonares, tais como hipertensão pulmonar, redução do leito capilar e embolia pulmonar. Uma RVP muito baixa pode estar associada à redução no volume sanguíneo circulante, como choque hipovolêmico.

Ver Tabelas 2.11 e 2.12 para fatores que mudam a resistência vascular pulmonar.

Equação

$$RVP = (mPAP - PCP) \times \frac{80}{DC}$$

RVP	:	Resistência vascular pulmonar em dyn · s/cm^5
mPAP	:	Pressão média na artéria pulmonar em mmHg
PCP	:	Pressão capilar pulmonar em mmHg
80	:	Fator de conversão de mmHg/L/min para dyn · s/cm^5
DC	:	Débito cardíaco em L/min ($\dot{Q}_T$)

Tabela 2.11   Fatores que aumentam a resistência vascular pulmonar (RVP)

Estímulos químicos

Redução da oxigenação alveolar (hipóxia alveolar)

Redução do pH (acidemia)

Aumento da PCO_2 (hipercapnia)

Agentes farmacológicos

Adrenalina

Noradrenalina

Dobutamina

Dopamina

Fenilefrina

Hiperinsuflação pulmonar

Ventilação mecânica

Pressão positiva contínua nas vias aéreas (CPAP)

Pressão positiva ao final da expiração (PEEP)

Fatores patológicos

Bloqueio vascular

    Embolia pulmonar

    Bolha de ar

    Massa tumoral

Doença da parede vascular

Esclerose

    Endarterite

    Poliarterite

    Esclerodermia

Destruição vascular

    Enfisema

    Fibrose pulmonar intersticial

Compressão vascular

    Pneumotórax

    Hemotórax

    Massa tumoral

Substâncias humorais

Histamina

Angiotensina

Fibrinopeptídeos

Prostaglandina $F_{2\alpha}$

Serotonina

Tabela 2.12   Fatores que diminuem a resistência vascular pulmonar (RVP)

Agentes farmacológicos	Substâncias humorais
Oxigênio	Acetilcolina
Isoproterenol	Bradicinina
Aminofilina	Prostaglandina E
Agentes bloqueadores do canal de cálcio	Prostaciclina (prostaglandina I_2)

Valores normais   RVP = 50 a 150 dyn · s/cm^5

Exemplo   Um paciente tem as seguintes medidas. Qual é a resistência vascular pulmonar (RVP) calculada?

mPAP = 22 mmHg
PCP   = 6 mmHg
DC   = 4,0 L/min

$$RVP = (mPAP - PCP) \times \frac{80}{DC}$$

$$= (22 - 6) \times \frac{80}{4,0}$$

$$= 16 \times \frac{80}{4,0}$$

$$= \frac{1.280}{4}$$

$$= 320 \text{ dyn} \cdot \text{s/cm}^5$$

Exercício   Qual é a resistência vascular pulmonar (RVP) de um paciente se as seguintes medidas são registradas?

mPAP   =   24 mmHg
PCP   =   7 mmHg
DC   =   5,0 L/min

[Resposta: RVP = 272 dyn · s/cm^5]

Referência   Des Jardins.

Ver   Apêndice Q, Intervalo de valores hemodinâmicos normais.

Questões de autoavaliação

82a. Para calcular a resistência vascular pulmonar, todas as seguintes medidas são necessárias, com exceção de:

(A) pressão arterial sistêmica.
(B) pressão média na artéria pulmonar.
(C) pressão capilar pulmonar.
(D) débito cardíaco.

82b. Um paciente apresenta as seguintes medições: pressão média na artéria pulmonar = 20 mmHg, pressão capilar pulmonar = 7 mmHg e débito cardíaco = 5,0 L/min. Qual é a resistência vascular pulmonar (RVP)?

(A) 180 dyn · s/cm^5

(B) 195 dyn · s/cm^5

(C) 208 dyn · s/cm^5

(D) 223 dyn · s/cm^5

82c. As seguintes medidas hemodinâmicas foram obtidas de um paciente que está na unidade de terapia intensiva. Qual é a resistência vascular pulmonar (RVP) calculada?

Pressão média na artéria pulmonar = 18 mmHg

Pressão capilar pulmonar = 8 mmHg

Débito cardíaco = 4,5 L/min

(A) 146 dyn · s/cm^5

(B) 155 dyn · s/cm^5

(C) 160 dyn · s/cm^5

(D) 178 dyn · s/cm^5

82d. Calcule a resistência vascular pulmonar (RVP) de um paciente que apresenta as seguintes medidas obtidas durante um estudo hemodinâmico.

Pressão média na artéria pulmonar = 20 mmHg

Pressão capilar pulmonar = 6 mmHg

Débito cardíaco = 5,1 L/min

(A) 210 dyn · s/cm^5

(B) 220 dyn · s/cm^5

(C) 230 dyn · s/cm^5

(D) 240 dyn · s/cm^5

83

Resistência vascular: sistêmica

Notas

A resistência vascular sistêmica (RVS) reflete a resistência dos vasos sistêmicos ao fluxo sanguíneo. A PAM (pressão arterial média) na equação é um valor medido ou estimado usando a pressão sistólica e diastólica (ver *Pressão arterial média*). A pressão no átrio direito e o débito cardíaco devem ser conhecidos para calcular a RVS. O valor constante 80 na equação é usado para converter a RVS em unidades de resistência absoluta $dyn \cdot s/cm^5$.

A RVS normal é cerca de 6 vezes a resistência vascular pulmonar. Uma RVS anormalmente alta pode indicar vasoconstrição sistêmica (p. ex., resposta à hipovolemia). Uma RVS anormalmente baixa pode indicar vasodilatação periférica (p. ex., estágio precoce do choque séptico).

Ver Tabela 2.13 para fatores que alteram a resistência vascular sistêmica.

Equação

$$RVS = (PAM - \overline{AD}) \times \frac{80}{DC}$$

RVS : Resistência vascular sistêmica em $dyn \cdot s/cm^5$
PAM : Pressão arterial média em mmHg
$\overline{AD}$: Pressão média no átrio direito em mmHg
80 : Fator de conversão de mmHg/L/min para $dyn \cdot s/cm^5$
DC : Débito cardíaco em L/min ($\dot{Q}_T$)

Valores normais

$RVS = 800$ a $1.500 \ dyn \cdot s/cm^5$

Exemplo

Um paciente tem as seguintes medidas:
PAM = 70 mmHg
$\overline{AD}$ = 8 mmHg
DC = 5,0 L/min

$$RVS = (PAM - \overline{AD}) \times \frac{80}{DC}$$

$$= (70 - 8) \times \frac{80}{5,0}$$

$$= 62 \times \frac{80}{5,0}$$

$$= \frac{4.960}{5}$$

$$= 992 \ dyn \cdot s/cm^5$$

Exercício

Qual é a resistência vascular sistêmica calculada (RVS) de um paciente se as seguintes medidas são registradas?

PAM = 76 mmHg
$\overline{AD}$ = 6 mmHg
DC = 5,0 L/min

[Resposta: $RVS = 1.120 \ dyn \cdot s/cm^5$]

Tabela 2.13 Fatores que aumentam e diminuem a resistência vascular sistêmica (RVS)	
AUMENTO DA RVS	**REDUÇÃO DA RVS**
Agentes vasoconstritores	**Agentes vasodilatadores**
Dopamina	Nitroglicerina
Noradrenalina	Nitroprussiato
Adrenalina	Morfina
Fenilefrina	Amrinone
	Hidralazina
Condições anormais	Metildopa
Hipovolemia	Diazóxido
Choque séptico (estágio tardio)	
$\downarrow$ PCO$_2$	**Condições anormais**
	Choque séptico (estágio precoce)
	$\uparrow$ PCO$_2$

$\uparrow$ = aumento; $\downarrow$ = redução.

Referência   Des Jardins.

Ver   Pressão arterial média; Apêndice Q, Intervalo de valores hemodinâmicos normais.

Questões de autoavaliação

83a. Para calcular a resistência vascular sistêmica (RVS) de um paciente, todos os seguintes procedimentos e parâmetros são necessários, exceto:

(A) pressão na artéria pulmonar.
(B) pressão arterial média.
(C) pressão média no átrio direito.
(D) débito cardíaco.

83b. Um paciente tem as seguintes medições: pressão arterial média = 70 mmHg, pressão média no átrio direito = 10 mmHg e débito cardíaco = 4,0 L/min. Qual é a resistência vascular sistêmica (RVS)?

(A) 900 dyn · s/cm^5
(B) 1.000 dyn · s/cm^5
(C) 1.100 dyn · s/cm^5
(D) 1.200 dyn · s/cm^5

83c. A seguinte informação hemodinâmica é obtida do prontuário de um paciente:

Pressão arterial média = 62 mmHg

Pressão média no átrio direito = 6 mmHg

Débito cardíaco = 4,2 L/min

Qual é a resistência vascular sistêmica (RVS) calculada?

(A) 107 dyn · s/cm^5
(B) 667 dyn · s/cm^5
(C) 1.067 dyn · s/cm^5
(D) 1.120 dyn · s/cm^5

83d. Qual é a resistência vascular sistêmica (RVS) de um paciente se as seguintes medidas foram obtidas?

PAM = 55 mmg
$\overline{AD}$ = 5 mmHg
DC = 3,8 L/min

(A) 226 dyn · s/cm^5
(B) 904 dyn · s/cm^5
(C) 998 dyn · s/cm^5
(D) 1.053 dyn · s/cm^5

83e. As seguintes medições foram obtidas de um paciente em terapia intensiva:

Pressão média na artéria pulmonar = 20 mmHg

Pressão capilar pulmonar = 7 mmHg

Pressão arterial média = 70 mmHg

Pressão média no átrio direito = 4 mmHg

Débito cardíaco = 4,2 L/min

Qual a resistência vascular pulmonar (RVP) e a resistência vascular sistêmica (RVS) calculadas?

(A) RVP = 226 dyn · s/cm^5; RVS = 1.257 dyn · s/cm^5
(B) RVP = 226 dyn · s/cm^5; RVS = 1.303 dyn · s/cm^5
(C) RVP = 248 dyn · s/cm^5; RVS = 1.257 dyn · s/cm^5
(D) RVP = 248 dyn · s/cm^5; RVS = 1.303 dyn · s/cm^5

Capítulo

84

Frequência do ventilador necessária para uma P_aCO_2 desejada

Notas

A Equação 1 assume que as seguintes quatro condições devem permanecer estáveis: taxa metabólica (produção de CO_2), volume corrente do ventilador, ventilação espontânea e espaço morto mecânico. O espaço morto anatômico não é considerado nessa equação pois é um valor estimado (pelo peso corporal predito) e não muda significativamente na prática.

Se o volume corrente do ventilador ou o espaço morto mecânico mudar, use a Equação 2.

Se o volume corrente do ventilador permanecer inalterado, V_C novo = V_C original. Se o espaço morto mecânico permanecer inalterado, V_M novo = V_M original.

Equação 1

$$\text{Frequência nova} = \frac{\text{Frequência} \times P_aCO_2}{P_aCO_2 \text{ desejada*}}$$

Equação 2

$$\text{Frequência nova} = \frac{(\text{Frequência} \times P_aCO_2) \times (V_C - V_M)}{P_aCO_2 \text{ desejada} \times (V_C \text{ novo} - V_M \text{ novo})**}$$

Frequência nova : Frequência do ventilador necessária para uma P_aCO_2 desejada

Frequência : Frequência/min original do ventilador

P_aCO_2 : Pressão de dióxido de carbono arterial original em mmHg

P_aCO_2 desejada : Pressão de dióxido de carbono arterial desejada em mmHg

V_C : Volume corrente original

V_M : Volume do espaço morto original

V_C novo : Novo volume corrente

V_M novo : Novo volume do espaço morto

Valores normais

Frequência ajustada na ventilação para permitir a eucapnia (normal do paciente).

Exemplo 1

Considerando o volume corrente e o volume do espaço morto inalterados.

A P_aCO_2 de um paciente é 55 mmHg com frequência no ventilador de 10/min. Qual deve ser a frequência no ventilador se uma P_aCO_2 de 40 mmHg é desejada assumindo que o volume corrente do ventilador e a ventilação espontânea são estáveis?

$$\text{Frequência nova} = \frac{(\text{Frequência} \times P_aCO_2)}{P_aCO_2 \text{ desejada}}$$

$$= \frac{(10 \times 55)}{40}$$

$$= \frac{550}{40}$$

$$= 13{,}75 \text{ ou } 14/\text{min}$$

* Quando o volume corrente e o volume do espaço morto permanecem inalterados.
** Quando o volume corrente ou o volume do espaço morto mudam.

Exemplo 2

Considerando que o volume corrente ou o volume do espaço morto mudaram.

Um paciente tem uma P_aCO_2 de 25 mmHg com volume corrente no ventilador de 800 mL, 0 mL de espaço morto acrescentado ao circuito e uma frequência de 10/min. Se o volume corrente do ventilador muda para 780 mL e se 50 mL de volume de espaço morto são acrescentados ao circuito do ventilador, qual deve ser a nova frequência no ventilador para uma P_aCO_2 desejada de 40 mmHg?

$$\text{Frequência nova} = \frac{(\text{Frequência} \times P_aCO_2) \times (V_C - V_M)}{P_aCO_2 \text{ desejada} \times (V_C \text{ novo} - V_M \text{ novo})}$$

$$= \frac{(10 \times 25) \times (800 - 0)}{40 \times (780 - 50)}$$

$$= \frac{(250) \times (800)}{40 \times (730)}$$

$$= \frac{200.000}{29.200}$$

$$= 6,85 \text{ ou } 7/min$$

Exercício 1

A uma frequência no ventilador de 8/min, um paciente tem P_aCO_2 de 55 mmHg. Calcule a nova frequência no ventilador se uma P_aCO_2 de 40 mmHg é desejada (assumindo que o volume corrente do ventilador e a ventilação espontânea permanecem inalterados).

[Resposta: Nova frequência = 11/min]

Exercício 2

Um paciente tem P_aCO_2 de 30 mmHg num ventilador com volume corrente de 700 mL e frequência de 8/min. Se 50 mL de espaço morto mecânico são acrescentados ao circuito do ventilador, qual deve ser a nova frequência de ventilador para uma P_aCO_2 desejada de 40 mmHg? Qual deve ser a nova frequência calculada se não for acrescentado espaço morto mecânico?

[Resposta: Nova frequência = 6,46 ou 7/min; nova frequência sem espaço morto = 6/min]

Referências

Barnes; Burton.

Questões de autoavaliação

84a. Dados P_aCO_2 = 60 mmHg e frequência no ventilador = 12/min, calcule a frequência estimada no ventilador para uma P_aCO_2 de 45 mmHg (assumindo que o volume corrente do ventilador e a ventilação espontânea permanecem inalterados).

(A) 14/min

(B) 15/min

(C) 16/min

(D) 17/min

84b. Dadas P_aCO_2 = 30 mmHg e frequência no ventilador = 16/min, calcule a frequência estimada no ventilador para uma P_aCO_2 de 40 mmHg (assumindo que o volume corrente do ventilador e a ventilação espontânea permanecem inalterados).

(A) 11/min

(B) 12/min

(C) 13/min

(D) 14/min

84c. A P_aCO_2 de um paciente é 48 mmHg numa frequência no ventilador de 12/min. Qual deve ser a frequência no ventilador se uma P_aCO_2 de 36 mmHg é desejada (assumindo que o volume corrente do ventilador e a ventilação espontânea permanecem inalterados)?

(A) 14/min

(B) 15/min

(C) 16/min

(D) 17/min

84d. Um paciente tem P_aCO_2 de 22 mmHg num ventilador com volume corrente de 850 mL e frequência de 12/min. Se 50 mL de espaço morto mecânico são acrescentados ao circuito do ventilador, qual deve ser a nova frequência do ventilador para uma P_aCO_2 desejada de 35 mmHg?

(A) 7/min

(B) 8/min

(C) 9/min

(D) 10/min

84e. Um paciente tem P_aCO_2 de 65 mmHg num ventilador com volume corrente de 750 mL e frequência de 12/min. Se o volume corrente do ventilador muda para 850 mL, qual deve ser a nova frequência do ventilador para uma P_aCO_2 desejada de 40 mmHg?

(A) 17/min

(B) 16/min

(C) 15/min

(D) 14/min

84f. A P_aCO_2 de um paciente é 28 mmHg num ventilador com volume corrente de 900 mL e frequência de 16/min. Se o volume corrente do ventilador muda para 800 mL, qual deve ser a nova frequência do ventilador para uma P_aCO_2 desejada de 40 mmHg?

(A) 16/min

(B) 15/min

(C) 14/min

(D) 13/min

85

Índice de desmame: respiração rápida e superficial (IRRS)

Notas

A falha no desmame da ventilação mecânica pode estar relacionada a um modelo de respiração mecânica que é rápido (frequência alta) e superficial (baixo volume corrente). A razão de frequência espontânea e volume corrente espontâneo (em litros) tem sido usada para avaliar a presença e a gravidade dessa forma de respiração.

A respiração rápida superficial é quantificada como f (respirações por minuto) dividida pelo V_C em litros. Esse modelo de respiração gera uma ventilação de espaço morto ineficiente. Quando a razão f/V_C torna-se maior que 100 respirações/min/L, ela sugere potencial falha no desmame. Por outro lado, ausência de respiração rápida e superficial, definida pela razão f/V_C menor que 100 respirações/min/L, é um indicador preciso de sucesso no desmame (Yang, 1991).

Para medir a razão f/V_C, o paciente é desconectado do ventilador e respira espontaneamente ao menos por um minuto ou até ficar com um modelo respiratório estável. Uma medida inválida pode ocorrer se for feita antes do paciente alcançar um modelo de respiração espontânea estável. Além disso, nenhuma ventilação associada como ventilação mecânica (SIMV) ou ventilação com pressão de suporte (VPS) deve ser usada a fim de preparar o paciente para medir o IRRS.

Equação

$$IRRS = f/V_C$$

IRRS : Índice de respiração rápida e superficial, em respirações/min/L ou ciclos/L
f : Frequência espontânea em respirações/min (ciclos)
V_C : Volume corrente espontâneo, em litros

Valores normais

< 100 respirações/min/L é preditivo de sucesso no desmame.

Exemplo

Um paciente que está em ventilação mecânica será avaliado num teste de respiração espontânea. Enquanto respira espontaneamente, o volume-minuto é 4,5 L/min numa frequência de 18/min. Qual é o volume corrente espontâneo médio, em litros? Qual é o índice de respiração rápida e superficial (f/V_C)? O índice sugere que o desmame será realizado com sucesso?

V_C espontâneo médio $= $ Volume-minuto/frequência
$= 4,5/18$
$= 0,25$ L

Índice de respiração rápida e superficial $= f/V_C$
$= 18/0,25$
$= 72$ respirações/min/L

Como o índice de respiração rápida e superficial é menor que 100, o índice calculado sugere o sucesso no desmame.

Exercício

Um paciente que está em ventilação mecânica será avaliado num teste de respiração espontânea. O volume-minuto espontâneo e a frequência espontânea são 7,6 L/min e 36/min, respectivamente. Qual é o volume corrente espontâneo médio, em litros? Qual é o índice de respiração rápida e superficial (f/V_C) calculado? O índice indica que o desmame será realizado com sucesso?

Respostas

V_C espontâneo médio $= 0,21$ L
Índice de respiração rápida e superficial $= 171$ respirações/min/L
Como o índice de respiração rápida e superficial é maior que 100 respirações/min/L, o índice calculado sugere que o paciente não vai tolerar o desmame.

O volume-minuto expirado ($\dot{V}_E$) é medido por um ventilômetro e a frequência (*f*) correspondente é registrada. O V_C é calculado dividindo o $\dot{V}_E$ por *f*. A razão *f*/V_C é calculada dividindo *f* por V_C. Lembre-se de que o V_C nos cálculos é sempre expresso em litros.

Referências   Tobin, 1986; Yang, 1991.

Questões de autoavaliação

85a. O sucesso no desmame da ventilação mecânica é provável quando o IRRS é:

(A) maior que 100 respirações/min/L.
(B) menor que 100 respirações/min/L.
(C) maior que 100 L.
(D) menor que 100 L.

85b. O IRRS precisa da medida do volume-minuto _____ e da(o) _____.

(A) mecânico; frequência
(B) mecânico; volume corrente
(C) espontâneo; frequência
(D) espontâneo; volume corrente

85c. O IRRS é calculado pela:

(A) divisão do volume corrente espontâneo de um paciente pela frequência.
(B) multiplicação do volume corrente espontâneo de um paciente por sua frequência.
(C) divisão da frequência espontânea de um paciente pelo volume corrente.
(D) multiplicação do volume-minuto espontâneo de um paciente por sua frequência.

85d. Dadas as seguintes medidas: volume-minuto espontâneo = 4,5 L/min e frequência espontânea = 23/min, qual é o volume corrente espontâneo médio, em litros?

(A) 0,196
(B) 0,511
(C) 1,96
(D) 5,11

85e. Dadas as seguintes medidas: volume-minuto espontâneo = 4,5 L/min e frequência espontânea = 23/min, qual é o IRRS calculado? O IRRS indica o sucesso do desmame?

(A) 110 respirações/min/L; Sim
(B) 110 respirações/min/L; Não
(C) 117 respirações/min/L; Sim
(D) 117 respirações/min/L; Não

85f. Dadas as seguintes medidas: volume-minuto espontâneo = 4,2 L/min e frequência espontânea = 17/min, qual é o volume corrente espontâneo médio, em litros?

(A) 0,247

(B) 0,714

(C) 2,47

(D) 7,14

85g. Dadas as seguintes medidas: volume-minuto espontâneo = 4,2 L/min e frequência espontânea = 17/min, qual é o IRRS calculado? O IRRS indica o sucesso do desmame?

(A) 24 respirações/min/L; Sim

(B) 24 respirações/min/L; Não

(C) 69 respirações/min/L; Sim

(D) 69 respirações/min/L; Não

85h. Sr. Johns, um paciente em ventilação mecânica, está sendo avaliado em relação ao desmame. Seu volume-minuto espontâneo e frequência são 5,9 L/min e 22/min, respectivamente. Qual é o volume corrente espontâneo médio, em litros? Qual é o índice de respiração rápida e superficial (f/V_C)? O IRRS calculado sugere o sucesso do desmame?

(A) V_C espontâneo médio = 0,251 L; IRRS = 87 respirações/min/L; Sim

(B) V_C espontâneo médio = 0,268 L; IRRS = 82 respirações/min/L; Sim

(C) V_C espontâneo médio = 0,251 L; IRRS = 125 respirações/min/L; Não

(D) V_C espontâneo médio = 0,268 L; IRRS = 125 respirações/min/L; Não

85i. O volume-minuto espontâneo e a frequência de um paciente em ventilação mecânica são 6,2 L/min e 30/min, respectivamente. Calcule o volume corrente espontâneo médio, em litros, e o índice de respiração rápida e superficial (f/V_C)? O IRRS calculado indica o sucesso do desmame?

(A) V_C espontâneo médio = 0,207 L; IRRS = 90 respirações/min/L; Sim

(B) V_C espontâneo médio = 0,207 L; IRRS = 145 respirações/min/L; Não

(C) V_C espontâneo médio = 0,219 L; IRRS = 90 respirações/min/L; Sim

(D) V_C espontâneo médio = 0,219 L; IRRS = 137 respirações/min/L; Não

3

Gráficos de ventilação mecânica

Os gráficos de ventilação mecânica apresentados nesta seção têm proposta ilustrativa. Mudanças reais nos gráficos são influenciadas por outros fatores, como ajustes duplos e outras condições coexistentes do paciente, que afetam a resistência ao fluxo de ar e a complacência pulmonar.

Conteúdo

(1) Gráficos volume-tempo – Fluxo constante

(2) Gráficos volume-tempo – Pressão controlada

(3) Gráficos pressão-tempo – Fluxo constante

(4) Gráficos pressão-tempo – Pressão controlada

(5) Gráficos fluxo-tempo – Fluxo constante

(6) Gráficos fluxo-tempo – Pressão controlada

Figura 3.18 Normal
Figura 3.19 Resistência aumentada
Figura 3.20 Complacência reduzida

(7) Gráficos volume-pressão – Fluxo constante

Figura 3.21 Normal
Figura 3.22 Resistência aumentada
Figura 3.23 Complacência reduzida
Figura 3.24 Ponto de inflexão inferior (Pinflx inf)
Figura 3.25 Ponto de inflexão superior (Pinflx sup)

(8) Gráfico fluxo-volume

Figura 3.26 Resistência ao fluxo de ar reduzida

Gráficos volume-tempo
Fluxo constante

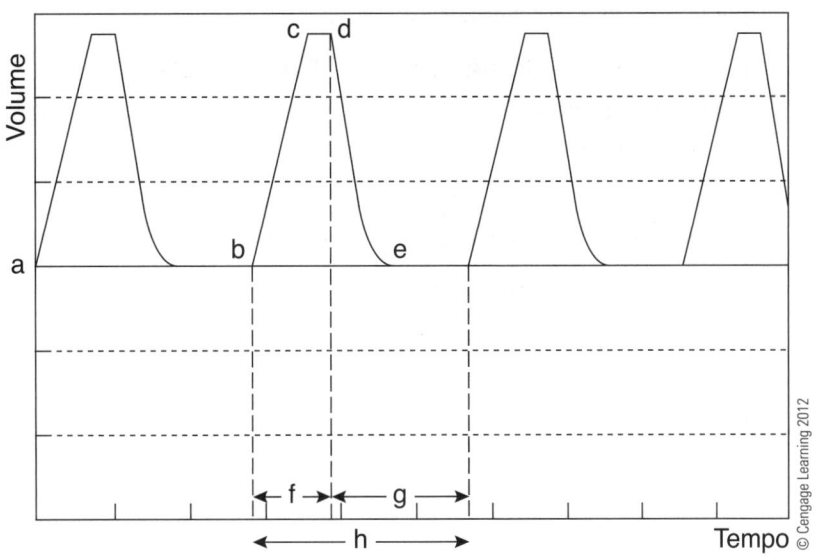

Figura 3.1 Normal.
eixo x (tempo)
eixo y (volume)
a. volume inicial
b. início da inspiração
c. fim da inspiração b para c. volume corrente inspirado
d. início da expiração c para d. pausa inspiratória
e. final da expiração d para e. volume corrente expirado
f. tempo inspiratório
g. tempo expiratório
h. tempo do ciclo respiratório

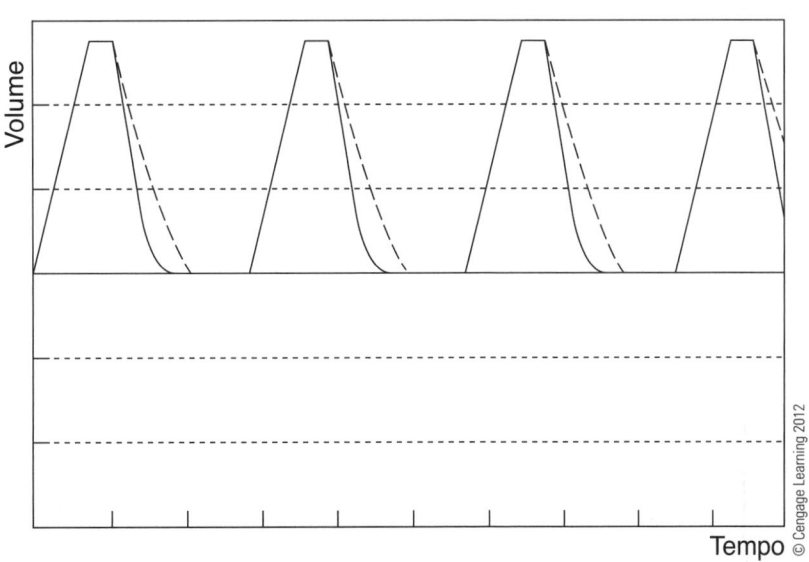

Figura 3.2 Resistência aumentada.
Linha contínua (normal)
Linha pontilhada (resistência aumentada)
a. redução exponencial mais lenta em relação ao volume inicial (linha pontilhada)
[volume inspiratório, tempo de pausa, volume expirado, tempo inspiratório, tempo expiratório e tempo do ciclo respiratório, todos *mantidos*]

Gráficos volume-tempo
Fluxo constante *(continuação)*

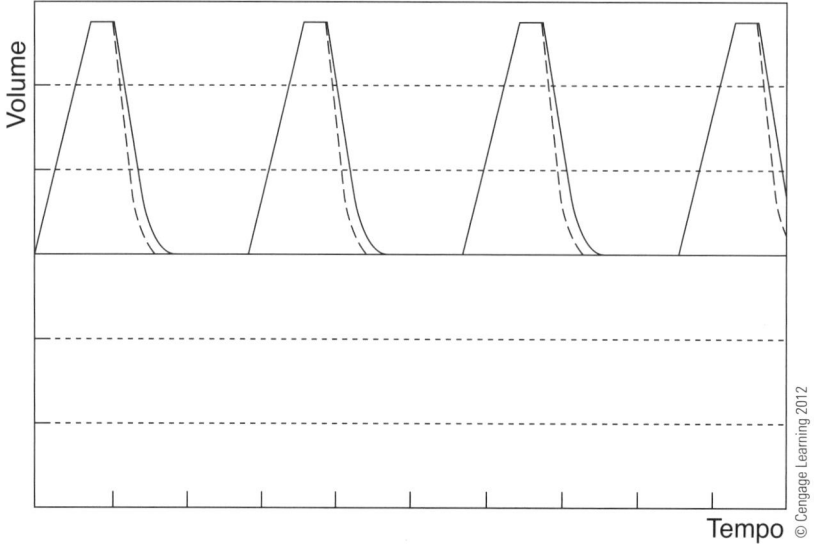

Figura 3.3 Complacência reduzida.
Linha contínua (normal)
Linha pontilhada (complacência reduzida)
a. redução exponencial *mais rápida* em relação ao volume inicial (linha pontilhada)
[volume inspiratório, tempo de pausa, volume expirado, tempo inspiratório, tempo expiratório e tempo do ciclo respiratório, todos mantidos]

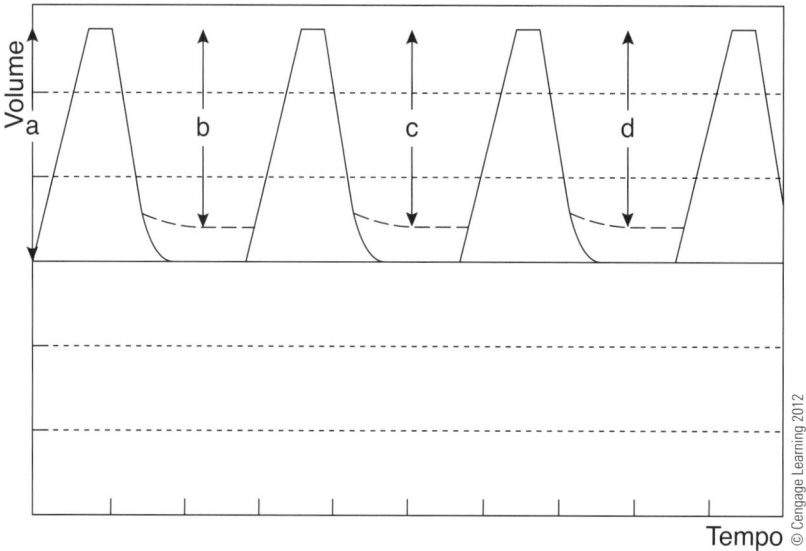

Figura 3.4 Escape aéreo.
Linha contínua (normal)
Linha pontilhada (escape aéreo)
a. volume corrente inspirado
b. volume corrente expirado (volume expirado < volume inspirado)
c. volume corrente expirado (volume expirado < volume inspirado)
d. volume corrente expirado (volume expirado < volume inspirado)
[no escape aéreo, o volume corrente expirado *total* é menor que o volume corrente inspirado]

Gráficos volume-tempo
Fluxo constante *(continuação)*

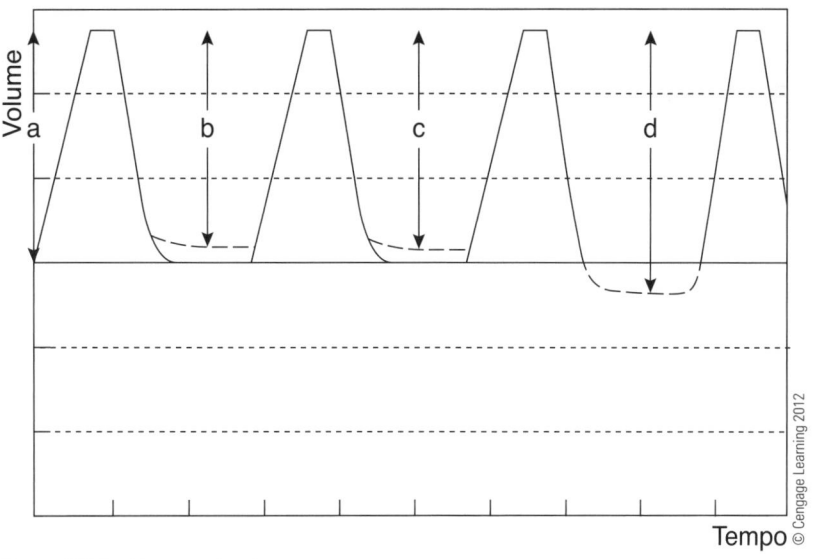

Figura 3.5 Aprisionamento aéreo.
Linha contínua (normal)
Linha pontilhada (aprisionamento aéreo)
a. volume corrente inspirado
b. volume corrente expirado (volume expirado < volume inspirado)
c. volume corrente expirado (volume expirado < volume inspirado)
d. volume corrente expirado (volume expirado > volume inspirado)
[no aprisionamento aéreo, o volume corrente e o ar previamente aprisionado são exalados a cada 2 a 3 respirações, resultando em um volume expirado *maior* que o volume inspirado]

Gráficos volume-tempo
Pressão controlada

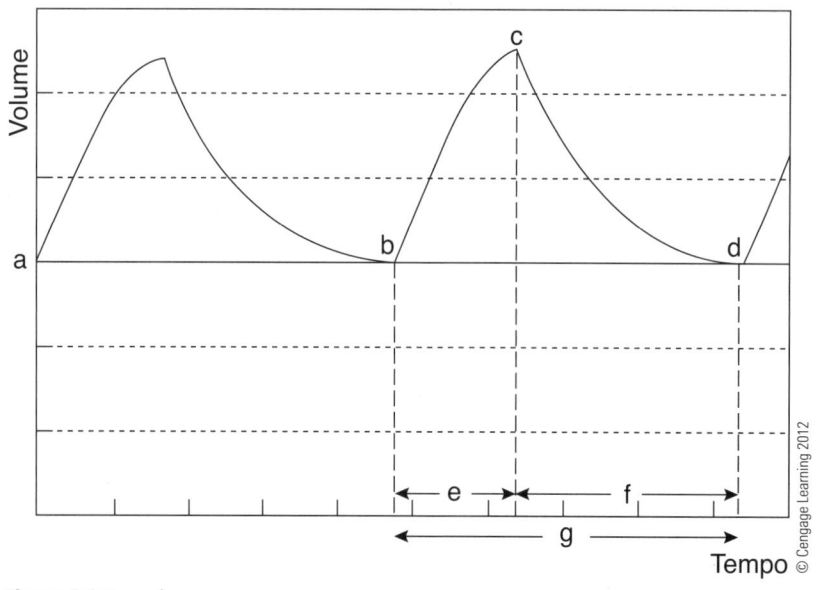

Figura 3.6 Normal.
eixo x (tempo)
eixo y (volume)
a. volume inicial
b. início da inspiração
c. fim da inspiração/início da expiração b para c. volume corrente inspirado
d. fim da expiração c para d. volume corrente expirado
e. tempo inspiratório
f. tempo expiratório
g. tempo do ciclo respiratório

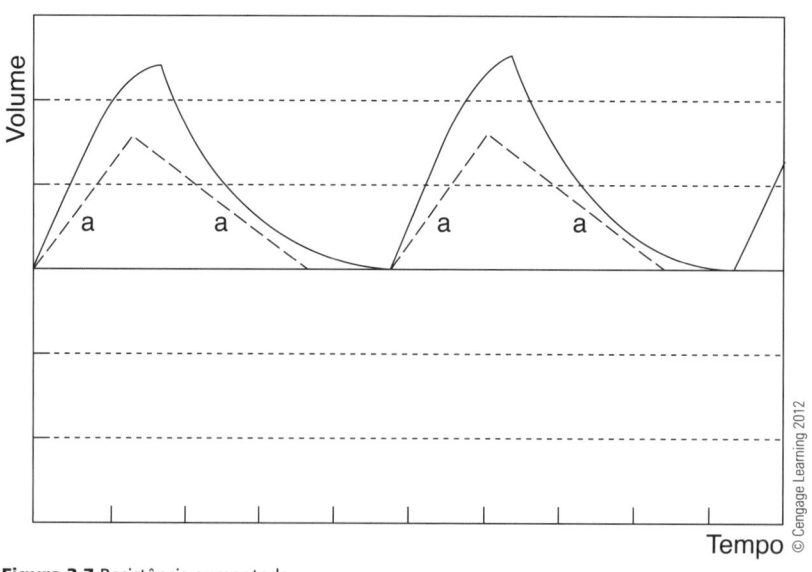

Figura 3.7 Resistência aumentada.
Linha contínua (normal)
Linha pontilhada (resistência aumentada)
a. volumes correntes inspirado e expirado *menores* (linha pontilhada)

Gráficos volume-tempo
Pressão controlada *(continuação)*

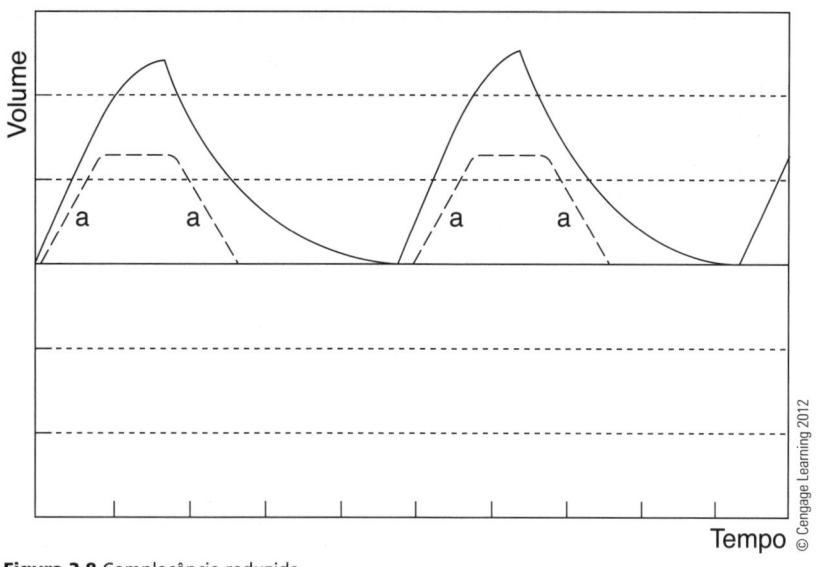

Figura 3.8 Complacência reduzida.
Linha contínua (normal)
Linha pontilhada (complacência reduzida)
a. volumes correntes inspirado e expirado *menores* (linha pontilhada)

Gráficos pressão-tempo
Fluxo constante

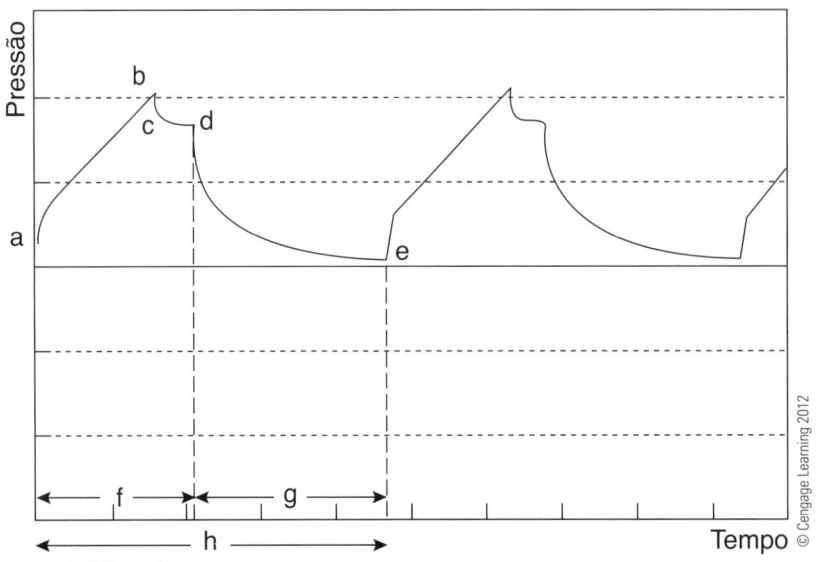

Figura 3.9 Normal.
eixo x (tempo)
eixo y (pressão)
a. início da inspiração
b. pico da pressão inspiratória
c. início da pausa inspiratória b para c. resistência ao fluxo de ar
d. fim da pausa inspiratória/início da expiração c para d. pressão de platô (p. ex., $P_{platô}$ pressão estática)
e. final da expiração
f. tempo inspiratório
g. tempo expiratório
h. tempo do ciclo respiratório

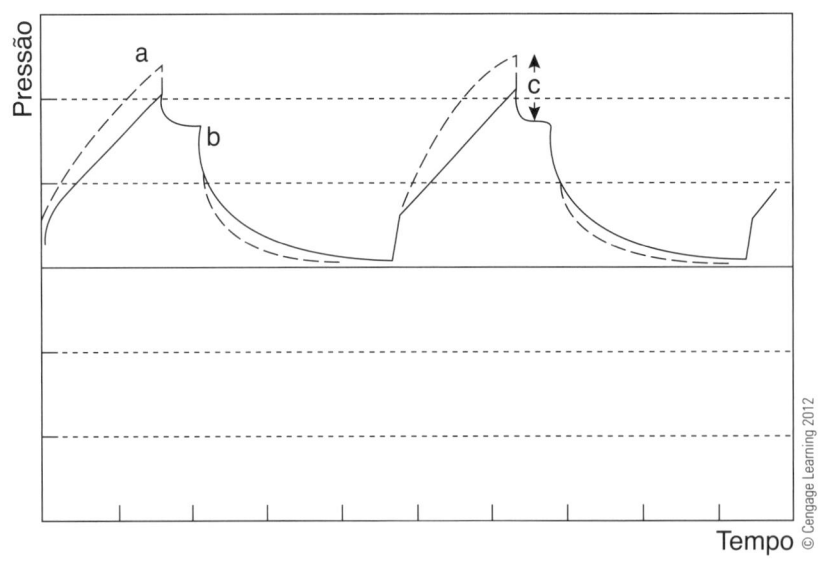

Figura 3.10 Resistência aumentada.
Linha contínua (normal)
Linha pontilhada (resistência aumentada)
a. PPI *maior*
b. $P_{PLATÔ}$ *inalterada*
c. Maior diferença entre a PPI e a $P_{platô}$

Gráficos pressão-tempo
Fluxo constante *(continuação)*

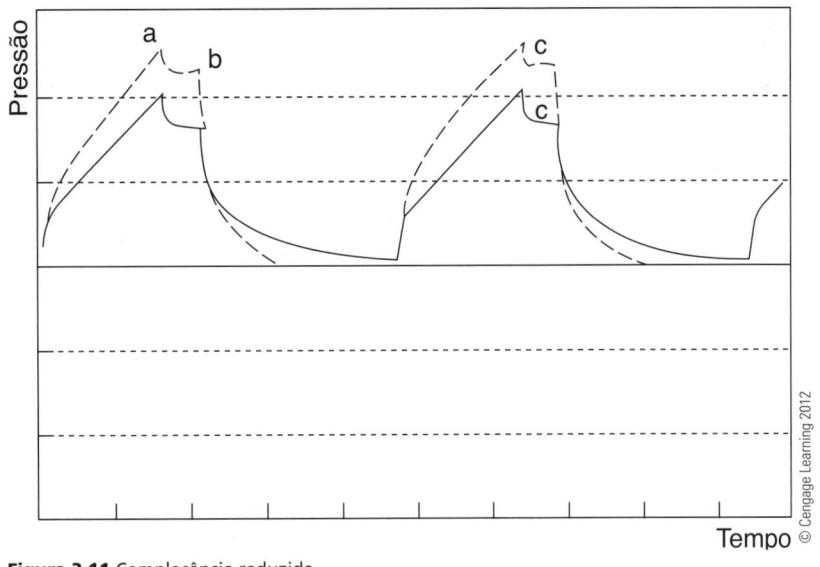

Figura 3.11 Complacência reduzida.
Linha contínua (normal)
Linha pontilhada (complacência reduzida)
a. PPI *maior*
b. $P_{platô}$ *maior*
c. diferença entre a PPI e a $P_{platô}$ inalterada (a-b)

Gráficos pressão-tempo
Pressão controlada

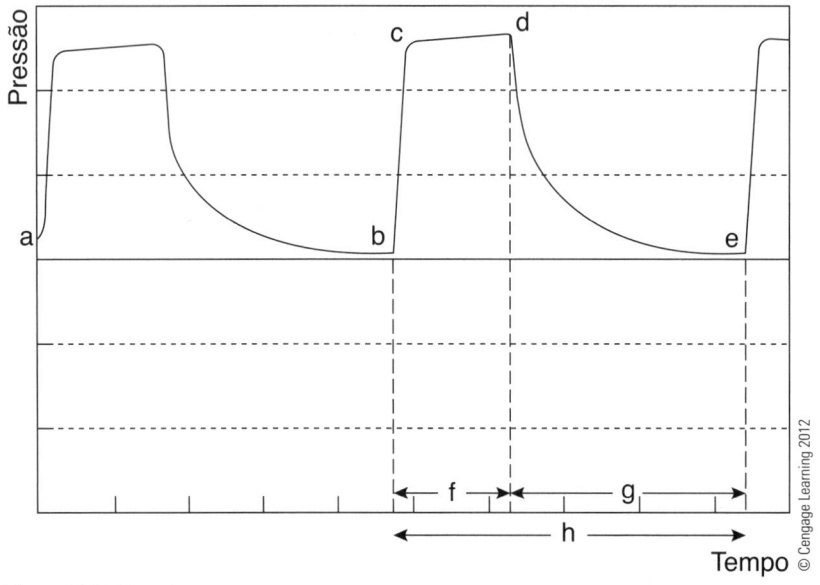

Figura 3.12 Normal.
eixo x (tempo)
eixo y (pressão)
a. início da inspiração
b. início da inspiração/pressão inicial
c. pico da pressão inspiratória
d. fim da inspiração/início da expiração
e. final da expiração
f. tempo inspiratório
g. tempo expiratório
h. tempo do ciclo respiratório

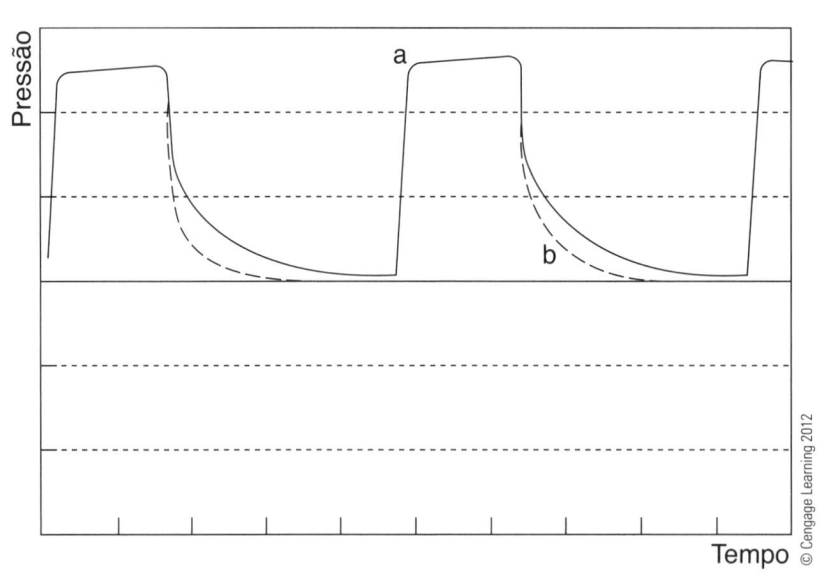

Figura 3.13 Resistência aumentada.
Linha contínua (normal)
Linha pontilhada (resistência aumentada)
a. fase inspiratória inalterada
b. queda rápida para a segunda porção do traço de pressão

Gráficos pressão-tempo
Pressão controlada *(continuação)*

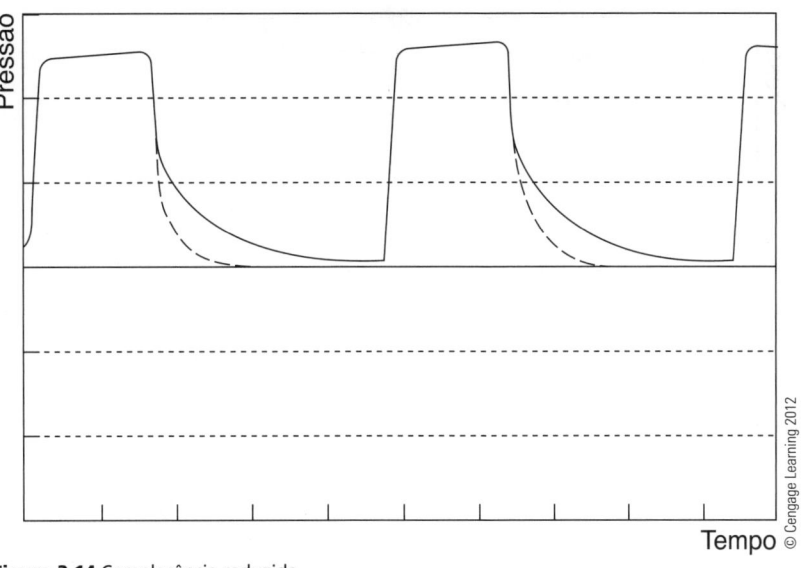

Figura 3.14 Complacência reduzida.
Linha contínua (normal)
Linha pontilhada (complacência reduzida)
a. fase inspiratória inalterada
b. queda rápida do traço de pressão
c. pressão expiratória alcança mais rapidamente o valor inicial

Gráficos fluxo-tempo
Fluxo constante

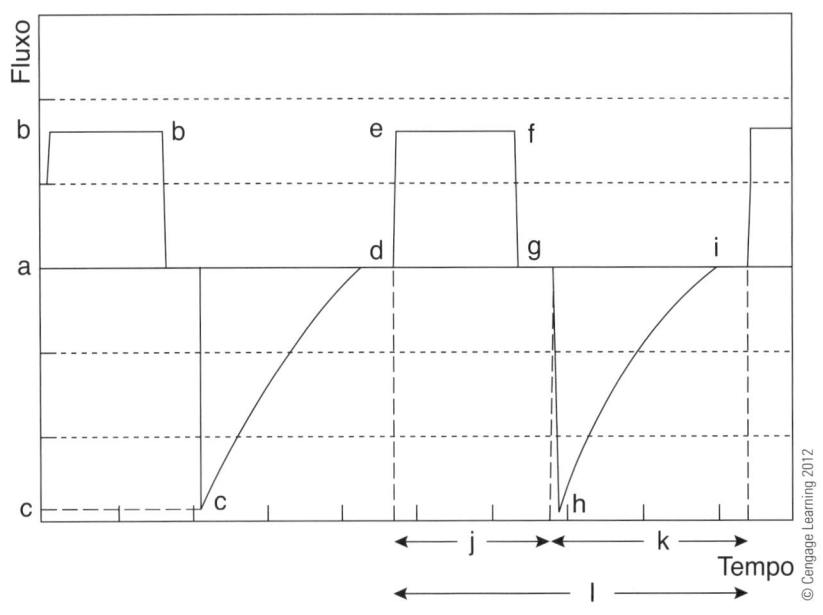

Figura 3.15 Normal.
eixo x (tempo)
eixo y (fluxo)
a. início (separa fluxo expiratório e inspiratório)
b. pico de fluxo inspiratório
c. pico de fluxo expiratório
d. início da inspiração
e. pico de fluxo inspiratório no início da inspiração
f. pico de fluxo inspiratório no final da inspiração/início da expiração e para f. padrão de
  fluxo constante
g. pausa inspiratória
h. pico de fluxo expiratório
i. final da expiração (fluxo expiratório retorna ao basal)
j. tempo inspiratório (inclui o tempo de pausa)
k. tempo expiratório (*não* inclui o tempo de pausa)
l. tempo do ciclo respiratório

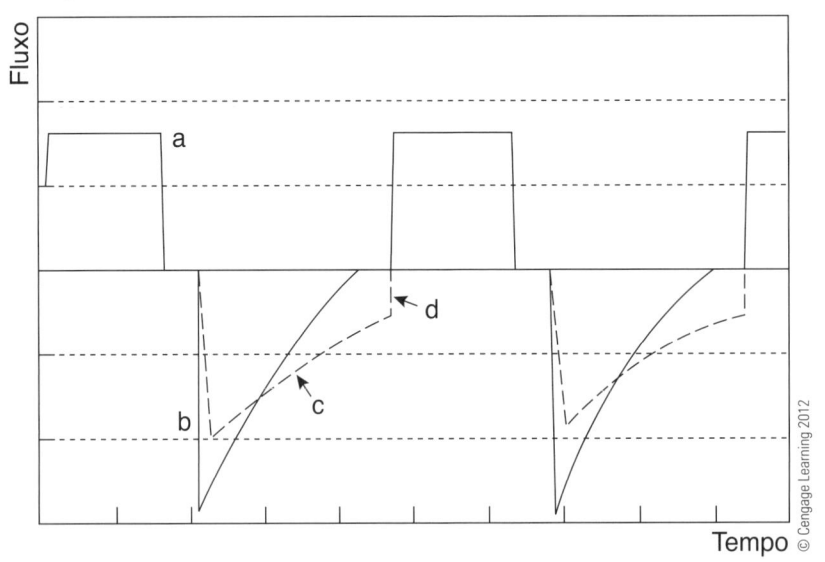

Figura 3.16 Resistência aumentada.
Linha contínua (normal)
Linha pontilhada (resistência aumentada)
a. fase inspiratória inalterada
b. *menor* fluxo expiratório como resultado do aumento da resistência aérea durante a expiração
c. queda do fluxo expiratório *mais lenta* para o valor inicial
d. aprisionamento aéreo pois o fluxo expiratório não alcança o valor inicial no final da
expiração (auto-PEEP pode ser observado no gráfico pressão-tempo)

Gráficos fluxo-tempo
Fluxo constante *(continuação)*

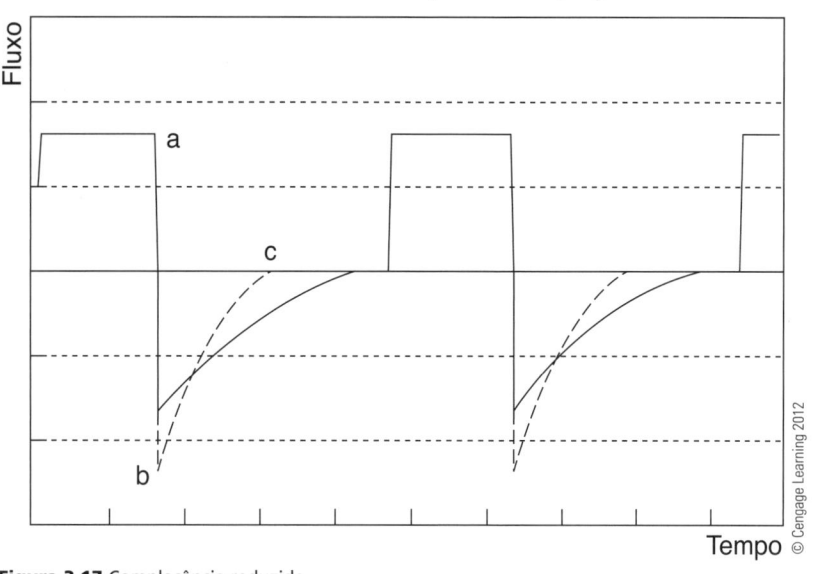

© Cengage Learning 2012

Figura 3.17 Complacência reduzida.
Linha contínua (normal)
Linha pontilhada (complacência reduzida)
a. fase inspiratória inalterada
b. *maior* pico de fluxo expiratório como resultado do aumento do recolhimento elástico
    (↑elastância/↓complacência)
c. queda do fluxo expiratório *mais rápida* para o valor inicial como resultado do aumento do
recolhimento elástico (↑elastância/↓complacência)

Gráficos fluxo-tempo
Pressão controlada

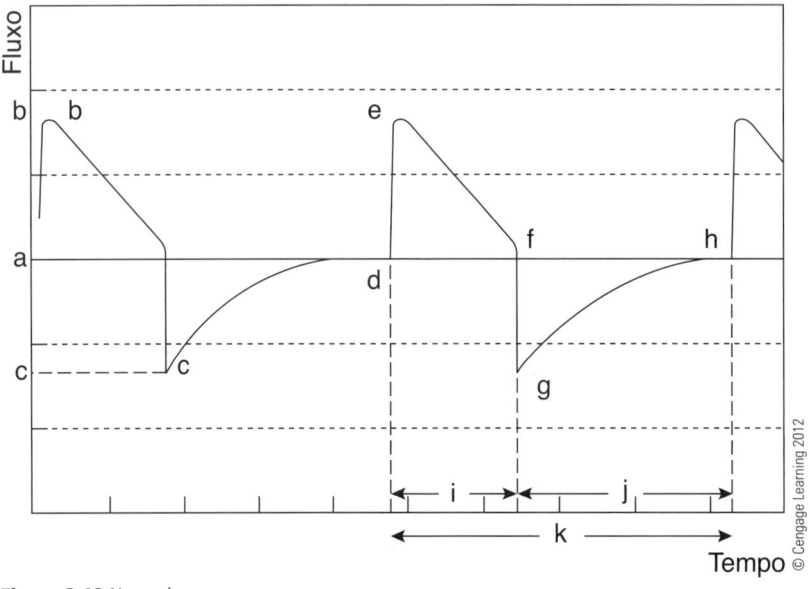

Figura 3.18 Normal.
eixo x (tempo)
eixo y (fluxo)
a. início (separa padrões de fluxo inspiratório e expiratório)
b. pico de fluxo inspiratório
c. pico de fluxo expiratório
d. início da inspiração
e. pico de fluxo inspiratório no início da inspiração
f. fluxo inspiratório no final da inspiração/início da expiração e para f. padrão de fluxo
   descendente
g. pico de fluxo expiratório
h. final da expiração (fluxo expiratório retorna ao basal)
i. tempo inspiratório
j. tempo expiratório
k. tempo do ciclo respiratório

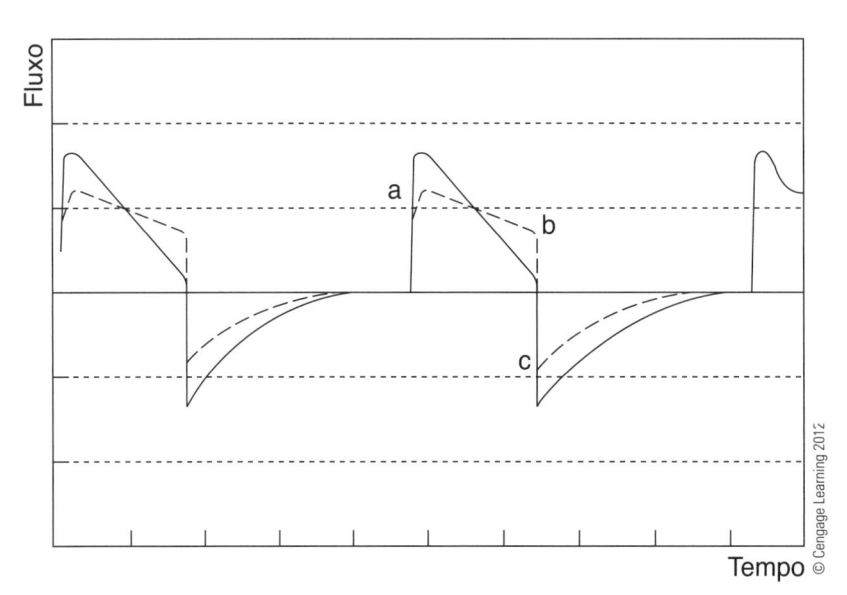

Figura 3.19 Resistência aumentada.
Linha contínua (normal)
Linha pontilhada (resistência aumentada)
a. *menor* pico de fluxo inspiratório
b. fluxo inspiratório para antes de alcançar o valor inicial
c. *menor* pico de fluxo expiratório

Gráficos fluxo-tempo
Pressão controlada *(continuação)*

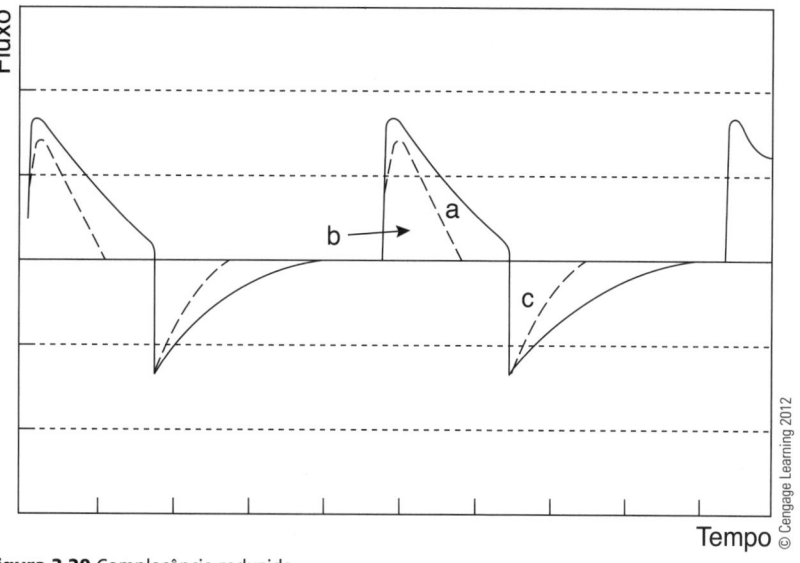

Figura 3.20 Complacência reduzida.

Linha contínua (normal)

Linha pontilhada (complacência reduzida)

a. queda *mais rápida* do fluxo inspiratório para o valor inicial antes do final do tempo
   inspiratório ajustado

b. volume corrente *menor* como resultado de uma menor área fluxo-tempo

c. queda do fluxo expiratório *mais rápida* para o valor inicial como resultado do aumento do
   recolhimento elástico (↑elastância/↓complacência)

Gráficos volume-pressão

Fluxo constante

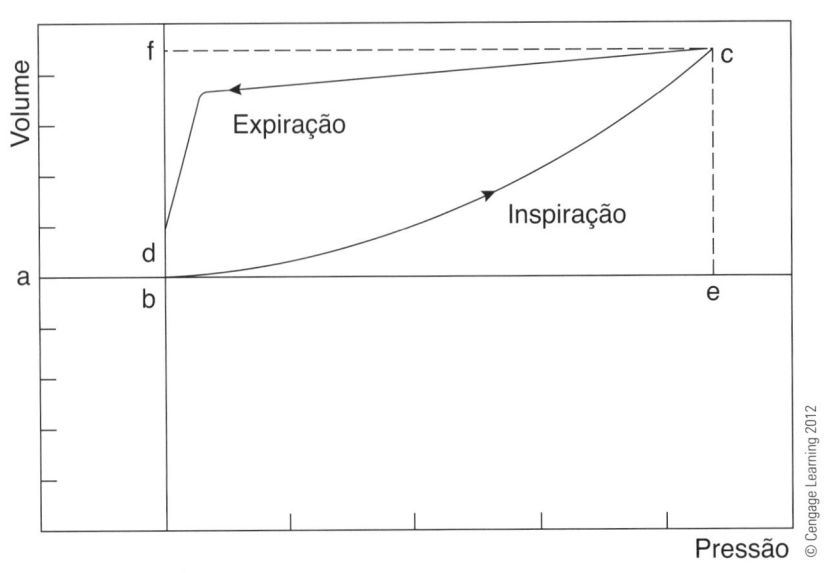

Figura 3.21 Normal.
eixo x (pressão)
eixo y (volume)
a. pressão/volume inicial
b. início da inspiração
c. final da inspiração/início da expiração
d. final da expiração
e. pico da pressão inspiratória
f. volume inspirado (volume expirado pode ser diferente se houver escape ou
   aprisionamento aéreo)

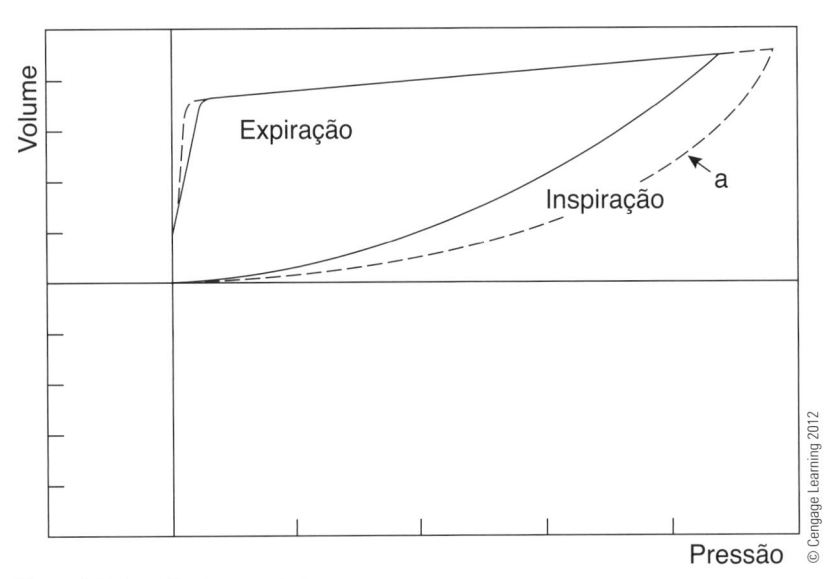

Figura 3.22 Resistência aumentada.
a. aumento da pressão por toda a alça volume-pressão (fases inspiratória e expiratória)

Gráficos volume-pressão
Fluxo constante *(continuação)*

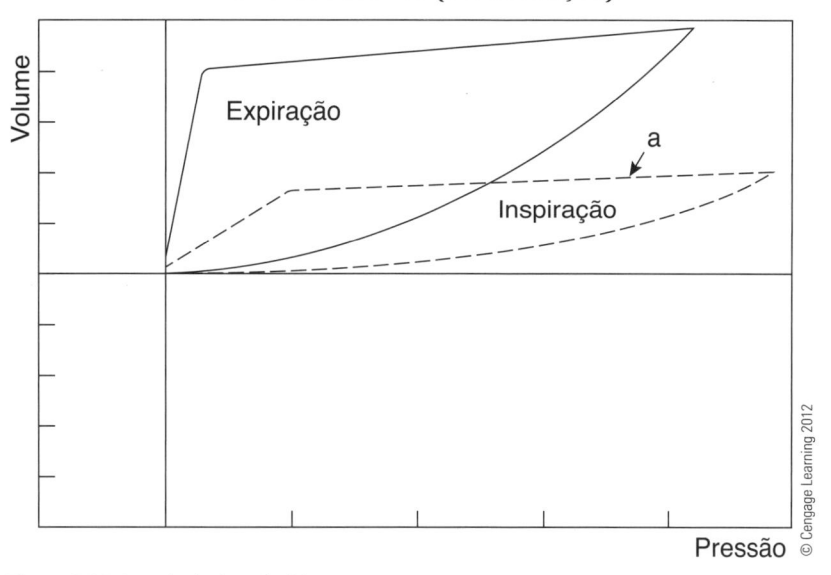

Figura 3.23 Complacência reduzida.
a. mudança da alça volume-pressão em relação ao eixo da pressão (geralmente eixo x)

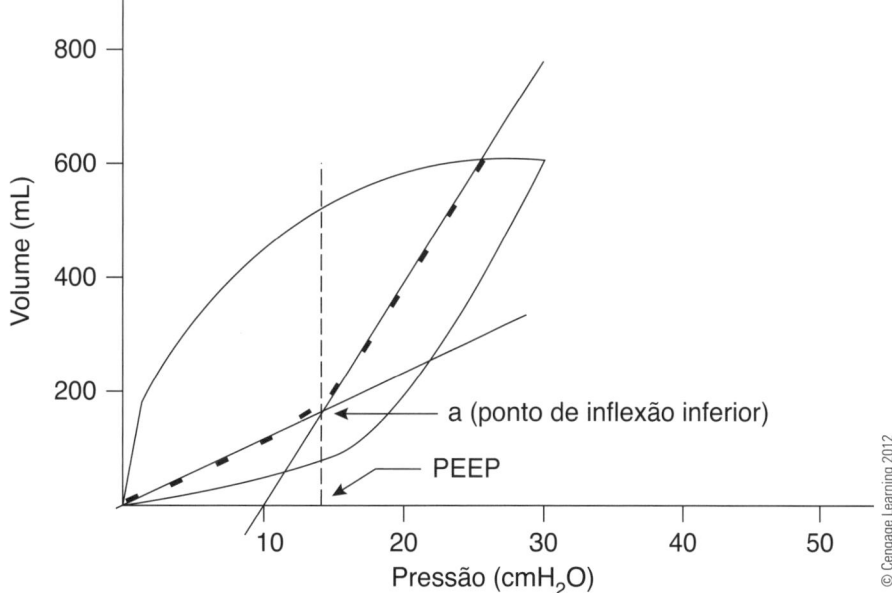

Figura 3.24 Ponto de inflexão inferior (Pinflx inf).
a. mudança da curva de baixa complacência para complacência melhor
[Como o recrutamento pulmonar provavelmente alcança toda a insuflação inspiratória da curva volume-pressão, o Pinflx inf é somente uma aproximação da pressão em que a menor complacência mostra melhora. Um nível de PEEP levemente maior que o Pinflx inf (p. ex., 2 cmH₂O) pode ser usado inicialmente para reduzir a pressão de abertura alveolar.]

Gráficos volume-pressão

Fluxo constante *(continuação)*

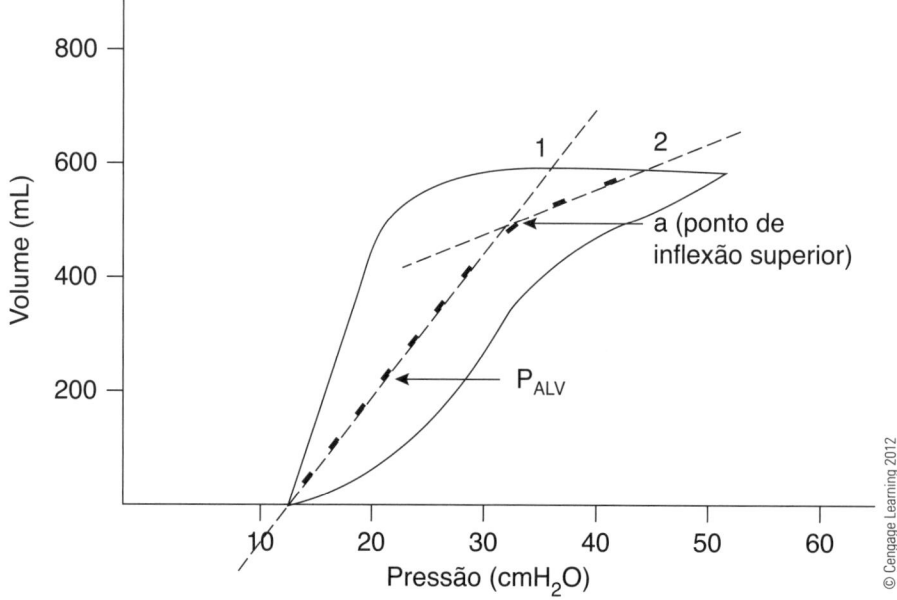

Figura 3.25 Ponto de inflexão superior (Pinflx sup).

a. mudança da curva de normal para complacência reduzida como resultado de hiperdistensão dos alvéolos

[O Pinflx sup é uma aproximação da pressão inspiratória em que a complacência piora. O volume corrente pode ser reduzido inicialmente até o Pinflx sup (bico de pato) desaparecer, dependendo de avaliação adicional da presença de hiperdistensão.]

Gráfico fluxo-volume

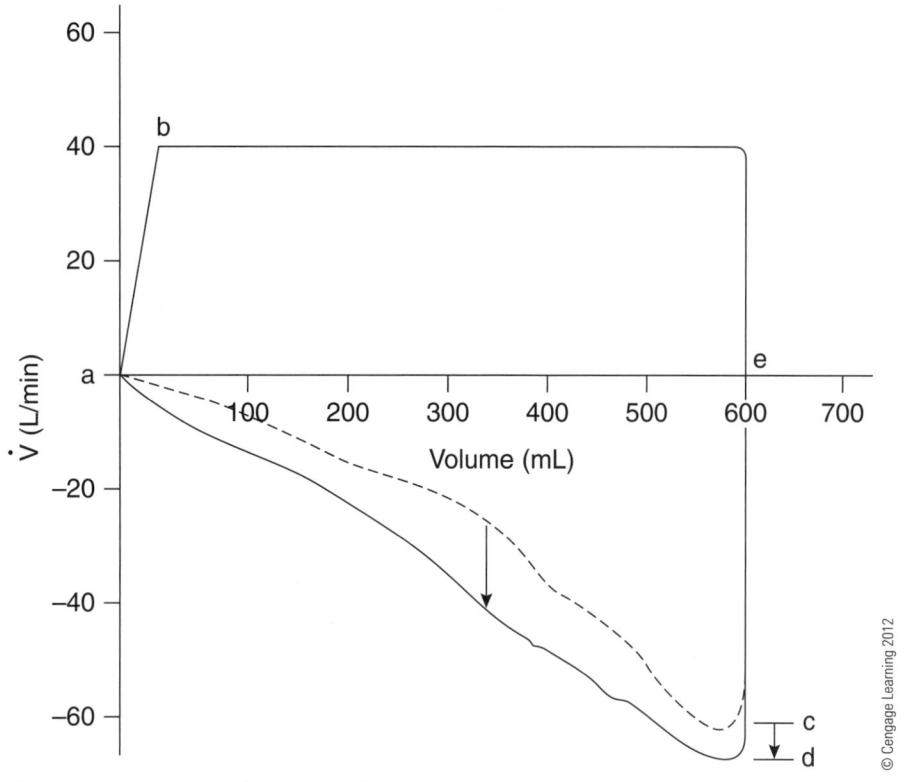

Figura 3.26 Resistência ao fluxo de ar reduzida.
eixo x (volume)
eixo y (+ fluxo inspiratório; - fluxo expiratório)
a. fluxo/volume inicial
b. pico do fluxo inspiratório
c. pico do fluxo expiratório anormal (antes do broncodilatador)
d. pico do fluxo expiratório normal (após o broncodilatador) c para d. melhora do pico de fluxo
    expiratório (p. ex., redução da resistência ao fluxo de ar)
e. volume corrente

4

Estatística básica e cálculos

Terminologia estatística

Coeficiente de confiabilidade Kuder-Richardson (K-R21)	Uma fórmula do teste de confiabilidade equivalente à média de todos os possíveis coeficientes de confiabilidade divididos ao meio. (Ver cálculo da amostra nesta seção.)

$$K\text{-}R21 = 1 - \frac{\overline{X}(n - \overline{X})}{ns^2}$$

K-R21 = coeficiente de confiabilidade de Kuder--Richardson, Fórmula 21

$\overline{X}$ = Média do valor no teste
n = número de itens do teste
s^2 = Variância do teste

Coeficiente de correlação (r)	Descreve a relação entre duas variáveis contínuas. Varia de –1 (relação mais negativa) a +1 (relação mais positiva). Por exemplo, o coeficiente pode ser mais positivamente relacionado (r = 0,86), como na P_IO_2 e P_aO_2, ou pode ser negativamente relacionado (r = –0,77), como no volume alveolar e P_aCO_2.

Se uma linha de regressão é construída a partir dos pontos dos dados, ela pode "predizer" uma variável contínua quando se conhece o valor da outra variável contínua.

Coeficiente de variação (CV)	Expressa o desvio-padrão como uma porcentagem da média:

$$CV = \left(\frac{s}{\overline{X}}\right) \times 100\%$$

O coeficiente de variação (CV) é útil para comparar a dispersão de dois ou mais conjuntos de dados medidos por diferentes instrumentos ou métodos. Por exemplo, se o conjunto A de medidas tem um CV de 25% e o conjunto B de medidas tem um CV de 14%, podemos inferir que o instrumento de medida ou método para o conjunto A apresenta mais erros aleatórios do que do conjunto B. (Ver cálculo da amostra nesta seção.)

Confiabilidade	Consistência. Um estudo científico *confiável* produz resultados *consistentes* quando o estudo é repetido. A confiabilidade varia de 0% (menos confiável) a 100% (mais confiável).

Confiabilidade das metades partidas (split-half)	Um índice de confiabilidade da consistência interna de um teste que permite a um pesquisador determinar se as metades de um teste são medidas com a mesma qualidade ou característica. O teste é dividido em metades, geralmente entre itens ímpares e itens pares. O coeficiente de correlação (r_1) é calculado com as notas obtidas por todos os estudantes em uma metade do exame e por aquelas obtidas em outra metade do mesmo exame. Para um grupo de 30 estudantes, 30 pares de notas (30 notas para itens ímpares e 30 notas para itens pares) devem ser usados para calcular o coeficiente de correlação (r_1). Do coeficiente de correlação (r_1), a confiabilidade total do teste (r_2) pode ser calculada pela fórmula de Spearman-Brown.
Desvio-padrão (s)	Uma medida do espalhamento ou dispersão de uma distribuição de medidas. N – 1 na equação é o grau de liberdade. (Ver cálculo da amostra nesta seção.) No texto, a abreviatura para desvio-padrão é DP. Na gasometria, o desvio-padrão é usado em torno da média para criar o gráfico de Levey-Jennings para a ilustração gráfica do controle de qualidade. Os resultados que variam de dois desvios-padrões (± 2 DP) da média são considerados "dentro do controle." Resultados que estejam dois desvios-padrões fora da média são considerados "fora do controle", e ações corretivas devem ser tomadas para fazer que os resultados fiquem dentro dos dois desvios-padrões.
Escala de classificação	Um dispositivo que pode ser usado para resumir a atividade observada. Essa escala pode ter três, cinco, sete ou um número infinito de pontos em uma linha com sinais descritivos em ambas as extremidades.
Escala de Likert	Uma escala de cinco pontos em que os intervalos entre medidas sucessivas são iguais. A escala de Likert é frequentemente usada em questionários porque ela pode facilmente indicar o grau de concordância e discordância com uma afirmação.
Escala de razão	Dados científicos medidos incluindo um valor zero como pressão arterial, PO_2 arterial, altura e peso.
Escore padronizado (z)	O escore padronizado (z) reflete a distância (em termos de desvio-padrão) de uma medida além da sua média. Um escore z de +1,5 significa que a medida está 1,5 desvio-padrão *acima* da média. Um escore z de – 1,5 significa que a medida está 1,5 desvio-padrão *abaixo* da média. (Ver cálculo da amostra nesta seção.)
Fórmula de Spearman-Brown	Uma fórmula para calcular a confiabilidade do teste (r_2). (Ver cálculo da amostra nesta seção.)

$$r_2 = \frac{n(r_1)}{1 + (n-1)r_1}$$

r_2 = Confiabilidade do teste
n = Número de partes (para metades, n = 2)
r_1 = Coeficiente de correlação

Grupo controle	Um grupo de indivíduos cuja seleção e experiências são idênticas em todos os aspectos possíveis ao grupo de tratamento (experimental), mas que não recebe o tratamento.
Grupo de tratamento	Um grupo de indivíduos cuja seleção e experiência são idênticas em todos os aspectos possíveis ao do grupo controle. Esse é o grupo que recebe o tratamento.
Hipótese	Uma solução sugerida para um problema. Ela tem as seguintes características: (1) deve ser uma afirmação baseada na conclusão lógica a partir dos fatos; (2) deve ser descrita clara e concisamente na forma de uma sentença declarativa; e (3) deve ser testável.
Hipótese nula	A versão negativa ou "sem diferença" de uma hipótese. Quando uma hipótese nula é rejeitada, uma diferença significativa entre as duas médias ocorreu no estudo. (Ver teste t nesta seção.)
Intervalo	Distância ou medida entre a menor e maior medida. (Ver exemplo nesta seção.)
Média	Uma medida da concentração dos dados de uma distribuição. É obtida pela soma de todas as medidas e a posterior divisão do valor obtido pelo número de medidas. (Ver cálculo da amostra nesta seção.)
Mediana	É a medida do meio de uma distribuição; 50% das medidas devem estar acima dela, e os outros 50% abaixo dela. (Ver cálculo da amostra nesta seção.)
Moda	É a medida mais frequente que ocorre em uma distribuição. Se duas medidas compartilham a maior contagem de frequência, a distribuição é chamada de bimodal. (Ver exemplo nesta seção.)
Nível de confiança	Nível de probabilidade. O nível de confiança é geralmente ajustado em 95% (nível 0,05), o que significa que há uma probabilidade de 95% de que a população da amostra esteja distribuída do mesmo modo que a população total. Por exemplo, se a análise estatística fornece uma conclusão aceita no nível de 0,05, o pesquisador pode estar 95% confiante de que a conclusão pode ser aplicada para a população total.
Placebo	Uma substância inerte dada ao grupo controle da mesma forma que para o grupo de tratamento. Placebos são frequentemente usados em pesquisa médica de forma que seja impossível que os indivíduos determinem se eles estão recebendo a substância ativa em estudo.
Procedimento de Nedelsky revisado	Um procedimento de três passos para calcular o valor de corte de um instrumento de avaliação tal como um teste de múltipla escolha. (Ver cálculo da amostra nesta seção.)
Teste t	O teste t permite ao pesquisador comparar duas médias para determinar a probabilidade de que a diferença entre as médias seja a diferença real em vez de uma diferença de probabilidade.

Se o valor de t calculado é maior do que o valor t da tabela num nível de confiança específico (p), então a hipótese nula (p. ex., que as médias sejam iguais) pode ser rejeitada no nível de p. Em outras palavras, há uma diferença estatística entre as duas médias.

Se o valor calculado de t é menor do que o valor t da tabela, não há diferença estatística entre as médias.

Validade

A precisão com a qual um estudo mede o que se propõe a medir.

Valor de corte

A pontuação mínima de um teste objetivo ou questionário para determinada situação. Ele é determinado por uma fórmula estabelecida por consenso de um grupo de indivíduos especialistas no assunto. (Ver cálculo da amostra nesta seção.)

Variância (s^2)

O quadrado do desvio-padrão. (Ver exemplo de cálculo nesta seção.)

Variável contínua

Conjunto de valores numéricos com determinado intervalo entre as medidas. Frequência cardíaca, saturação de oxigênio e dose de fármacos são variáveis contínuas porque suas medidas têm intervalos iguais.

Variável controle

Uma variável no desenho experimental que é neutralizada ou cancelada pelo pesquisador. Esse é o fator controlado pelo pesquisador para neutralizar qualquer efeito indesejável que possa distorcer o efeito observado.

Variável dependente

Uma resposta ou valor gerado pelo tratamento ou placebo. Esse é o fator observado e medido pelo pesquisador para determinar o efeito da variável independente.

Variável independente

Uma variável ou valor de entrada que atua sobre o indivíduo ou objeto e afeta um comportamento ou resposta. Esse é o fator selecionado e manipulado pelo pesquisador para determinar a relação com uma resposta observada.

Variável nominal

Também chamada de variável categórica. O termo "nominal" significa "nomear". Uma variável nominal classifica os dados em categorias sem que exista uma relação entre as categorias. Por exemplo, três categorias de doença: doença pulmonar obstrutiva crônica, insuficiência cardíaca congestiva e fibrose cística.

Variável ordinal

O termo "ordinal" significa "ordenação das categorias". Um dado ordinal varia em relação a mais de ou menos de. Por exemplo, sem cianose, cianose leve, cianose moderada, cianose grave.

Referências

Chatburn; Gross; Nedelsky; Tuckman; White.

Medidas de tendência central

Exemplos 1-8 Dez notas de um exame final de 100 itens foram ordenadas e listadas a seguir: 66, 66, 66, 73, 75, 79, 82, 84, 87 e 87. Para os exemplos de 1 a 8, escreva e calcule (1) o intervalo, (2) a moda, (3) a média, (4) a mediana, (5) o desvio-padrão, (6) a variância, (7) o coeficiente de variação e (8) as notas padrão para 73 pontos e 82 pontos no exame.

Solução 1 *Intervalo:* O intervalo para as 10 notas do exame vai de 66 a 87 pontos (21 pontos).

Solução 2 *Moda:* A medida que ocorreu com mais frequência nos 10 exames foi 66 pontos.

Solução 3 *Média ($\overline{X}$):*

$$\overline{X} = \frac{\text{soma das notas nos exames}}{\text{quantidade de notas}}$$

$$= \frac{66 + 66 + 66 + 73 + 75 + 79 + 82 + 84 + 87 + 87}{10}$$

$$= \frac{765}{10}$$

$$= 76,5 \text{ pontos}$$

Solução 4 *Mediana:* Já que a mediana é a medida no meio de uma distribuição ordenada de 10 números, ela cai entre 75 (o quinto número) e 79 (o sexto número). A mediana é, portanto:

$$\frac{75 + 79}{2} = \frac{154}{2} = 77 \text{ pontos}$$

Solução 5

Desvio-padrão (s):

Valor de X	Média $(\overline{X})$	$(X - \overline{X})$	$(X - \overline{X})^2$
66	76,5	−10,5	110,25
66	76,5	−10,5	110,25
66	76,5	−10,5	110,25
73	76,5	−3,5	12,25
75	76,5	−1,5	2,25
79	76,5	2,5	6,25
82	76,5	5,5	30,25
84	76,5	7,5	56,25
87	76,5	10,5	110,25
87	76,5	10,5	110,25
		0	658,50

$$s = \sqrt{\frac{\text{Soma de } (X - \overline{X})^2}{\text{Grau de liberdade}}}$$

$$= \sqrt{\frac{\text{Soma de } (X - \overline{X})^2}{(\text{Quantidade de pontos}-1)}}$$

$$= \sqrt{\frac{\text{Soma de } (X - \overline{X})^2}{(N - 1)}}$$

$$= \sqrt{\frac{658,5}{(10 - 1)}}$$

$$= \sqrt{\frac{658,5}{9}}$$

$$= \sqrt{73,17}$$

$$= 8,554 \text{ pontos}$$

Solução 6

Variância (s^2): Como a variância é o quadrado do desvio-padrão, ela é 73,17 $(8,554^2)$.

Solução 7

Coeficiente de variação (CV):

$$CV = \left(\frac{\text{desvio-padrão}}{\text{média}}\right) \times 100\%$$

$$= \left(\frac{s}{\overline{X}}\right) \times 100\%$$

$$= \left(\frac{8,554}{76,5}\right) \times 100\%$$

$$= 0,1118 \times 100\%$$

$$= 11,18\%$$

Solução 8

Escore padronizado (z): Para uma pontuação de 73 no exame, o escore padronizado (z) é calculado a seguir:

$$z = \frac{X - \overline{X}}{s}$$

$$= \frac{73 - 76,5}{8,554}$$

$$= \frac{-3,5}{8,554}$$

$$= -0,41$$

O escore z para 73 é 0,41 desvio-padrão *abaixo* da média. Para um escore de 82 pontos no exame, o escore padronizado (z) é calculado a seguir:

$$z = \frac{X - \overline{X}}{s}$$

$$= \frac{82 - 76,5}{8,554}$$

$$= \frac{5,5}{8,554}$$

$$= 0,64$$

O escore z para 82 é 0,64 desvio-padrão *acima* da média.

Exemplo 9

A média e um desvio-padrão para uma série de medidas de calibração de PO_2 são 157 mmHg e ± 3 mmHg, respectivamente. Se dois desvios-padrões da média são usados para ajustar o limite do aceitável, qual dos seis pontos de calibração da PO_2 a seguir está fora do intervalo? 155, 160, 153, 157, 164, 163 mmHg.

Solução 9

164 mmHg está fora do intervalo.
Uma PO_2 média de 157 mmHg com um desvio-padrão (DP) de ± 3 mmHg teria dois DP de ± 6 mmHg. Portanto, o intervalo aceitável para a calibração da PO_2 é de 151 (157 – 6) a 163 (157 + 6) mmHg. Dos seis pontos de calibração, 164 mmHg é o único que está fora desse intervalo aceitável.

Exemplo 10

A média e um desvio-padrão para uma série de medidas de calibração de pH normal são 7,375 e ± 0,002, respectivamente. Se medidas que estiverem dentro de dois desvios-padrões da média forem consideradas aceitáveis, qual dos seguintes sete pontos de calibração do pH está fora do intervalo? 7,379; 7,376; 7,374; 7,377; 7,370; 7,375; 7,376.

Solução 10

7,370 está fora do intervalo.

Um pH médio de 7,375 com um desvio-padrão de ± 0,002 teria dois DP de ± 0,004. O intervalo aceitável para a calibração do pH é, portanto, de 7,371 (7,375 – 0,004) a 7,379 (7,375 + 0,004). Dos sete pontos de calibração, 7,370 é o único fora desse intervalo aceitável.

Exercícios

Exercícios 1-8 Nove medidas de conteúdo venoso misto de oxigênio ($C_{\bar{v}}O_2$) em volume por cento (vol%) foram ordenadas e listadas a seguir: 12, 14, 14, 15, 15, 16, 16, 16 e 17. Escreva e calcule (1) o intervalo, (2) a moda, (3) a média, (4) a mediana, (5) o desvio-padrão, (6) a variância, (7) o coeficiente de variação e (8) os escores padronizados para 12 vol% e 16 vol%.

Solução 1 *Intervalo:* O intervalo para as 9 medidas ($C_{\bar{v}}O_2$) vai de 12 a 17 vol% (5 vol%).

Solução 2 *Moda:* A medida que ocorreu com mais frequência dos nove valores de $C_{\bar{v}}O_2$ foi 16 vol%.

Solução 3 *Média ($\overline{X}$):*

$$\overline{X} = \frac{\text{Soma das medidas de } C_{\bar{v}}O_2}{\text{Quantidade de medidas}}$$

$$= \frac{12 + 14 + 14 + 15 + 15 + 16 + 16 + 16 + 17}{9}$$

$$= \frac{135}{9}$$

$$= 15 \text{ vol}\%$$

Solução 4 *Mediana:* A ordem dos nove números é a seguinte: 12, 14, 14, 15, 15, 16, 16, 16 e 17.
Como a mediana é a medida no meio dessa distribuição ordenada de nove números, ela cai entre o quarto e o sexto número. A mediana é, portanto, 15 vol% – o segundo 15, que tem quatro números antes e quatro números depois.

Solução 5

Desvio-padrão (s):

Valor de X	Média ($\overline{X}$)	$(X - \overline{X})$	$(X - \overline{X})^2$
12	1,5	−3	9
14	1,5	−1	1
14	1,5	−1	1
15	1,5	0	0
15	1,5	0	0
16	1,5	1	1
16	1,5	1	1
16	1,5	1	1
17	1,5	2	4
		0	18

$$s = \sqrt{\frac{\text{Soma de } (X - \overline{X})^2}{\text{Grau de liberdade}}}$$

$$= \sqrt{\frac{\text{Soma de } (X - \overline{X})^2}{(\text{Quantidade de medidas de } C_{\overline{v}}O_2 - 1)}}$$

$$= \sqrt{\frac{\text{Soma de } (X - \overline{X})^2}{(N - 1)}}$$

$$= \sqrt{\frac{18}{(9 - 1)}}$$

$$= \sqrt{\frac{18}{8}}$$

$$= \sqrt{2,25}$$

$$= 1,5 \text{ vol\%}$$

Solução 6

Variância (s^2): Como a variância é o quadrado do desvio-padrão, ela é 2,25 ($1,5^2$).

Solução 7

Coeficiente de variação (CV):

$$CV = \left(\frac{\text{desvio-padrão}}{\text{média}}\right) \times 100\%$$

$$= \left(\frac{s}{\overline{X}}\right) \times 100\%$$

$$= \left(\frac{1,5}{15}\right) \times 100\%$$

$$= 0,1 \times 100\%$$

$$= 10\%$$

Solução 8

Escore padronizado (z): Para 12 vol%, o escore padronizado (z) é calculado da seguinte forma:

$$z = \frac{X - \overline{X}}{s}$$

$$= \frac{12 - 15}{1,5}$$

$$= \frac{-3}{1,5}$$

$$= -2$$

O escore z para 12 vol% é 2 desvios-padrões *abaixo* da média.

Para um escore de 16, o escore padronizado (z) é calculado a seguir:

$$z = \frac{X - \overline{X}}{s}$$
$$= \frac{16 - 15}{1,5}$$
$$= \frac{1}{1,5}$$
$$= 0,67$$

O escore z para 16 vol% é 0,64 desvio-padrão acima da média.

Exemplo 9

A média e um desvio-padrão para uma série de medidas de calibração de PO_2 são 102 mmHg e ± 1 mmHg, respectivamente. Se dois desvios-padrões da média são usados para ajustar o limite do aceitável, qual dos cinco pontos de calibração da PO_2 está fora do intervalo? 102, 103, 99, 104 e 100 mmHg.

Solução 9

99 mmHg está fora do intervalo.
Uma PO_2 média de 102 mmHg com um desvio-padrão (DP) de ± 1 mmHg teria dois DP de ± 2 mmHg. Portanto, o intervalo aceitável para a calibração da PO_2 é de 100 (102 – 2) a 104 (102 + 2) mmHg. Dos cinco pontos de calibração, 99 mmHg é o único que está fora desse intervalo aceitável.

Exemplo 10

A média e um desvio-padrão para uma série de medidas de calibração de pH acidótico são 7,135 e ±0,015, respectivamente. Se medidas que estiverem dentro de dois desvios-padrões da média forem consideradas aceitáveis, qual dos seguintes seis pontos de calibração do pH está fora do intervalo? 7,137; 7,165; 7,175; 7,125; 7,106; 7,135.

Solução 10

7,175 está fora do intervalo.
Um pH médio de 7,135 com um desvio-padrão (DP) de ±0,015 teria dois DP de ±0,030. O intervalo aceitável para a calibração do pH é, portanto, de 7,105 (7,135 – 0,030) a 7,165 (7,135 + 0,030). Dos seis pontos de calibração, 7,175 é o único fora desse intervalo aceitável.

Exercício 11

A média e um desvio-padrão para uma série de medidas de calibração de PCO_2 são 44,9 mmHg e ±0,5 mmHg, respectivamente. Qual dos cinco pontos de calibração da PCO_2 (44,0; 45,6; 43,5; 45,0; 46,5 mmHg) está fora do intervalo se (A) *dois* desvios-padrões da média são usados para ajustar o limite do aceitável; (B) *três* desvios-padrões da média são usados para ajustar o limite aceitável?

Solução 11

(A) 43,5 e 46,5 mmHg estão fora do intervalo; (B) 46,5 mmHg está fora do intervalo.

(A) Uma PCO_2 média de 44,9 mmHg com um desvio-padrão (DP) de ±0,5 mmHg teria dois DP de ±1,0 mmHg. Portanto, o intervalo aceitável para a calibração da PCO_2 é de 43,9 (44,9 – 1,0) a 45,9 (44,9 + 1,0) mmHg. Dos cinco pontos de calibração, 43,5 e 46,5 mmHg são os únicos que estão fora desse intervalo aceitável.

(B) Se três desvios-padrões (±1,5 mmHg) forem usados, o intervalo aceitável para a calibração da PCO_2 será de 43,4 (44,9 – 1,5) a 46,4 (44,9 + 1,5) mmHg. Dos cinco pontos de calibração, 46,5 mmHg é a medida de PCO_2 fora do intervalo aceitável.

Teste de confiabilidade

Coeficiente de confiabilidade de Kuder-Richardson (K-R21)

O coeficiente de confiabilidade de Kuder-Richardson calcula a confiabilidade quando as seguintes informações são conhecidas: (1) pontuação média do teste, (2) variância do teste e (3) número de itens do teste. O coeficiente de confiabilidade varia de 0 (menor confiabilidade) a 1 (maior confiabilidade).

Exemplo

Dez notas de um exame final de 100 itens são ordenadas e listadas a seguir: 66, 66, 66, 73, 75, 79, 72, 84, 87 e 87. Calcule o índice de confiabilidade para esse exame usando a fórmula do coeficiente de confiabilidade de Kuder--Richardson (K-R21). Dos exemplos prévios, a média (Exemplo 3) e a variância (Exemplo 6) foram calculadas e obtidas. O índice de confiabilidade pode ser calculado como mostrado a seguir:

$\overline{X}$ (pontuação média) $= 76,5$
n (número de itens no teste) $= 100$
s^2 (variância) $= 73,17$

$$K\text{-}R21 = 1 - \frac{\overline{X}(n - \overline{X})}{ns^2}$$
$$= 1 - \frac{76,5(100 - 76,5)}{100(73,17)}$$
$$= 1 - \frac{76,5(23,5)}{7.317}$$
$$= 1 - \frac{1.797,75}{7.317}$$
$$= 1 - 0,2457$$
$$= 0,7543 \text{ ou } 75,43\%$$

O teste de confiabilidade com base na fórmula K-R21 é 75,43%.

Exercício 1

A pontuação média e a variância de um exame de 90 itens são 72,8 e 66,2, respectivamente. Calcule a confiabilidade desse exame pela fórmula do coeficiente de confiabilidade de Kuder-Richardson (K-R21).

Solução 1	$\overline{X}$ (pontuação média) $= 72,8$ n (número de itens no teste) $= 90$ s^2 (variância) $= 66,2$

$$K\text{-}R21 = 1 - \frac{\overline{X}(n - \overline{X})}{ns^2}$$

$$= 1 - \frac{72,8(90 - 72,8)}{90(66,2)}$$

$$= 1 - \frac{72,8(17,2)}{5.958}$$

$$= 1 - \frac{1.252,16}{5.958}$$

$$= 1 - 0,2102$$

$$= 0,7898 \text{ ou } 78,98\%$$

O teste de confiabilidade com base na fórmula K-R21 é 78,98%.

Exercício 2

Num exame de 160 itens padronizado, a pontuação média e a variância são 129,3 e 110,8, respectivamente. Use a fórmula do coeficiente de confiabilidade de Kuder-Richardson (K-R21) para calcular a confiabilidade desse exame.

Solução 2

$\overline{X}$ (pontuação média) $= 129,3$
n (número de itens no teste) $= 160$
s^2 (variância) $= 110,8$

$$K\text{-}R21 = 1 - \frac{\overline{X}(n - \overline{X})}{ns^2}$$

$$= 1 - \frac{129,3(160 - 129,3)}{160(110,8)}$$

$$= 1 - \frac{129,3(30,7)}{17.728}$$

$$= 1 - \frac{3.969,51}{17.728}$$

$$= 1 - 0,2239$$

$$= 0,7761 \text{ ou } 77,61\%$$

O teste de confiabilidade com base na fórmula K-R21 é 77,61%.

Fórmula de Spearman-Brown

A fórmula de Spearman-Brown calcula a confiabilidade total do teste quando o coeficiente de correlação das metades é conhecido. A técnica das metades separa o exame em duas partes, geralmente entre itens números pares e números ímpares. Pares de pontuação do exame são então usados para calcular o coeficiente de correlação. O índice total do teste de confiabilidade varia de 0 (menor confiabilidade) a 1 (maior confiabilidade).

Exemplo

Em um exame de 60 itens, os pontos obtidos por cada estudante nos itens pares e ímpares são comparados. O coeficiente de correlação (r_1) pela técnica das metades é 0,67 para a classe inteira de 28 estudantes (28 pares de pontos). Com base na informação dada, calcule a confiabilidade total do teste (r_2) com a fórmula de Spearman-Brown.

r_2: confiabilidade total do teste
n (número de partes; para metades, n = 2) = 2
r_1 (coeficiente de correlação) = 0,67

$$r_2 = \frac{n(r_1)}{1 + (n - 1)r_1}$$

$$= \frac{2(0,67)}{1 + (2 - 1)0,67}$$

$$= \frac{1,34}{1 + (1)0,67}$$

$$= \frac{1,34}{1 + 0,67}$$

$$= \frac{1,34}{1,67}$$

$$= 0,8024 \text{ ou } 80,24\%$$

A confiabilidade total do teste com base na fórmula de Spearman-Brown é 80,24%.

Exercício 1

Um exame de 90 itens foi aplicado a 34 estudantes. Os 34 pares de pontos foram obtidos dividindo o exame em itens números pares e números ímpares. O coeficiente de correlação (r_1) para os 34 pares de pontos por essa técnica das metades é 0,58.

Com base na informação oferecida, calcule a confiabilidade total do teste (r_2) com a fórmula de Spearman-Brown.

Solução 1

r_2: confiabilidade total do teste
n (número de partes; para metades, n = 2) = 2
r_1 (coeficiente de correlação) = 0,58

$$r_2 = \frac{n(r_1)}{1 + (n - 1)r_1}$$

$$= \frac{2(0,58)}{1 + (2 - 1)0,58}$$

$$= \frac{1,16}{1 + (1)0,58}$$

$$= \frac{1,16}{1 + 0,58}$$

$$= \frac{1,16}{1,58}$$

$$= 0,7342 \text{ ou } 73,42\%$$

A confiabilidade total do teste com base na fórmula de Spearman-Brown é 73,42%.

Exercício 2

Vinte pares de pontos de um exame de 60 itens administrado para uma classe de 20 estudantes foram registrados. Cada par de pontos representa o número de respostas corretas obtidas por cada estudante dos itens pares e ímpares do exame. O coeficiente de correlação (r_1) para os 20 pares de pontos é 0,75. Com base nessa informação, qual é a confiabilidade total do teste (r_2) com a fórmula de Spearman-Brown?

Solução 2

r_2: confiabilidade total do teste
n (número de partes; para metades, n = 2) = 2
r_1 (coeficiente de correlação) = 0,75

$$r_2 = \frac{n(r_1)}{1 + (n - 1)r_1}$$

$$= \frac{2(0,75)}{1 + (2 - 1)0,75}$$

$$= \frac{1,5}{1 + (1)0,75}$$

$$= \frac{1,5}{1 + 0,75}$$

$$= \frac{1,5}{1,75}$$

$$= 0,8571 \text{ ou } 85,71\%$$

A confiabilidade total do teste com base na fórmula de Spearman-Brown é 85,71%.

Valor de corte: procedimento de Nedelsky revisado

Em 1954, Leo Nedelsky publicou um procedimento para determinar o valor de corte (valor mínimo para passar) de um teste de múltipla escolha. Entre outros fatores que fazem um item de exame ser "difícil" ou "fácil", o procedimento de Nedelsky avalia o grau de dificuldade das "pegadinhas" em um item de testes de múltipla escolha.

O procedimento original foi revisado por Leon J. Gross em 1985. Nesse procedimento revisado, uma distribuição de três pontos (0 a 2) é usada. O procedimento de Gross está resumido a seguir.

Passo 1 Todas as respostas a um item de teste de múltipla escolha são avaliadas por um grupo de especialistas no assunto. Um consenso é então obtido desses especialistas, e pontos que variam de 0 a 2 são dados para cada resposta.

A *resposta correta* é pontuada com *2 pontos* (peso da resposta correta).

Cada *resposta plausível, mas incorreta* é pontuada com 1 ponto (peso da resposta plausível, mas incorreta). Representa um erro "aceitável" para um examinador minimamente competente.

Cada *resposta implausível ou incorreta* é pontuada com 0 ponto (peso das respostas implausíveis, incorretas). Representa um erro inaceitável que deve ser evitado mesmo por um examinador minimamente competente.

Passo 2 O índice mínimo para passar (IMP) para cada item do exame é calculado por:

$$IMP = \frac{\text{Peso da resposta correta}}{\text{Soma de todos os pesos para cada item}}$$

Passo 3 Valor de corte = IMP de todos os itens do exame × 95%.

Um valor de 95% é usado para evitar valor de corte extremo no procedimento de Nedelsky original. Esse valor pode ser ajustado para cima ou para baixo dependendo do grau de probabilidade e perfeição (número de respostas) em cada item do exame.

Exemplo 1

Encontre o índice mínimo para passar (IMP) de um item de teste de múltipla escolha abaixo.

Sob volume corrente e frequência respiratória normais, a P_IO_2 oferecida por uma cânula nasal a 2 L/min de oxigênio é cerca de:

A. 21%
B. 24%
C. 28%
D. 32%

Passo 1

As quatro respostas são avaliadas por um grupo de especialistas. As pontuações atribuídas para cada resposta são:

A. 21%:   0 ponto
B. 24%:   1 ponto
C. 28%:   2 pontos
D. 32%:   1 ponto

A resposta (A) foi pontuada com 0 ponto, pois mesmo um examinador minimamente competente deve ser capaz de eliminar essa opção, uma vez que a P_IO_2 oferecida por um cateter nasal a 2 L/min de oxigênio deve ser maior que 21% (P_IO_2 do ar ambiente).

As respostas (B) e (D) têm pontuação de 1 ponto cada, pois são respostas incorretas, mas plausíveis.

A resposta (C) foi pontuada com 2 pontos, pois é a resposta correta.

Passo 2

O índice mínimo para passar (IMP) desse item do exame é, portanto:

$$IMP = \frac{\text{Peso da resposta correta}}{\text{Soma de todos os pesos para cada item}}$$

$$= \frac{2 \text{ pontos}}{(0 + 1 + 2 + 1) \text{ pontos}}$$

$$= \frac{2}{4}$$

$$= 0,5$$

Exemplo 2

Calcule o valor de corte de um exame com 10 itens de múltipla escolha com os seguintes índices mínimos para passar (IMP) para os 10 itens do exame: 0,67; 0,5; 1,0; 0,67; 0,4; 0,5; 0,4; 0,67; 0,5; 1,0.

Valor de corte = IMP de todos os itens do exame × 95%

$$= (0,67 + 0,5 + 1,0 + 0,67 + 0,4 + 0,5 + 0,4 + 0,67 + 0,5 + 1,0) \times 95\%$$

$$= 6,31 \times 95\%$$

$$= 5,99 \text{ ou } 6 \text{ pontos}$$

O valor de corte (escore mínimo para passar) de um teste de múltipla escolha com 10 itens é 6 pontos.

Exercício 1

Como mostrado abaixo, os valores atribuídos a cada resposta de um item do exame foram fornecidos por um grupo de especialistas. Qual é o índice mínimo para passar (IMP) deste item do exame?

O local de punção preferido para amostras de gasometria arterial em um adulto é:

A. artéria radial: 2 pontos
B. artéria umbilical: 0 ponto
C. artéria braquial: 1 ponto
D. artéria coronária: 0 ponto

Solução 1

$$IMP = \frac{\text{Peso da resposta correta}}{\text{Soma de todos os pesos para cada item}}$$

$$= \frac{2 \text{ pontos}}{3 \text{ pontos}}$$

$$= 0,67$$

Exercício 2

Use o procedimento revisado de Nedelsky para calcular o valor de corte de um exame de múltipla escolha com os seguintes índices mínimos para passar para os nove itens do exame: 0,5; 1,0; 0,67; 0,4; 0,4; 0,67; 0,5; 0,67; 0,4.

Solução 2

$$\text{Valor de corte} = \text{IMP de todos os itens do exame} \times 95\%$$
$$= (0,5 + 1,0 + 0,67 + 0,4 + 0,4 + 0,67 + 0,5 + 0,67 + 0,4) \times 95\%$$
$$= 5,21 \times 95\%$$
$$= 4,95 \text{ ou } 5 \text{ pontos}$$

Exercício 3

Se a soma de todos os índices mínimos para passar (IMP) em um exame de múltipla escolha com 98 itens é 81, qual é o valor de corte calculado pelo procedimento revisado de Nedelsky?

Solução 3

$$\text{Valor de corte} = \text{IMP de todos os itens do exame} \times 95\%$$
$$= 81 \times 95\%$$
$$= 76,95 \text{ ou } 77 \text{ pontos}$$

Referências

Gross; Nedelsky.

5

Respostas para questões de autoavaliação

Questão n.	Resposta	Questão n.	Resposta
1a	(A)	12a	(B)
1b	(B)	12b	(A)
1c	(B)	12c	(B)
		12d	(C)
2a	(D)	12e	(D)
2b	(D)		
2c	(C)	13a	(C)
2d	(B)	13b	(B)
		13c	(C)
3a	(A)	13d	(C)
3b	(D)		
3c	(C)	14a	(A)
3d	(D)	14b	(D)
		14c	(B)
4a	(C)	14d	(B)
4b	(D)	14e	(C)
4c	(B)		
4d	(D)	15a	(A)
4e	(A)	15b	(B)
		15c	(D)
5a	(A)	15d	(D)
5b	(B)		
5c	(C)	16a	(D)
5d	(C)	16b	(D)
		16c	(B)
6a	(D)		
6b	(A)	17a	(D)
6c	(D)	17b	(C)
		17c	(D)
7a	(A)	17d	(C)
7b	(D)	17e	(D)
7c	(C)	17f	(B)
7d	(C)	17g	(A)
8a	(C)	18a	(A)
8b	(B)	18b	(D)
8c	(D)	18c	(D)
8d	(A)	18d	(C)
9a	(C)	19a	(C)
9b	(A)	19b	(A)
9c	(A)	19c	(D)
		19d	(D)
10a	(C)	19e	(C)
10b	(B)	19f	(D)
10c	(A)	19g	(A)
10d	(A)		
10e	(C)	20a	(C)
10f	(A)	20b	(A)
		20c	(D)
11a	(D)	20d	(A)
11b	(D)	20e	(D)
11c	(A)		
11d	(C)	21a	(B)
		21b	(D)

Questão n.	Resposta	Questão n.	Resposta
21c	(A)	29c	(D)
21d	(B)	29d	(B)
22a	(D)	30a	(D)
22b	(C)	30b	(D)
22c	(D)	30c	(A)
22d	(B)	30d	(B)
22e	(C)	30e	(D)
23a	(C)	31a	(D)
23b	(A)	31b	(C)
23c	(C)	31c	(B)
23d	(D)	31d	(D)
23e	(A)	31e	(B)
23f	(C)		
23g	(D)	32a	(C)
23h	(C)	32b	(A)
23i	(D)	32c	(A)
24a	(C)	33a	(D)
24b	(C)	33b	(C)
24c	(B)	33c	(B)
24d	(C)		
24e	(D)	34a	(D)
24f	(D)	34b	(A)
24g	(A)	34c	(B)
24h	(B)		
24i	(C)	35a	$VEF_1 = 0,75$ L, $CVF = 3,5$ L, $VEF_1\% = 21,4\%$, $VEF_1\%$ é anormal
24j	(A)		
24k	(D)		
24l	(A)		
24m	(B)	35b	$VEF_2 = 2,15$ L, $CVF = 4,5$ L, $VEF_2\% = 47,8\%$, $VEF_2\%$ é anormal
25a	(B)		
25b	(C)		
25c	(C)	35c	$VEF_3 = 4,0$ L, $CVF = 5,5$ L, $VEF_3\% = 72,7\%$, $VEF_3\%$ é anormal
25d	(A)		
26a	(A)		
26b	(C)		
26c	(C)	36a	$FEF_{200\text{-}1.200} = 0,6$ L/s
		36b	$FEF_{200\text{-}1.200} = 1,1$ L/s
27a	(D)	36c	$FEF_{200\text{-}1.200} = 1,8$ L/s
27b	(C)		
27c	(A)	37a	$FEF_{25\text{-}75}\% = 0,5$ L/s
27d	(D)	37b	$FEF_{25\text{-}75}\% = 0,75$ L/s
		37c	$FEF_{25\text{-}75}\% = 1,15$ L/s
28a	(A)		
28b	(C)	38a	(D)
28c	(B)	38b	(C)
28d	(D)	38c	(A)
		38d	(C)
29a	(B)	38e	(C)
29b	(C)	38f	(B)

Questão n.	Resposta	Questão n.	Resposta
38g	(C)	45e	(D)
38h	(B)	45f	(A)
38i	(C)	45g	(B)
38j	(C)	45h	(B)
		45i	(D)
39a	(D)	45j	(C)
39b	(A)	45k	(A)
39c	(D)	45l	(C)
39d	(D)	45m	(D)
		45n	(D)
40a	(C)	45o	(D)
40b	(A)	45p	(C)
40c	(D)	45q	(A)
		45r	(C)
41a	(D)	45s	(B)
41b	(C)	45t	(B)
41c	(D)		
41d	(B)	46a	(A)
		46b	(C)
42a	(B)	46c	(D)
42b	(A)	46d	(B)
42c	(C)	46e	(C)
		46f	(B)
43a	(C)		
43b	(C)	47a	(A)
43c	(A)	47b	(C)
43d	(D)	47c	(B)
43e	(A)	47d	(D)
43f	(A)	47e	(B)
43g	(D)	47f	(C)
43h	(D)	47g	(C)
43i	(C)		
43j	(A)	48a	(B)
43k	(B)	48b	(D)
43l	(C)	48c	(C)
43m	(B)	48d	(D)
43n	(D)		
43o	(A)	49a	(B)
43p	(A)	49b	(D)
43q	(D)	49c	(C)
43r	(A)	49d	(A)
43s	(D)	49e	(C)
43t	(D)	49f	(D)
43u	(B)	49g	(B)
		49h	(C)
44a	(A)		
44b	(B)	50a	(C)
44c	(B)	50b	(B)
44d	(C)	50c	(C)
		50d	(C)
45a	(C)	50e	(D)
45b	(D)	50f	(A)
45c	(A)	50g	(B)
45d	(A)	50h	(D)

Questão n.	Resposta	Questão n.	Resposta
51a	(C)	56k	(B)
51b	(C)	56l	(D)
51c	(A)		
51d	(D)	57a	(C)
51e	(B)	57b	(B)
51f	(B)	57c	(C)
51g	(D)	57d	(A)
51h	(C)	57e	(D)
51i	(A)		
		58a	(A)
52a	(D)	58b	(D)
52b	(C)	58c	(A)
52c	(B)	58d	(A)
53a	(B)	59a	(D)
53b	(C)	59b	(C)
53c	(D)	59c	(C)
53d	(C)	59d	(A)
53e	(C)	59e	(A)
53f	(D)		
53g	(C)	60a	(C)
53h	(B)	60b	(C)
53i	(B)	60c	(D)
53j	(D)	60d	(B)
53k	(C)	60e	(D)
53l	(B)	60f	(A)
53m	(B)	60g	(A)
54a	(B)	61a	(B)
54b	(A)	61b	(D)
54c	(B)	61c	(D)
54d	(C)	61d	(D)
54e	(D)	61e	(C)
54f	(C)	61f	(B)
54g	(D)	61g	(A)
		61h	(C)
55a	(A)	61i	(A)
55b	(C)	61j	(C)
55c	(D)	61k	(C)
55d	(D)		
55e	(B)	62a	(C)
55f	(A)	62b	(D)
55g	(B)	62c	(A)
		62d	(D)
56a	(C)		
56b	(C)	63a	(D)
56c	(D)	63b	(B)
56d	(A)	63c	(C)
56e	(A)	63d	(A)
56f	(B)		
56g	(B)	64a	(B)
56h	(C)	64b	(A)
56i	(C)	64c	(D)
56j	(D)	64d	(C)

Questão n.	Resposta	Questão n.	Resposta
65a	(C)	73a	(A)
65b	(A)	73b	(C)
65c	(D)	73c	(D)
65d	(C)		
65e	(D)	74a	(B)
65f	(B)	74b	(D)
65g	(A)	74c	(D)
65h	(B)	74d	(D)
65i	(D)	74e	(B)
66a	(D)	75a	(B)
66b	(C)	75b	(C)
66c	(C)	75c	(C)
66d	(C)	75d	(A)
		75e	(C)
67a	(C)		
67b	(D)	76a	(C)
67c	(B)	76b	(D)
		76c	(B)
68a	(B)	76d	(A)
68b	(A)	76e	(D)
68c	(B)	76f	(B)
68d	(C)		
68e	(D)	77a	(C)
		77b	(D)
69a	(C)	77c	(A)
69b	(B)	77d	(C)
69c	(D)		
		78a	(B)
70a	(A)	78b	(C)
70b	(D)	78c	(D)
70c	(D)	78d	(C)
70d	(C)	78e	(B)
71a	(A)	79a	(B)
71b	(D)	79b	(C)
71c	(B)	79c	(D)
71d	(B)		
71e	(A)	80a	(D)
71f	(C)	80b	(D)
71g	(D)	80c	(A)
71h	(B)	80d	(A)
71i	(C)	80e	(B)
71j	(C)		
71k	(A)	81a	(B)
		81b	(C)
72a	(C)	81c	(D)
72b	(C)		
72c	(B)	82a	(A)
72d	(D)	82b	(C)
72e	(B)	82c	(D)
72f	(C)	82d	(B)
72g	(C)		
72h	(A)	83a	(A)
72i	(A)	83b	(D)

Questão n.	Resposta	Questão n.	Resposta
83c	(C)	85a	(B)
83d	(D)	85b	(C)
83e	(C)	85c	(C)
		85d	(A)
84a	(C)	85e	(D)
84b	(B)	85f	(A)
84c	(C)	85g	(C)
84d	(B)	85h	(B)
84e	(A)	85i	(B)
84f	(D)		

6

Símbolos e abreviaturas

Símbolos e abreviaturas comumente usados em fisiologia respiratória

Símbolos primários			
Símbolos de gás		**Símbolos sanguíneos**	
P	Pressão	O	Volume sanguíneo
V	Volume de gás	$\dot{Q}$	Fluxo sanguíneo
$\dot{V}$	Volume de gás por unidade de tempo, ou fluxo	C	Conteúdo de sangue
F	Fração da concentração de um gás	S	Saturação

Símbolos secundários			
Símbolos de gás		**Símbolos sanguíneos**	
I	Inspirado	a	Arterial
E	Expirado	c	Capilar
A	Alveolar	v	Venoso
C	Corrente	$\bar{v}$	Venoso misto
M	Espaço morto		

Lista de abreviaturas

%$_g$: Porcentagem do gás na mistura

°C: Graus Celsius

°F: Graus Fahrenheit

$\underline{AD}$: Pressão no átrio direito em mmHg

$\overline{AD}$: Pressão média no átrio direito em mmHg

ASC: Área da superfície corporal em m^2

C: Complacência em mL/cmH_2O ou L/cmH_2O

C_aO_2: Conteúdo arterial de oxigênio em vol%

Capacidade: Quantidade máxima de água que o ar pode reter a uma dada temperatura em mg/L ou mmHg

$C_{(a-\overline{v})}O_2$: Diferença arteriovenosa de oxigênio em vol%

C_cO_2: Conteúdo capilar de oxigênio em vol%

C_{dyn}: Complacência dinâmica em mL/cmH_2O

C_{est}: Complacência estática em mL/cmH_2O

CI: Capacidade inspiratória em mL ou L

Cl^-: Concentração de cloro sérico em mEq/L

cmH_2O: Centímetros de água, uma unidade de medida de pressão

CMV: Ventilação mecânica controlada

Consumo de O_2: Estimado em $130 \times ASC$ em mL/min ($\dot{V}O_2$)

CPAP: Pressão positiva contínua nas vias aéreas

CPT: Capacidade pulmonar total

CRF: Capacidade residual funcional em mL ou L

CV: Capacidade vital em mL ou L

$C_{\overline{v}}O_2$: Conteúdo venoso misto de oxigênio em vol%

D: Densidade do gás em g/L

DB: Déficit de base em mEq/L, excesso de base negativa (–EB)

DC: Débito cardíaco em L/min ($\dot{Q}_T$)

DI: Diâmetro interno do tubo endotraqueal em mm

DU: Déficit de umidade em mg/L

$dyn \cdot s/cm^5$: dyn · segundo/centímetro^5, uma unidade de resistência vascular

E: Elastância em cm de H_2O/L

f: Frequência por minuto; frequência respiratória

FC: Frequência cardíaca por minuto

$FEF_{200-1.200}$: Fluxo expiratório forçado inicial de 200 a 1.200 mL da capacidade vital

$FEF_{25-75}\%$:   Fluxo expiratório forçado médio em mais de 50% da capacidade vital

f_{esp}:   Frequência/min espontânea do paciente

F_IO_2:   Concentração de oxigênio inspirado em %

Fluxo: Fluxo em L/s ou L/min

f_{ven}:   Frequência/min do ventilador mecânico

g: grama

g · m/batimento: grama · metro/batimento, uma unidade de trabalho sistólico do ventrículo

g · m/batimento/m^2:   grama · metro/batimento/metro^2, uma unidade de índice de trabalho sistólico do ventrículo

H_2CO_3:   Ácido carbônico em mEq/L

Hb: Conteúdo de hemoglobina em g%

HCO_3^-:   (1) Concentração de bicarbonato sérico em mEq/L
(2) Bicarbonato sérico necessário para corrigir o déficit de base, em mEq/L

IC: Índice cardíaco em L/min/m^2

IMV: Ventilação mecânica intermitente

IRRS: Índice de respiração rápida e superficial

ITSVD: Índice do trabalho sistólico do ventrículo direito em g · m/batimento/m^2

ITSVE: Índice do trabalho sistólico do ventrículo esquerdo em g · m/batimento/m^2

IVS: Índice do volume sistólico em mL/m^2

K: Kelvin

kg: Massa corporal em quilogramas

kPa: Unidade do Sistema Internacional (SI) para pressão (quilopascal); 1 kPa é igual a 7,5 torr ou mmHg

L: Litro

L/min: Litros por minuto

log: Logaritmo

min: Minuto

mL: Mililitro

mmHg: Milímetros de mercúrio, uma unidade de medida de pressão (torr); igual a 0,1333 kPa

mPAP: Pressão média na artéria pulmonar em mmHg

mPVA: Pressão média das vias aéreas em cmH_2O (P_{VA})

Na^+:   Concentração de sódio sérico em mEq/L

O_2:ar: Razão oxigênio:ar

P: Pressão em cmH_2O ou mmHg

$P_{(A-a)}O_2$:   Diferença alveoloarterial de oxigênio em mmHg

P_aCO_2:   Pressão parcial de dióxido de carbono arterial em mmHg

PAP: Pressão arterial pulmonar

$PA_{diastólica}$:   Pressão arterial diastólica em mmHg

PAM: Pressão arterial média em mmHg

P_AO_2:   Pressão parcial de oxigênio alveolar em mmHg

P_aO_2:   Pressão parcial de oxigênio arterial em mmHg

$PA_{sistólica}$:   Pressão arterial sistólica em mmHg

P_B: Pressão barométrica em mmHg

PCP: Pressão capilar pulmonar em mmHg

$P_{\bar{E}}CO_2$:   Pressão mista de dióxido de carbono expirado em mmHg

PEEP: Pressão positiva ao final da expiração em cmH_2O

P_{est}:   Pressão estática nas vias aéreas em cmH_2O (pressão de platô nas vias aéreas)

Pg: Pressão parcial de um gás seco

pH: Potencial de hidrogênio, logaritmo negativo da concentração do íon H^+

P_{H_2O}: Pressão de vapor de água, 47 mmHg saturada a 37°C

P_IO_2: Pressão parcial de oxigênio inspirado

pmg: Peso molecular em gramas

PPI: Pico de pressão inspiratória em cmH_2O

psig: Libras por polegada quadrada, pressão manométrica

$P_{\bar{v}}O_2$: Pressão parcial de oxigênio venoso misto em mmHg

$Q_{sp}/\dot{Q}_T$: *Shunt* fisiológico em relação à taxa de perfusão total em %

Q_T: Perfusão total em L/min; débito cardíaco (DC)

R: Resistência em cmH_2O/L/s

Razão a/A: Razão de pressão arterioalveolar de oxigênio em %

R_{aw}: Resistência das vias aéreas em cmH_2O/L/s

RVP: Resistência vascular pulmonar em dyn · s/cm^5

RVS: Resistência vascular sistêmica em dyn · s/cm^5

s: Segundo

S_aO_2: Saturação arterial de oxigênio em %

SIMV: Ventilação mecânica sincronizada intermitente

$S_{\bar{v}}O_2$: Saturação venosa mista de oxigênio em vol%

t: Constante de tempo em segundos

Tempo I: Tempo inspiratório em s

torr: Unidade de medida de pressão (mmHg); 1 torr é igual a 0,1333 kPa

TSVD: Trabalho sistólico do ventrículo direito em g · m/batimento

TSVE: Trabalho sistólico do ventrículo esquerdo em g · m/batimento

UR: Umidade relativa em %

V: (1) Volume em mL ou L
    (2) Volume corrente corrigido em mL ou L

$\dot{V}_A$: Volume-minuto alveolar em L

V_C: Volume corrente em mL ou L

$V_C$esp: Volume corrente espontâneo do paciente em mL

$V_C$ven: Volume corrente do ventilador mecânico em mL

$\dot{V}_E$: Volume-minuto expirado em L

VEF_t: Volume expiratório forçado (tempo)

VEF_t%: Volume expiratório forçado (porcentagem do predito no tempo)

V_M: Volume do espaço morto em mL ou L

V_M/V_C: Razão do volume do espaço morto em relação ao volume corrente em %

$\dot{V}O_2$: Consumo de O_2 em mL/min

Vol%: Porcentagem em volume

Volume$_{ATPS}$: Volume de gás saturado com água em temperatura e pressão ambientes

Volume $_{BTPS}$: Volume de gás saturado com água em temperatura corporal (37°C) e pressão ambiente

VR: Volume residual em mL ou L

VRE: Volume de reserva expiratória em mL ou L

VRI: Volume de reserva inspiratória em mL ou L

VS: Volume sistólico em mL ou mL/batimento

ΔP: Variação de pressão em cmH_2O

ΔV: Variação de volume em mL ou mL/batimento

7

Unidades de medida

Conversões de pressão

cmH$_2$O	mmHg	psig	kPa
1	0,735	0,0142	0,09806
1,36	1	0,0193	0,1333
70,31	51,7	1	6,895
10,197	7,501	0,145	1

Exemplos

Para converter cmH$_2$O em mmHg, multiplique cmH$_2$O por 0,735.

Por exemplo, uma medida de pressão venosa central de 9 cmH$_2$O é cerca de 6,6 mmHg ($9 \times 0,735 = 6,615$).

Para converter mmHg em cmH$_2$O, multiplique mmHg por 1,36.

Por exemplo, a pressão barométrica ao nível do mar de 760 mmHg é cerca de 1.034 cmH$_2$O ($760 \times 1,36 = 1.033,6$).

Para converter psig em mmHg, multiplique psig por 51,7.

Por exemplo, uma fonte de oxigênio na rede de 50 psig é igual a 2.585 mmHg ($50 \times 51,7 = 2.585$).

Conversões de French (Fr) e milímetros (mm)

Milímetro (mm)	French (Fr)
1	3
0,33	1

Exemplos

Para converter mm em Fr, multiplique mm por 3. Por exemplo, um tubo endotraqueal com um diâmetro interno (DI) de 2,5 mm é igual a 7,5 Fr (2,5 × 3).

Para converter Fr em mm, multiplique Fr por 0,33 ou divida Fr por 3. Por exemplo, um cateter de aspiração de 12 Fr é igual a 4 mm (12 × 0,33 ou 12/3).

Conversões de unidades do sistema internacional (SI) e do sistema americano (US)

Medida	Unidade do US	Unidade do SI	Fator de conversão
Pressão	cmH_2O	quilopascal (kPa)	0,09806
	mmHg (torr)	kPa	0,1333
	lb/in^2 (psi)	kPa	6,895
Complacência	L/cmH_2O	L/k/Pa	10,20
Resistência	$cmH_2O/L/s$	kPa/L/s	0,09806
Trabalho	quilograma-metro (kg-m)	joule (J)	9,807
Comprimento	polegada (in)	metro (m)	0,0254
	pés (ft)	m	0,3048
Área	in^2	cm^2	6,452
Volume	ft^3	litro (L)	28,32

Exemplos

Para converter uma unidade do sistema americano (US) em uma unidade do SI, multiplique a unidade do US pelo fator de conversão. Por exemplo, converta 40 mmHg em kPa: 40 mmHg = 40 × 0,1333 = 5,33 kPa.

Para converter uma unidade do SI em uma unidade do US, divida a unidade do SI pelo fator de conversão. Por exemplo, converta 350 kPa em lb/in^2 (psi):

$$350 \text{ kPa} = \frac{350}{6,895} = 50,76 \text{ psi.}$$

Referência

Pierson.

Conversões de outras unidades de medida

Medida de peso				
GRAMA	CENTIGRAMA	MILIGRAMA	MICROGRAMA	NANOGRAMA
1	100	1.000	1.000.000	1.000.000.000
0,01	1	10	10.000	10.000.000
0,001	0,1	1	1.000	1.000.000
0,000001	0,0001	0,001	1	1.000
0,000000001	0,0000001	0,000001	0,001	1

Medida líquida				
LITRO	CENTILITRO	MILILITRO	MICROLITRO	NANOLITRO
1	100	1.000	1.000.000	1.000.000.000
0,01	1	10	10.000	10.000.000
0,001	0,1	1	1.000	1.000.000
0,000001	0,0001	0,001	1	1.000
0,000000001	0,0000001	0,000001	0,001	1

Medida de comprimento				
METRO	CENTÍMETRO	MILÍMETRO	MICRÔMETRO	NANÔMETRO
1	100	1.000	1.000.000	1.000.000.000
0,01	1	10	10.000	10.000.000
0,001	0,1	1	1.000	1.000.000
0,000001	0,0001	0,001	1	1.000
0,000000001	0,0000001	0,000001	0,001	1

Conversões de peso (sistemas métrico e avoirdupois)			
GRAMA	QUILOGRAMA	ONÇA	LIBRA
1	0,001	0,0353	0,0022
1.000	1	35,3	2,2
28,41	0,02841	1	$1/16$
454,5	0,4545	16	1

Conversões de peso (sistemas métrico e apotecário)					
GRAMA	MILIGRAMA	GRÃO	DRACMA	ONÇA	LIBRA
1	1.000	15,4	0,2577	0,0322	0,00268
0,001	1	0,0154	0,00026	0,0000322	0,00000268
0,0648	64,8	1	$1/60$	$1/480$	$1/5.760$
3,888	3.888	60	1	$1/8$	$1/96$
31,1	31.104	480	8	1	$1/12$
373,25	373.248	5.760	96	12	1

Peso	
SISTEMA MÉTRICO	EQUIVALENTE APOTECÁRIO APROXIMADO
Grama	*Grão*
0,0002	$1/300$
0,0003	$1/200$
0,0004	$1/150$
0,0005	$1/120$
0,0006	$1/100$
0,001	$1/60$
0,002	$1/30$
0,005	$1/12$
0,010	$1/6$
0,015	$1/4$
0,025	$3/8$
0,030	$1/2$
0,050	$3/4$
0,060	1
0,100	$1\frac{1}{2}$
0,120	2
0,200	3
0,300	5
0,500	$7\frac{1}{2}$
0,600	10
1	15
2	30
4	60

Medida líquida

SISTEMA MÉTRICO	EQUIVALENTE APOTECÁRIO APROXIMADO
Mililitros	
1.000	1 quarto
750	1½ *pint*
500	1 *pint*
250	8 onças líquidas
200	7 onças líquidas
100	3½ onças líquidas
50	1¾ onça líquida
30	1 onça líquida
15	4 dracmas líquidos
10	2½ dracmas líquidos
8	2 dracmas líquidos
5	1¼ dracma líquido
4	1 dracma líquido
3	45 mínimas
2	30 mínimas
1	15 mínimas
0,75	12 mínimas
0,6	10 mínimas
0,5	8 mínimas
0,3	5 mínimas
0,25	4 mínimas
0,2	3 mínimas
0,1	1½ mínima
0,06	1 mínima
0,05	¾ mínima
0,03	½ mínima

Conversões de volume (sistemas métrico e apotecário)

MILILITRO	MÍNIMA	DRACMAS LÍQUIDOS	ONÇA LÍQUIDA	PINT	LITRO	GALÃO	QUARTO	ONÇA LÍQUIDA	PINT
1	16,2	0,27	0,0338	0,0021	1	0,2642	1,057	33,824	2,114
0,0616	1	$1/60$	$1/480$	$1/7.680$	3,785	1	4	128	8
3,697	60	1	$1/8$	$1/128$	0,946	¼	1	32	2
29,58	480	8	1	$1/16$	0,473	⅛	½	16	1
473,2	7.680	128	16	1	0,0296	$1/128$	$1/32$	1	$1/16$

Conversões de comprimento (sistemas métrico e inglês)					
	MILÍMETROS	CENTÍMETROS	POLEGADAS	PÉS	JARDAS	METROS
1Å =	$\dfrac{1}{10.000.000}$	$\dfrac{1}{100.000.000}$	$\dfrac{1}{254.000.000}$	$\dfrac{1}{3.050.000.000}$	$\dfrac{1}{9.140.000.000}$	$\dfrac{1}{10.000.000.000}$
1 nm =	$\dfrac{1}{1.000.000}$	$\dfrac{1}{10.000.000}$	$\dfrac{1}{25.400.000}$	$\dfrac{1}{305.000.000}$	$\dfrac{1}{914.000.000}$	$\dfrac{1}{1.000.000.000}$
1 μ =	$\dfrac{1}{1.000}$	$\dfrac{1}{10.000}$	$\dfrac{1}{25.000}$	$\dfrac{1}{305.000}$	$\dfrac{1}{914.000}$	$\dfrac{1}{1.000.000}$
1 mm =	1,0	0,1	0,03937	0,00328	0,0011	0,001
1 cm =	10,0	1,0	0,3937	0,03281	0,0109	0,01
1 in =	25,4	2,54	1,0	0,0833	0,0278	0,0254
1 ft =	304,8	30,48	12,0	1,0	0,333	0,3048
1 yd =	914,40	91,44	36,0	3,0	1,0	0,9144
1 m =	1.000,0	100,0	39,37	3,2808	1,0936	1,0

Referência

Des Jardin.

Lista de apêndices

A – Valores anatômicos em crianças e adultos
B – Índice de Apgar
C – Pressões barométricas em altitudes selecionadas
D – Taxa metabólica basal
E – Fatores de conversão para a duração de cilindros de gás
F – Fatores de conversão de ATPS para BTPS
G – Escore para avaliação do crupe (estridor)
H – Escore para avaliação do crupe modificado por Westley
 I – Gráfico da superfície corporal de DuBois
J – Concentração de eletrólitos no plasma
K – Tubos endotraqueais e cateteres de aspiração
L – Gasto energético total e em repouso
M – Teste de dependência da nicotina de Fagerstrom para tabagistas
N – Conversão de French e milímetro
O – Escala de coma de Glasgow
P – Fórmula de Harris Benedict
Q – Intervalo de valores hemodinâmicos normais
R – Capacidade de umidade do gás saturado em temperaturas selecionadas
S – Tabela logarítmica
T – Volumes, capacidades e ventilação pulmonar
U – Pressão sanguínea neonatal
V – Transporte de oxigênio
W – Valores laboratoriais de referência
X – $P_{A}O_2$ a uma $F_{I}O_2$ selecionada
Y – Pressão parcial (em mmHg) dos gases no ar, alvéolo e sangue
Z – Tabela periódica dos elementos
AA – Escala de compressão do edema
BB – Tabela de conversão de pressão
CC – Escala de sedação de Ramsay
DD – Escala de sedação revisada
EE – Escala de agitação e sedação de Richmond
FF – Escala de agitação e sedação
GG – Níveis sanguíneos terapêuticos de fármacos selecionados
HH – Critérios de desmame

A
Valores anatômicos em crianças e adultos

Idade	Peso		Altura		ASC	Comprimento traqueal		Diâmetro traqueal	
	kg	libras	cm	pés/polegadas	m^2	cm	polegadas	mm	polegadas
Recém--nascido	3,4	7,5	50	19,7"	0,2	4,0	1,57	3,8	0,15
3 meses	5	11	60	2'1"	0,33	4,2	1,65	4,8	0,19
6 meses	7,5	17	66	2'2"	0,38	4,2	1,65	5,6	0,22
1 ano	10,0	22	75	2'6"	0,47	4,5	1,77	6,5	0,26
1,5 ano	11,4	25	82	2'8"	0,52	4,5	1,77	6,5-7,0	0,26-0,28
2 anos	12,5	28	86	2'10"	0,56	5,0	1,97	7,0	0,28
3 anos	13-15	31	96	3'2"	0,62	5,3	2,09	8,0	0,32
4 anos	16,5	36	103	3'5"	0,68	5,4	2,13	8,0	0,32
5 anos	18,4	41	109	3'7"	0,75	5,6	2,21	8,0-9,0	0,32-0,35
6 anos	22,0	48	117	3'10"	0,85	5,7	2,24	9,0	0,35
8 anos	27,3	60	124	4'1"	0,92	6,0	2,36	9,0	0,35
10 anos	32,6	72	140	4'7"	1,12	6,3	2,48	9-11	0,35-0,43
14 anos	49,0	108	163	5'4"	1,50	6,4	2,53	11-15	0,43-0,59
Adulta	60-80	132-176	172	5'8"	1,7-1,9	10-12	3,9-4,7	13-25	0,51-0,98

Adaptado de: Noack, G. *Ventilatory Treatment of Neonates and Infants.* Solna: Siemens--Elema AB Life Support Systems Division, Marketing Communications; 1993.

B
Índice de Apgar

Normal: 7 a 10 no minuto 1 e no minuto 5 após o nascimento

Teste	0 ponto	1 ponto	2 pontos
Atividade (tônus muscular)	Flácido	Flexão de pernas e braços	Movimento ativo
Pulso (frequência cardíaca)	Ausente	< 100 bpm	> 100 bpm
***G**rimace* (resposta ao estímulo ou irritabilidade reflexa)	Ausente	Algum movimento, careta	Espirros, tosse
Aparência (cor da pele)	Cianose central, palidez	Cianose de extremidades	Rosado
Respiração	Ausente	Fraca, irregular	Forte, choro

O índice de Apgar é avaliado no primeiro minuto após o nascimento, 5 minutos após o nascimento e, se indicado, a cada 5 minutos a partir de então. Esse índice é usado somente para determinar a condição imediata do neonato no nascimento e não reflete a condição futura do neonato.

Estratégias terapêuticas

- Apgar 7 a 10 (normal): Aspiração com aspirador nasal; manter seco e aquecido (pele a pele com a mãe e cobertor).
- Apgar 4 a 6: Aspiração com aspirador nasal; ventilar 40 a 60 respirações/min com 100% de oxigênio; monitorar a frequência cardíaca; iniciar compressões cardíacas se a frequência cardíaca não aumentar após 15 a 30 segundos de ventilações assistidas; manter aquecido e seco.
- Apgar 0 a 3: Aspiração com aspirador nasal; manter ventilação 40 a 60 respirações/min com 100% de oxigênio, máscara com reservatório (intubar, se a máscara for de tamanho inadequado); monitorar; se frequência cardíaca < 80/min e não houver melhora com a ventilação assistida após 15 a 30 segundos, iniciar compressão cardíaca; manter aquecido e seco.

Referências

childbirth.org/articles/apgar.html.
sonoma-county.org/cvrems/resources/pdf/guidelines/9405.pdf.

C
Pressões barométricas em altitudes selecionadas

	Pé	Metro	P_B (mmHg)
Abaixo do nível do mar	−66	−20	2.280
	−33	−10	1.520
Nível do mar	0	0	760
Acima do nível do mar	2.000	610	707
	4.000	1.219	656
	6.000[a]	1.829	609
	8.000	2.438	564
	10.000	3.048	523
	12.000	3.658	483
	14.000[b]	4.267	446
	16.000	4.877	412
	18.000	5.486	379
	20.000	6.096	349
	22.000	6.706	321
	24.000	7.315	294
	26.000	7.925	270
	28.000	8.534	247
	30.000[c]	9.144	226
	32.000	9.754	206
	34.000	10.363	187
	36.000	10.973	170
	40.000	12.192	141
	50.000	15.240	87
	63.000	19.202	47

[a] Denver, Colorado, 1.609,34 m
[b] Monte Elbert, Colorado, 4.399,18 m
[c] Monte Everest, 8.847,73 m

D
Taxa metabólica basal

A taxa metabólica basal (TMB) é usada na Equação de Harris Benedict para calcular a necessidade calórica diária com base no nível de atividade de um indivíduo.

Fórmula de TMB inglesa

- Mulheres: TMB = 655 + (4,35 × peso em libras) + (4,7 × altura em polegadas) − (4,7 × idade em anos)
- Homens: TMB = 66 + (6,23 × peso em libras) + (12,7 × altura em polegadas) − (6,8 × idade em anos)

Fórmula de TMB no sistema métrico

- Mulheres: TMB = 655 + (9,6 × peso em quilos) + (1,85 × altura em cm) − (4,7 × idade em anos)
- Homens: TMB = 66 + (13,7 × peso em quilos) + (5 × altura em cm) − (6,8 × idade em anos)

Referência

calculatorslive.com/BMR-Calculator.aspx.

E

Fatores de conversão para a duração de cilindros de gás

Tamanho do cilindro	B/BB	D/DD	E	M	G	H/K
Dióxido de carbono (CO_2)	0,17	0,43	0,72	3,44	5,59	7,18
Dióxido de carbono/Oxigênio (CO_2/O_2)		0,18	0,3	1,36	2,42	2,73
Ciclopropano (C_3H_6)	0,17	0,40				
Hélio (He)		0,14	0,23	1,03	1,82	2,73
Hélio/Oxigênio (He/O_2)			0,23	1,03	1,82	2,05
Óxido nitroso (N_2O)		0,43	0,72	3,44	6,27	7,18
Oxigênio (O_2)	0,09	0,18	0,28	1,57	2,41	3,14
Ar (N_2/O_2)		0,17	0,28	1,49	2,30	2,98
Nitrogênio (N_2)			0,28			2,91

(Fatores de conversão são baseados no cilindro cheio a pressão de 2.200 psig.)

Para calcular a duração do gás do cilindro num fluxo constante de esvaziamento em litros: (1) multiplicar o fator de conversão pela pressão lida no medidor de gás; (2) dividir o produto de (1) pelo fluxo em litros em uso; (3) a resposta é igual à duração, em minutos, do cilindro de gás no mesmo fluxo.

$$\text{Duração} = \frac{\text{Fator de conversão} \times \text{Psig}}{\text{Fluxo em litros}}$$

Por exemplo, ver Duração de um cilindro E e duração de oxigênio em um cilindro H ou K.

F
Fatores de conversão de ATPS para BTPS

Temperatura do gás (°C)	Fatores de conversão para 37°C saturado*	Pressão do vapor de água (mmHg)
18	1,112	15,6
19	1,107	16,5
20	1,102	17,5
21	1,096	18,7
22	1,091	19,8
23	1,085	21,1
24	1,080	22,4
25	1,075	23,8
26	1,068	25,2
27	1,063	26,7
28	1,057	28,3
29	1,051	30,0
30	1,045	31,8
31	1,039	33,7
32	1,032	35,7
33	1,026	37,7
34	1,020	39,9
35	1,014	42,2
36	1,007	44,6
37	1,000	47,0
38	0,993	49,8
39	0,986	52,5
40	0,979	55,4
41	0,971	58,4
42	0,964	61,6

*Fatores de conversão são baseados em $P_B = 760$ mmHg. Para outras pressões barométricas e temperaturas, usar a seguinte equação: *Fator de conversão* $= \dfrac{P_B - P_{H_2O}}{P_B - 47} \times \dfrac{310}{(273 + °C)}$

G
Escore para avaliação do crupe (estridor)

Interpretação

≤ 4 crupe leve
5 a 6 crupe leve a moderado
7 a 8 crupe moderado
≥ 9 crupe grave

Indicador clínico	Escore
Estridor inspiratório	
Ausente	0
Com agitação	1
Intermitente ao repouso	2
Contínuo ao repouso	3
Retração	
Ausente	0
Leve	1
Moderada	2
Grave	3
Entrada de ar	
Normal	0
Diminuída	1
Moderadamente diminuída	2
Gravemente diminuída	3
Cianose	
Ausente	0
Pele escurecida	1
Cianose em ar ambiente	2
Cianose com oxigênio suplementar	3
Nível de consciência	
Alerta	0
Agitado ou ansioso	1
Letárgico	2

Referência

pediatrics.about.com/cs/commoninfectons/a/croup.htm.

H
Escore para avaliação do crupe modificado por Westley

Interpretação

> 8 indica insuficiência respiratória

Indicador clínico	Escore
Estridor inspiratório	
Ausente	0
Ao repouso, com estetoscópio	1
Ao repouso, sem necessidade de estetoscópio para escutar	2
Nível de consciência	
Normal	0
Alterado	5
Entrada de ar	
Normal	0
Diminuída	1
Muito diminuída	2
Cianose	
Ausente	0
Se agitado	4
Em repouso	5
Retração	
Ausente	0
Leve	1
Moderada	2
Grave	3

Referências

Bjornson, C. L., et al. *N Engl J Med*, n. 351, p. 1306-13, 1992.
Geelhoed, G. C. *Pediatr Pulmonol*, v. 20, n. 6, p. 362-8, 2004.
Klassen, T. P. *JAMA*, v. 279, n. 20, p. 1629-32, 1998.
Rittichier, K. K. *Pediatrics*, v. 106, n. 6, p. 1344-8, 2000.
Waisman, Y. *Pediatrics*, v. 89, n. 2, p. 302-6, 1992.

I
Gráfico da superfície corporal de DuBois

Instruções

Para encontrar a superfície corporal de um paciente, localizar a altura em polegadas (ou centímetros) na Escala I e o peso em libras (ou quilogramas) na Escala 2 e posicionar uma superfície reta (régua) entre esses dois pontos, que irá interceptar a Escala III na área da superfície corporal do paciente.

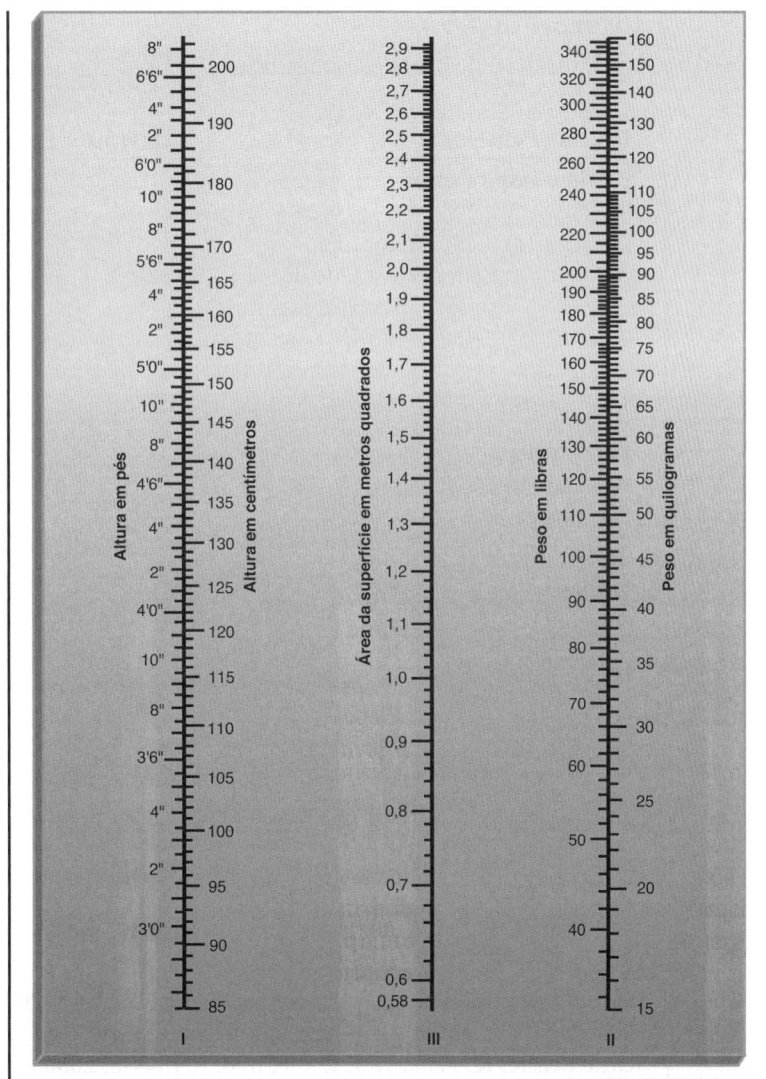

Adaptada de: DuBois, Eugene F. *Basal Metabolism in Health and Disease*. Filadélfia: Lea and Febiger, 1924.

Fonte: Des Jardin, T.R. *Cardiopulmonary Anatomy and Physiology: Essentials for Respiratory Care*. 5.ed. Clifton Park: Delmar Cengage Learning, 2008.

J
Concentração de eletrólitos no plasma

Cátion	Concentração (intervalo) mEq/L	Ânion	Concentração (intervalo) mEq/L
Na^+	140 (138 a 142)	Cl^-	103 (101 a 105)
K^+	4 (3 a 5)	HCO_3^-	25 (23 a 27)
Ca^{++}	5 (4,5 a 5,5)	Proteína	16 (14 a 18)
Mg^{++}	2 (1,5 a 2,5)	HPO_4^{--}, $H_2PO_4^-$	2 (1,5 a 2,5)
Total	151	SO_4^{--}	1 (0,8 a 1,2)
		Ácidos orgânicos	4 (3,5 a 4,5)
		Total	151

K
Tubos endotraqueais e cateteres de aspiração

Idade	Peso (g/kg)	Diâmetro interno (DI) (mm)	Comprimento oral* (cm)	Cateter de aspiração (French)
Recém-nascido (< 28 semanas)	< 1.000 g	2,5	7	5 ou 6
Recém-nascido (28-34 semanas)	1.000-2.000 g	3,0	8	6 ou 8
Recém-nascido (34-38 semanas)	2.000-3.000 g	3,5	9	8
Recém-nascido (> 38 semanas)	> 3.000 g	3,5-4,0	10	8 para 3,5 mm 10 para 4,0 mm
Lactente com menos de 6 meses		3,5-4,0	10	8
Lactente com menos de 1 ano		4,0-4,5	11	8
Criança com menos de 2 anos		4,5-5,0	12	8
Criança com mais de 2 anos		$\left(\dfrac{\text{Idade}}{4}\right) + 4$	$\left(\dfrac{\text{Idade}}{2}\right) + 12$	10
Adulto, mulheres		7,0-8,0	20-22	12
Adulto, homens		8,0-8,5	20-22	14

Notas: Usar tubo ET sem balonete para crianças com menos de 8 anos de idade (estreitamento normal da cricoide serve como balonete natural).

*Tubo ET com uma marca na extremidade inferior do tubo: a marca deve estar no nível da corda vocal.

Tubo ET com duas marcas na extremidade inferior do tubo: a corda vocal deve estar entre essas duas marcas.

Referência

fpnotebook.com/lung/Procedure/EndtrchlTb.htm.

L
Gasto energético total e em repouso

Cálculo do gasto energético em repouso (GER)

GER para homens em kcal/dia = 66 + (13,7 × kg) + (5,0 × cm) − (6,8 × idade)

GER para mulheres em kcal/dia = 655 + (9,6 × kg) + (1,85 × cm) − (4,7 × idade)

Cálculo do gasto energético total (GET)

GET para homens em kcal/dia = GER × fator atividade × fator injúria

GET para mulheres em kcal/dia = GER × fator atividade × fator injúria

Fator atividade
    Na cama × 1,2
    Fora da cama × 1,3

Fator injúria
    Cirurgia menor × 1,20
    Trauma esquelético × 1,35
    Sepse grave × 1,60
    Queimadura grave × 2,10

M
Teste de dependência da nicotina de Fagerstrom para tabagistas

1. Quanto tempo depois de acordar você fuma o seu primeiro cigarro?
   Nos primeiros 5 minutos (3 pontos) _____
   Entre 6 e 30 minutos (2 pontos) _____
   Entre 31 e 60 minutos (1 ponto) _____
   Após 60 minutos (0 ponto) _____

2. Você encontra dificuldades em evitar fumar em lugares onde é proibido?
   Sim (1 ponto) _____
   Não (0 ponto) _____

3. Qual é o cigarro mais difícil de largar ou de não fumar?
   O primeiro da manhã (1 ponto) _____
   Todos (0 ponto) _____

4. Quantos cigarros você fuma por dia?
   Mais de 31 (3 pontos) _____
   Entre 21 e 30 (2 pontos) _____
   Entre 11 e 20 (1 ponto) _____
   Menos de 10 (0 ponto) _____

5. Você fuma mais frequentemente nas primeiras horas do dia do que durante o resto do dia?
   Sim (1 ponto) _____
   Não (0 ponto) _____

6. Você fuma mesmo quando está doente, acamado a maior parte do dia, ou se você tem um resfriado ou uma gripe e tem dificuldade para respirar?
   Sim (1 ponto) _____
   Não (0 ponto) _____

Escore	Dependência de nicotina
0	Sem dependência
1–2	Dependência leve
3–5	Dependência moderada
6–8	Dependência elevada
9–10	Dependência grave

Referência

nova.edu/gsc/nicotine_risk.html.

N
Conversão de French e milímetro

Milímetro (mm)	French (Fr)
1	3
0,33	1

O
Escala de coma de Glasgow

A escala de coma de Glasgow (ECG)* varia de 3 a 15 e é composta de três parâmetros: melhor resposta ocular, melhor resposta verbal e melhor resposta motora. A ECG é tipicamente registrada em seus componentes como E2 V1 M3 5 ECG 6. Um escore de 13 a 14 correlaciona-se com uma lesão cerebral leve; 9 a 12 sugere uma lesão moderada; e 8 ou menos uma lesão grave.

Melhor resposta ocular (1 a 4)

1. Sem abertura ocular
2. Abertura ocular à dor
3. Abertura ocular ao comando verbal
4. Abertura ocular espontânea

Melhor resposta verbal (1 a 5)

1. Sem resposta verbal
2. Sons incompreensíveis
3. Palavras incompreensíveis
4. Confuso
5. Orientado

Melhor resposta motora (1 a 6)

1. Sem resposta motora
2. Extensão com a dor
3. Flexão com a dor
4. Retirada com a dor
5. Localiza a dor
6. Obedece a comandos

Referência

Teasdale, G.; Jennett, B. "Assessment of coma and impaired consciousness: A practical scale", *The Lancet*, n. 304, p. 81-4, 1974.

P
Fórmula de Harris Benedict

Para determinar a necessidade calórica diária total, multiplicar a fórmula de Harris Benedict (TMB) pelo fator de atividade apropriado:

- Sedentário (pouco ou nenhum exercício): Calorias = TMB $\times$ 1,2
- Pouco ativo (exercício leve/esportes 1-3 dias/semana): Calorias = TMB $\times$ 1,375
- Moderadamente ativo (exercícios moderados/esportes 3-5 dias/semana): Calorias = TMB $\times$ 1,55
- Muito ativo (exercícios intensos/esportes 6-7 dias/semana): Calorias = TMB $\times$ 1,725
- Extremamente ativo (exercícios muito intensos/esportes e trabalho físico ou treino 2$\times$/dia): Calorias = TMB $\times$ 1,9

Referência

bmi-calculator.net/bmr-calculator/harris-benedict-equation/.

Q

Intervalo de valores hemodinâmicos normais

Valores hemodinâmicos obtidos diretamente do cateter de artéria pulmonar

Variável hemodinâmica	Abreviatura	Intervalo de valores normais
Pressão venosa central	PVC	1 a 7 mmHg
Pressão no átrio direito	AD	1 a 7 mmHg
Pressão média na artéria pulmonar	mPAP	15 mmHg
Pressão capilar pulmonar (também	PCP	8 a 12 mmHg
chamada de pressão de encravamento da	PEAP	
artéria pulmonar; pressão de oclusão da	POAP	
artéria pulmonar)		
Débito cardíaco	DC	4 a 8 L/min

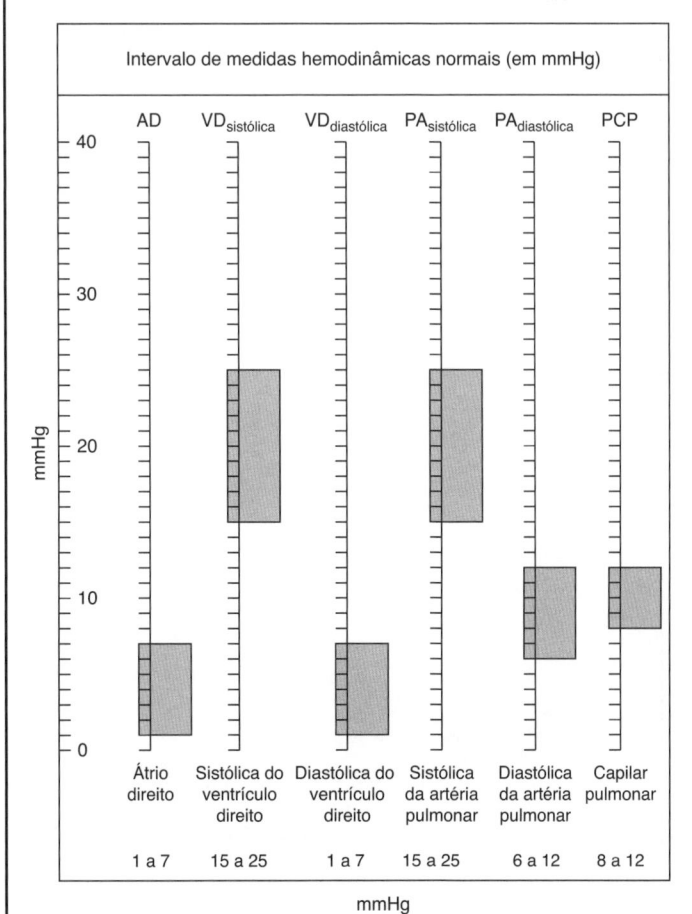

Adaptada de: Des Jardin, T.R. *Cardiopulmonary Anatomy and Physiology: Essentials for Respiratory Care.* 5.ed. Clifton Park: Delmar Cengage Learning, 2008.

Valores hemodinâmicos computados

Variável hemodinâmica	Abreviatura	Intervalo de valores normais
Volume sistólico	VS	40 a 80 mL
Índice do volume sistólico	IVS	33 a 47 L/batimento/m^2
Índice cardíaco	IC	2,5 a 3,5 L/min/m^2
Índice do trabalho sistólico do ventrículo direito	ITSVD	7 a 12 g · m/batimento/m^2
Índice do trabalho sistólico do ventrículo esquerdo	ITSVE	40 a 60 g · m/batimento/m^2
Resistência vascular pulmonar	RVP	50 a 150 dyn · s/cm^5
Resistência vascular sistêmica	RVS	800 a 1.500 dyn · s/cm^5

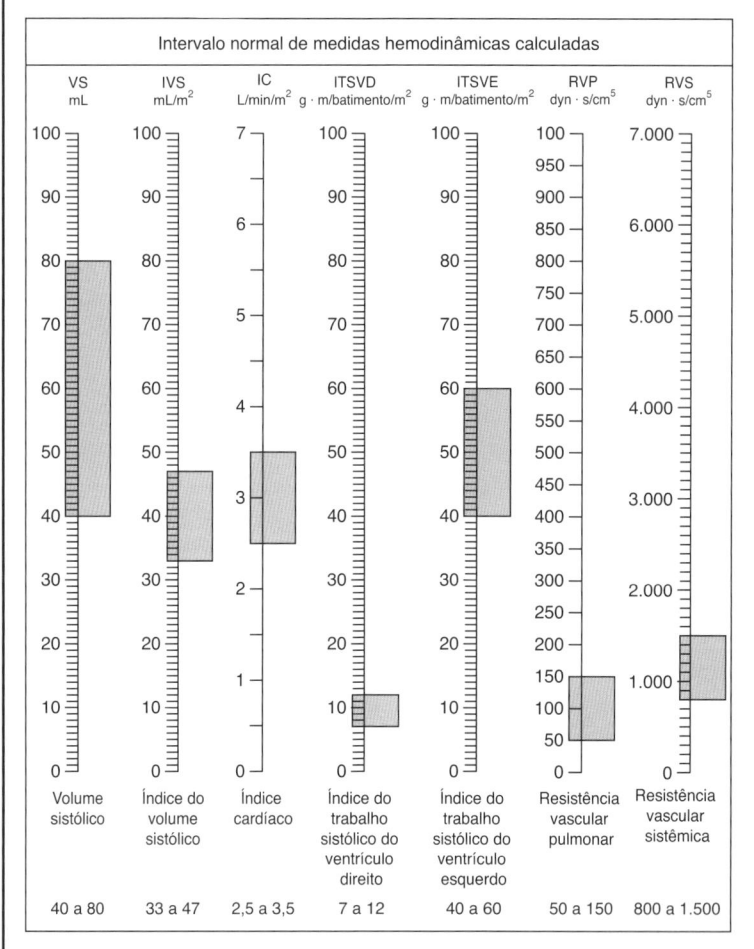

Modificada de: Des Jardins, T.R. *Cardiopulmonary anatomy and Physiology: Essentials for Respiratory Care*. 5.ed. Clifton Park: Delmar Cengage Learning, 2008.

R
Capacidade de umidade do gás saturado em temperaturas selecionadas

Temperatura do gás (°C)	Conteúdo de água (mg/L)	Pressão do vapor de água (mmHg)
0	4,9	4,6
5	6,8	6,6
10	9,4	9,3
17	14,5	14,6
18	15,4	15,6
19	16,3	16,5
20	17,3	17,5
21	18,4	18,7
22	19,4	19,8
23	20,6	21,1
24	21,8	22,4
25	23,1	23,8
26	24,4	25,2
27	25,8	26,7
28	27,2	28,3
29	28,8	30,0
30	30,4	31,8
31	32,0	33,7
32	33,8	35,7
33	35,6	37,7
34	37,6	39,9
35	39,6	42,2
36	41,7	44,6
37	43,9	47,0
38	46,2	49,8
39	48,6	52,5
40	51,1	55,4
41	53,7	58,4
42	56,5	61,6
43	59,5	64,9

S
Tabela logarítmica

Terminologia

log 20 = 1,301

↓ ↓ ↓ ↓

a b c d

a: logaritmo, b: número, c: característica, d: mantissa.

Exemplo 1

Encontre o logaritmo de 30,4.

Passo 1. Da tabela de log, encontre o número 30 na coluna vertical (N).

Passo 2. Encontre o número 4 na fileira horizontal (N).

Passo 3. O valor de mantissa lido, interceptado pela coluna e fileira horizontal, é 4829.

Passo 4. Já que o número 30,4 tem dois dígitos em frente à vírgula decimal, use 1, em frente da mantissa.

log 30,4 é igual a 1,4829.

Nota

A característica é determinada pelo número de dígitos em frente à vírgula decimal. A característica é 0 para um dígito em frente à vírgula decimal; 1 para dois dígitos; 2 para três dígitos; e assim por diante.

Por exemplo, a resposta para log 304 é 2,4829. Você pode notar que a mantissa para 304 é a mesma que para 30,4 e que só o que muda é a característica. Os seguintes exemplos devem tornar esse ponto claro:

log 0,0304 = $\bar{2}$,4829
log 0,304 = $\bar{1}$,4829
log 3,04 = 0,4829
log 30,4 = 1,4829
log 304 = 2,4829
log 3040 = 3,4829

Exemplo 2

Encontre os logaritmos para 18,7 e 187.

Passo 1. Da tabela de log encontre o número 18 na coluna vertical (N).

Passo 2. Encontre o número 7 na fileira horizontal (N).

Passo 3. O valor da mantissa lido, interceptado pela coluna e fileira horizontal, é 2718.

Passo 4. Já que o número 18,7 tem dois dígitos em frente à vírgula decimal, use 1, em frente da mantissa. Log 18,7 é igual a 1,2718. Já que o número 187 tem três dígitos em frente à vírgula decimal, use 2, em frente da mantissa. Log 187 é igual a 2,2718.

Exercício 1   Encontre o logaritmo para 22,2.

[Resposta: log 22,2 = 1,3464]

Exercício 2   Encontre o logaritmo para 30,15.

[Resposta: log 30,15 = 1,4793. Procure as mantissas sob 1 e 2 e encontre a média.]

Logaritmos comuns[a]

N	0	1	2	3	4	5	6	7	8	9
10	0000	0043	0086	0128	0170	0212	0253	0294	0334	0374
11	0414	0453	0492	0531	0569	0607	0645	0682	0719	0755
12	0792	0828	0864	0899	0934	0969	1004	1038	1072	1106
13	1139	1173	1206	1239	1271	1303	1335	1367	1399	1430
14	1461	1492	1523	1553	1584	1614	1644	1673	1703	1732
15	1761	1790	1818	1847	1875	1903	1931	1959	1987	2014
16	2041	2068	2095	2122	2148	2175	2201	2227	2253	2279
17	2304	2330	2335	2380	2405	2430	2455	2480	2504	2529
18	2553	2577	2601	2625	2648	2672	2695	2718	2742	2765
19	2788	2810	2833	2856	2878	2900	2923	2945	2967	2989
20	3010	3032	3054	3075	3096	3118	3139	3160	3181	3201
21	3222	3243	3263	3284	3304	3324	3345	3365	3385	3404
22	3424	3444	3464	3483	3502	3522	3541	3560	3579	3598
23	3617	3636	3655	3674	3692	3711	3729	3747	3766	3784
24	3802	3820	3838	3856	3874	3892	3909	3927	3945	3962
25	3979	3997	4014	4031	4048	4065	4082	4099	4116	4133
26	4150	4166	4183	4200	4216	4232	4249	4265	4281	4298
27	4314	4330	4346	4362	4378	4393	4409	4425	4440	4456
28	4472	4487	4502	4518	4533	4548	4564	4579	4594	4609
29	4624	4639	4654	4669	4683	4698	4713	4728	4742	4757
30	4771	4786	4800	4814	4829	4843	4857	4871	4886	4900
31	4914	4928	4942	4955	4969	4983	4997	5011	5024	5038
32	5051	5065	5079	5092	5105	5119	5132	5145	5159	5172
33	5185	5198	5211	5224	5237	5250	5263	5276	5289	5302
34	5315	5328	5340	5353	5366	5378	5391	5403	5416	5428
35	5441	5453	5465	5478	5490	5502	5514	5527	5539	5551
36	5563	5575	5587	5599	5611	5623	5635	5647	5658	5670
37	5682	5694	5705	5717	5729	5740	5752	5763	5775	5786
38	5798	5809	5821	5832	5843	5855	5866	5877	5888	5899
39	5911	5922	5933	5944	5955	5966	5977	5988	5999	6010
40	6021	6031	6042	6053	6064	6075	6085	6096	6107	6117
41	6128	6138	6149	6160	6170	6180	6191	6201	6212	6222
42	6232	6243	6253	6263	6274	6284	6294	6304	6314	6325
43	6335	6345	6355	6365	6375	6385	6395	6405	6415	6425
44	6435	6444	6454	6464	6474	6484	6493	6503	6513	6522
45	6532	6542	6551	6561	6571	6580	6590	6599	6609	6618
46	6628	6637	6646	6656	6665	6675	6684	6693	6702	6712
47	6721	6730	6739	6749	6758	6767	6776	6785	6794	6803
48	6812	6821	6830	6839	6848	6857	6866	6875	6884	6893
49	6902	6911	6920	6928	6937	6946	6955	6964	6972	6981
50	6990	6998	7007	7016	7024	7033	7042	7050	7059	7067
51	7076	7084	7093	7101	7110	7118	7126	7135	7143	7152
52	7160	7168	7177	7185	7193	7202	7210	7218	7226	7235
53	7243	7251	7259	7267	7275	7284	7292	7300	7308	7316
54	7324	7332	7340	7348	7356	7364	7372	7380	7388	7396

N	0	1	2	3	4	5	6	7	8	9
55	7404	7412	7419	7427	7435	7443	7451	7459	7466	7474
56	7482	7490	7497	7505	7513	7520	7528	7536	7543	7551
57	7559	7566	7574	7582	7589	7597	7604	7612	7619	7627
58	7634	7642	7649	7657	7664	7672	7679	7686	7694	7701
59	7709	7716	7723	7731	7738	7745	7752	7760	7767	7774
60	7782	7789	7796	7803	7810	7818	7825	7832	7839	7846
61	7853	7860	7868	7875	7892	7889	7896	7903	7910	7917
62	7924	7931	7938	7945	7952	7959	7966	7973	7980	7987
63	7993	8000	8007	8014	8021	8028	8035	8041	8048	8055
64	8062	8069	8075	8082	8089	8096	8102	8109	8116	8122
65	8129	8136	8142	8149	8156	8162	8169	8176	8182	8189
66	8195	8202	8209	8215	8222	8228	8235	8241	8248	8254
67	8261	8267	8274	8280	8287	8293	8299	8306	8312	8319
68	8325	8331	8338	8344	8351	8357	8363	8370	8376	8382
69	8388	8395	8401	8407	8414	8420	8426	8432	8439	8445
70	8451	8457	8463	8470	8476	8482	8488	8494	8500	8506
71	8513	8519	8525	8531	8537	8543	8549	8555	8561	8567
72	8573	8579	8585	8591	8597	8603	8609	8615	8621	8627
73	8633	8639	8645	8651	8657	8663	8669	8675	8681	8686
74	8692	8698	8704	8710	8716	8722	8727	8733	8739	8745
75	8751	8756	8762	8768	8774	8779	8785	8791	8797	8802
76	8808	8814	8820	8825	8831	8837	8842	8848	8854	8859
77	8865	8871	8876	8882	8887	8893	8899	8904	8910	8915
78	8921	8927	8932	8938	8943	8949	8954	8960	8965	8971
79	8976	8982	8987	8993	8998	9004	9009	9015	9020	9025
80	9031	9036	9042	9047	9053	9058	9063	9069	9074	9079
81	9085	9090	9096	9101	9106	9112	9117	9122	9128	9133
82	9138	9143	9149	9154	9159	9165	9170	9175	9180	9186
83	9191	9196	9201	9206	9212	9217	9222	9227	9232	9238
84	9243	9248	9253	9258	9263	9269	9274	9279	9284	9289
85	9294	9299	9304	9309	9315	9320	9325	9330	9335	9340
86	9345	9350	9355	9360	9365	9370	9375	9380	9385	9390
87	9395	9400	9405	9410	9415	9420	9425	9430	9435	9440
88	9445	9450	9455	9460	9465	9469	9474	9479	9484	9489
89	9494	9499	9504	9509	9513	9518	9523	9528	9533	9538
90	9542	9547	9552	9557	9562	9566	9571	9576	9581	9586
91	9590	9595	9600	9605	9609	9614	9619	9624	9628	9633
92	9638	9643	9647	9652	9657	9661	9666	9671	9675	9680
93	9685	9689	9694	9699	9703	9708	9713	9714	9722	9727
94	9731	9736	9741	9745	9750	9754	9759	9763	9768	9773
95	9777	9782	9786	9791	9795	9800	9805	9809	9814	9818
96	9823	9827	9832	9836	9841	9845	9850	9854	9859	9863
97	9868	9872	9877	9881	9886	9890	9894	9899	9903	9908
98	9912	9917	9921	9926	9930	9934	9939	9943	9948	9952
99	9956	9961	9965	9969	9974	9978	9983	9987	9991	9996

[a] Esta tabela fornece as mantissas dos números com a vírgula decimal omitida em cada caso. Características são determinadas pela avaliação dos números. De Wojciechowski, W.V. *Respiratory Care Sciences: An Integrated approach.* 4.ed. Clifton Park: Delmar Cengage Learning, 2006.

T
Volumes, capacidades e ventilação pulmonar

Volume	Recém-nascido	Homem adulto jovem	% aprox. da CPT (homem adulto jovem)
V_C (mL)	15	500	8 a 10
VRI (mL)	60	3.100	50
VRE (mL)	40	1.200	20
VR (mL)	40	1.200	20
CI (mL)	75	3.600	60
CRF (mL)	80	2.400	40
CV (mL)	115	4.800	80
CPT (mL)	155	6.000	100
f (bpm)	35 a 50	12 a 20	
$\dot{V}_E$	525 a 750 mL/min	6 a 10 L/min	

Modificada de Madama, V.C. *Pulmonary Function Testing and Cardiopulmonary Stress Testing*. 2.ed. Clifton Park: Delmar Cengage Learning, 1998.

Referência

White.

U
Pressão sanguínea neonatal

Recém-nascido com baixo peso ao nascer

Peso ao nascer (g)	Variação sistólica (mmHg)	Variação diastólica (mmHg)
501-750	50-62	26-36
751-1.000	48-59	23-36
1.001-1.250	49-61	26-35
1.251-1.500	46-56	23-33
1.501-1.750	46-58	23-33
1.751-2.000	48-61	24-35

Recém-nascido pré-termo

Gestação (semana)	Variação sistólica (mmHg)	Variação diastólica (mmHg)
< 24	48-63	24-39
24-28	48-58	22-36
29-32	47-59	24-34
> 32	48-60	24-34

Recém-nascido pré-termo

Dia	Variação sistólica (mmHg)	Variação diastólica (mmHg)
1	48-63	25-35
2	54-63	30-39
3	53-67	31-43
4	57-71	32-45
5	56-72	33-47
6	57-71	32-47
7	61-74	34-46

Recém-nascido a termo

Idade	Variação sistólica (mmHg)	Variação diastólica (mmHg)	Média (mmHg)
1 hora	70	44	53
12 horas	66	41	50
Dia 1 (dormindo)	70±9	42±2	55±11
Dia 1 (acordado)	71±9	43±10	55±9
Dia 3 (dormindo)	75±11	48±10	59±9
Dia 3 (acordado)	77±12	49±10	63±13
Dia 6 (dormindo)	76±10	46±12	58±12
Dia 6 (acordado)	76±10	49±11	62±12
Semana 2	78±10	50±9	
Semana 3	79±8	49±8	
Semana 4	85±10	46±9	

Referência

rch.org.au/nets/handbook/index.cfm?doc_id=450.

V
Transporte de oxigênio

Áreas com sombras representam o intervalo normal

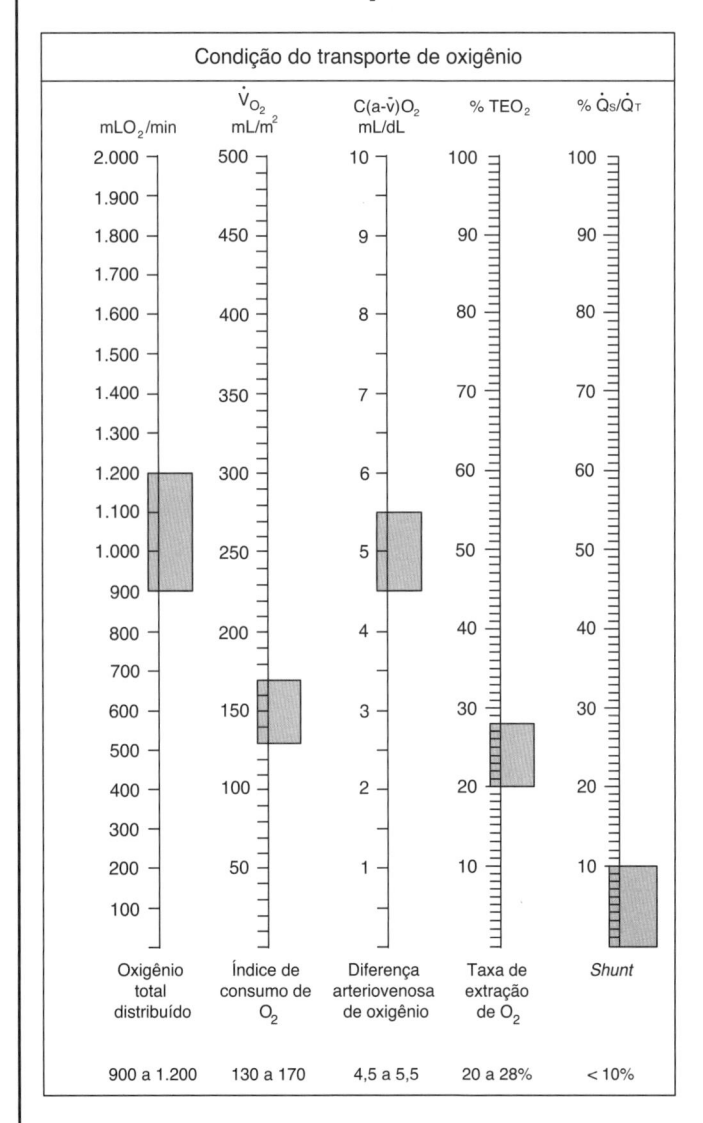

Adaptada de Des Jardins, T.R. *Cardiopulmonary Anatomy and Physiology: Essentials for Respiratory Care.* 5.ed. Clifton Park: Delmar Cengage Learning, 2008.

W
Valores laboratoriais de referência

Valores de referência para hematologia

Teste laboratorial	Unidade do US	Unidade do SI
Hemólise ácida	Sem hemólise	Sem hemólise
Fosfatase alcalina	14-100	14-100
Contagem de células		
Eritrócitos		
Masculino	4,6-6,2 milhões/mm^3	4,6-6,2 $\times$ 10^{12}/L
Feminino	4,2-5,4 milhões/mm^3	4,2-5,4 $\times$ 10^{12}/L
Crianças (varia com a idade)	4,5-5,1 milhões/mm^3	4,5-5,1 $\times$ 10^{12}/L
Leucócitos, total	4.500-11.000 milhões/mm^3	4,5-11,0 $\times$ 10^{12}/L
Leucócitos, contagem diferencial		
Mielócitos	0%	0/L
Bastonetes	3-5%	150-400 $\times$ 10^6/L
Neutrófilos segmentados	54-62%	3.000-5.800 $\times$ 10^6/L
Linfócitos	25-33%	1.500-3.000 $\times$ 10^6/L
Monócitos	3-7%	300-500 $\times$ 10^6/L
Eosinófilos	1-3%	50-250 $\times$ 10^6/L
Basófilos	0-1%	15-50 $\times$ 10^6/L
Plaquetas	150.000-400.000/mm^3	150-400 $\times$ 10^9/L
Reticulócitos	25.000-75.000/mm^3	25-75 $\times$ 10^9/L
Teste de coagulação	35-45 s	
Tempo de tromboplastina parcial ativada (TTPA)		
Tempo de sangramento	2,75-8,0 min	2,75-8,0 min
Tempo de coagulação	5-15 min	5-15 min
Dímero-D	< 0,5 mcg/mL	< 0,5 mg/L
Fator VIII e outros fatores de coagulação	50-150% do normal	0,5-1,5 do normal
Produtos de degradação da fibrina	< 10 mcg/mL	< 10 mg/L
Fibrinogênio	200-400 mg/dL	2,0-4,0 g/L
Tempo de tromboplastina parcial (TTP)	20-35 s	20-35 s
Tempo de protrombina/ razão normalizada internacional (INR)	12,0-14,0 s	12,0-14,0 s

Teste laboratorial	Unidade do US	Unidade do SI
Teste de Coombs		
Direto	Negativo	
Indireto	Negativo	
Valores corpusculares dos eritrócitos		
Hemoglobina corpuscular média	26-34 pg/célula	26-34 pg/célula
Volume corpuscular médio	80-96 μm³	80-96 fL
Concentração de hemoglobina corpuscular média (CHCM)	32-36 g/dL	320-360 g/L
Haptoglobina	20-165 mg/dL	0,20-1,65 g/L
Hematócrito		
Masculino	40-54 mL/dL	0,40-0,54
Feminino	37-47 mL/dL	0,37-0,47
Recém-nascido	49-54 mL/dL	0,49-0,54
Crianças (varia com a idade)	35-49 mL/dL	0,35-0,49
Hemoglobina		
Masculino	13,0-18,0 g/dL	8,1-11,2 mmol/L
Feminino	12,0-16,0 g/dL	7,4-9,9 mmol/L
Recém-nascido	16,5-19,5 g/dL	10,2-12,1 mmol/L
Crianças (varia com a idade)	11,2-16,5 g/dL	7,0-10,2 mmol/L
Hemoglobina, fetal	< 1,0% do total	< 0,01 do total
Hemoglobina A1C	3-5% do total	0,03-0,05 do total
Hemoglobina A2	1,5-3,0% do total	0,015-0,03 do total
Hemoglobina, plasma	0,0-5,0 mg/dL	0,0-3,2 μmol/L
Metemoglobina	30-130 mg/dL	19-80 μmol/L
Velocidade de hemossedimentação (VHS)		
Wintrobe		
Masculino	0-5 mm/h	0-5 mm/h
Feminino	0-15 mm/h	0-15 mm/h
Westergren		
Masculino	0-15 mm/h	0-15 mm/h
Feminino	0-20 mm/h	0-20 mm/h

X
P_AO_2 a uma F_IO_2 selecionada

F_IO_2*	P_AO_2 calculada**
21%	100
25%	128
30%	164
35%	200
40%	235
45%	271
50%	307
55%	342
60%	388
65%	423
70%	459
75%	495
80%	530
85%	566
90%	602
95%	637
100%	673

* A uma F_IO_2 de 60% ou superior, o fator 1,25 na equação é omitido.
** A P_AO_2 calculada é baseada em uma PCO_2 de 40 mmHg, saturada a 37°C, P_B de 760 mmHg.
$P_AO_2 = (P_B - 47) \times F_IO_2 - (PCO_2 \times 1,25)$.

Y

Pressão parcial (em mmHg) dos gases no ar, alvéolo e sangue*

Gases	Ar seco	Gás alveolar	Sangue arterial	Sangue venoso
P_{O_2}	159,0	100,0	95,0	40,0
P_{CO_2}	0,2	40,0	40,0	46,0
P_{H_2O} (vapor de água)	0,0	47,0	47,0	47,0
P_{N_2} (e outros gases em quantidades diminutas)	600,8	573,0	573,0	573,0
Total	760,0	760,0	755,0	706,0

* Os valores mostrados são baseados na pressão e temperatura padrão.
Adaptada de Des Jardins, T.R. *Cardiopulmonary Anatomy and Physiology: Essentials for Respiratory Care.* 5.ed. Clifton Park: Delmar Cengage Learning, 2008.

Z
Tabela periódica dos elementos

■ Elementos desconhecidos

Z	Símbolo	Massa	Nome
1	H	1.0079	Hidrogênio
2	He	4.0026	Hélio
3	Li	6.941	Lítio
4	Be	9.0122	Berílio
5	B	10.811	Boro
6	C	12.011	Carbono
7	N	14.007	Nitrogênio
8	O	15.999	Oxigênio
9	F	18.998	Flúor
10	Ne	20.180	Neônio
11	Na	22.990	Sódio
12	Mg	24.305	Magnésio
13	Al	26.982	Alumínio
14	Si	28.086	Silício
15	P	30.974	Fósforo
16	S	32.065	Enxofre
17	Cl	35.453	Cloro
18	Ar	39.948	Argônio
19	K	39.098	Potássio
20	Ca	40.078	Cálcio
21	Sc	44.956	Escândio
22	Ti	47.867	Titânio
23	V	50.942	Vanádio
24	Cr	51.996	Cromo
25	Mn	54.938	Manganês
26	Fe	55.845	Ferro
27	Co	58.933	Cobalto
28	Ni	58.693	Níquel
29	Cu	63.546	Cobre
30	Zn	65.39	Zinco
31	Ga	69.723	Gálio
32	Ge	1.0079	Germânio
33	As	74.992	Arsênio
34	Se	78.96	Selênio
35	Br	79.904	Bromo
36	Kr	83.80	Criptônio
37	Rb	85.468	Rubídio
38	Sr	87.62	Estrôncio
39	Y	88.906	Ítrio
40	Zr	91.224	Zircônio
41	Nb	92.906	Nióbio
42	Mo	95.94	Molibdênio
43	Tc	98	Tecnécio
44	Ru	101.07	Rutênio
45	Rh	102.91	Ródio
46	Pd	106.42	Paládio
47	Ag	107.87	Prata
48	Cd	112.41	Cádmio
49	In	114.82	Índio
50	Sn	118.71	Estanho
51	Sb	121.76	Antimônio
52	Te	127.60	Telúrio
53	I	126.90	Iodo
54	Xe	131.29	Xenônio
55	Cs	132.91	Césio
56	Ba	137.33	Bário
57-71	La-Lu		*
57	La	138.91	Lantânio
58	Ce	140.12	Cério
59	Pr	140.91	Praseodímio
60	Nd	144.24	Neodímio
61	Pm	145	Promécio
62	Sm	150.36	Samário
63	Eu	151.96	Európio
64	Gd	157.25	Gadolínio
65	Tb	158.93	Térbio
66	Dy	162.5	Disprósio
67	Ho	164.93	Hólmio
68	Er	1.0079	Érbio
69	Tm	168.93	Túlio
70	Yb	173.04	Itérbio
71	Lu	1.0079	Lutécio
72	Hf	178.49	Háfnio
73	Ta	180.95	Tântalo
74	W	183.84	Tungstênio
75	Re	186.21	Rênio
76	Os	190.23	Ósmio
77	Ir	192.22	Irídio
78	Pt	195.08	Platina
79	Au	196.97	Ouro
80	Hg	200.59	Mercúrio
81	Tl	204.38	Tálio
82	Pb	207.2	Chumbo
83	Bi	208.98	Bismuto
84	Po	209	Polônio
85	At	210	Astato
86	Rn	222	Radônio
87	Fr	223	Frâncio
88	Ra	226	Rádio
89-103	Ac-Lr		**
89	Ac	227	Actínio
90	Th	232.04	Tório
91	Pa	231.04	Protactínio
92	U	238.03	Urânio
93	Np	237	Neptúnio
94	Pu	244	Plutônio
95	Am	243	Amerício
96	Cm	247	Cúrio
97	Bk	247	Berquélio
98	Cf	251	Califórnio
99	Es	252	Einstênio
100	Fm	257	Férmio
101	Md	258	Mendelévio
102	No	259	Nobélio
103	Lr	1.0079	Laurêncio
104	Rf	261	Rutherfórdio
105	Db	262	Dúbnio
106	Sg	266	Seabórgio
107	Bh	264	Bóhrio
108	Hs	269	Hássio
109	Mt	268	Meitnério
110	Ds	271	Darmstádio
111	Rg	272	Roentgênio
112	Cn	1.0079	Copernício
113	Uut		Ununtrio
114	Fl	289	Fleróvio
115	Uup		Ununpêntio
116	Lv		Livermório
117	Uus		Ununséptio
118	Uuo		Ununóctio

*Série dos lantanídeos

**Série dos actinídeos

AA
Escala de compressão do edema

A compressão do edema é uma avaliação subjetiva em que a compressão de um dedo gentilmente sobre a pele com acúmulo de fluido resulta numa depressão temporária. Sob condições normais, a depressão rapidamente se desfaz quando a pressão é liberada. Quatro escalas (de +1 a +4) são usadas para diferenciar o grau de edema, ou pela profundidade da depressão ou tempo necessário para desfazer a depressão. A figura abaixo usa a profundidade da depressão para pontuar a escala. Alguns profissionais usam o tempo necessário para a depressão retornar ao normal para pontuar a escala (p. ex., 1 a 3 segundos para +1; 15 a 20 segundos para +4). Como os métodos são baseados em avaliações subjetivas, os profissionais devem descrever objetivamente a observação e a localização do edema.

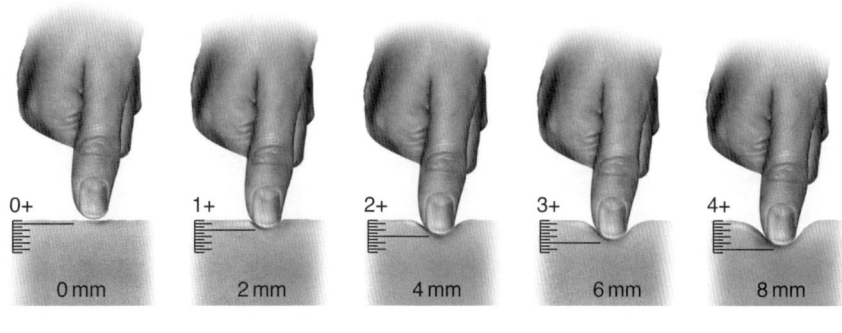

0+   0 mm   1+   2 mm   2+   4 mm   3+   6 mm   4+   8 mm

0+ Sem edema compressível
1+ Edema compressível leve. 2 mm de depressão que desaparecem rapidamente.
2+ Edema compressível moderado. 4 mm de depressão que desaparecem em 10-15 segundos.
3+ Edema compressível moderadamente grave. 6 mm de depressão que podem levar mais de 1 minuto para desaparecer.
4+ Edema compressível grave. 8 mm de depressão que podem levar mais de 2 minutos para desaparecer.

Referência

faculty.msmc.edu.

BB
Tabela de conversão de pressão

Atmosfera	cmH_2O	mmHg	psig	kPa
1	1.033	760	14,7	101,325
0,000968	1	0,735	0,0142	0,09806
0,001316	1,36	1	0,0193	0,1333
0,068	70,31	51,7	1	6,895
0,00987	10,197	7,501	0,145	1

Referência

http://www.onlineconversion.com/pressure.htm.

CC
Escala de sedação de Ramsay

A escala de sedação de Ramsay é uma forma simples de avaliar o grau de sedação. A escala varia de 1 (paciente ansioso, agitado ou impaciente) a 6 (paciente que não responde a um toque leve na glabela ou a um estímulo sonoro audível).

As escalas de sedação geralmente não são adequadas para pacientes paralisados. Sinais autonômicos como taquicardia, diaforese, hipertensão e lacrimejamento devem ser notados, já que podem sugerir sedação ou controle da dor inadequados.

Nível de resposta (1 a 6)

1. Ansioso, agitado ou impaciente
2. Cooperativo, orientado e tranquilo
3. Responde somente ao comando verbal
4. Resposta ativa a um toque leve na glabela ou a um estímulo sonoro audível
5. Resposta débil a um toque leve na glabela ou a um estímulo sonoro audível
6. Sem resposta a um toque leve na glabela ou a um estímulo sonoro audível

Referência

Modificado de Ramsay, M.; Savege, T.; Simpson, B.R.J., et al. "Controlled sedation with alphaxalone/alphadolone." *BMJ*, v. 2, n. 920, p. 656-69, 1974.

DD
Escala de sedação revisada

A escala de sedação revisada (ESR) usa três categorias para acessar o nível apropriado de sedação para pacientes na UTI. Essas categorias são: agitação, alerta e respiração. A ESR estabelece uma meta de sedação para o manejo do paciente e desmame da ventilação mecânica.

Uma categoria de ESR avalia a respiração do paciente. A ESR é, portanto, adequada para pacientes mecanicamente ventilados. Um valor de ESR *baixo* ou *diminuído* relaciona-se com a sedação.

Escalas de sedação geralmente não são adequadas para pacientes paralisados. Sinais autonômicos como taquicardia, diaforese, hipertensão e lacrimejamento devem ser notados, já que podem sugerir sedação ou controle da dor inadequados.

Classificação ESR do paciente

1. Agudamente doente (desmame não é a meta): meta de sedação 5-9
2. Pacientes cronicamente ventilados (desmame não é a meta); meta de sedação 6-9
3. Pacientes não ventilados; meta de sedação 7-9
4. Pacientes ventilados em desmame; meta de sedação 7-10

Categoria	Escala	Descrição
Agitação	1	Sem resposta aos comandos/estímulo físico
	2	Resposta apropriada ao estímulo físico/calmo
	3	Ansiedade/delírio/agitação leves
	4	Ansiedade/delírio/agitação moderados
	5	Ansiedade/delírio/agitação graves
Alerta	1	Dificuldade para acordar; olhos permanecem fechados
	2	Dormindo a maior parte do tempo; olhos fechados
	3	Cochila intermitentemente; desperta facilmente
	4	Calmo, desperto
	5	Bem acordado e alerta
Respiração	1	Intubado, sem esforço espontâneo
	2	Alguns esforços espontâneos sincronizados com o ventilador
	3	Dispneia/taquipneia leves, assincronia ocasional*
	4	Dispneia/taquipneia frequentes, assincronia com o ventilador
	5	Taquipneia/dispneia sustentadas, graves

*Assincronia não corrigida pelo ajuste do ventilador

Referência

Laing, 1992. medscape.com/viewarticle/587336_appendix1.

EE
Escala de agitação e sedação de Richmond

A escala de agitação e sedação de Richmond (EASR) tem sido testada em pacientes ventilados e não ventilados na UTI. Ela exibe categorias de agitação e sedação mais detalhadas que a escala de sedação de Ramsay (Ramsay) e a escala de agitação e sedação (EAS). A escala EASR avalia a reação do paciente no tubo ET e ventilador. Ela é, portanto, adequada para pacientes em ventilação mecânica. Valores de EASR *negativos* correlacionam-se com graus de sedação.

As escalas de sedação geralmente não são adequadas para pacientes paralisados. Sinais autonômicos como taquicardia, diaforese, hipertensão e lacrimejamento devem ser notados, já que podem sugerir sedação ou controle da dor inadequados.

Procedimento para avaliar o paciente de acordo com a escala EASR

1. Observar o paciente. Se calmo, escore 0. Se inquieto ou agitado, avaliar e pontuar de +1 a +4.
2. Se não alerta, chamar o paciente pelo nome em voz alta e clara e solicitar que olhe para o interlocutor. Repetir mais uma vez se necessário. Avaliar e pontuar de –1 a –3.
3. Se não houver resposta ao comando de voz, então estimular fisicamente o paciente. Avaliar e pontuar de –4 a –5.

Pontuação	Termo	Descrição
+4	Agressivo	Muito violento/agressivo. Perigoso para a equipe.
+3	Muito agitado	Remoção de tubos e cateteres. Conduta agressiva.
+2	Agitado	Movimentos sem coordenação. Sem sincronia com o ventilador.
+1	Inquieto	Ansioso, mas sem movimentos agressivos/vigorosos.
0	Alerta e calmo	
–1	Sonolento	Não totalmente alerta, mas com contato visual ao som da voz (> 10 s).
–2	Sedação leve	Rápido despertar com contato visual ao som da voz (< 10 s).
–3	Sedação moderada	Movimento ou abertura dos olhos ao som da voz (mas sem contato visual).
–4	Sedação profunda	Sem resposta ao som da voz. Movimento ou abertura dos olhos ao estímulo físico.
–5	Incapaz de ser despertado	Sem resposta ao som da voz ou ao estímulo físico.

Referência

Sessler; medscape.com/viewarticle/587336_appendix1.

FF
Escala de agitação e sedação

A escala de agitação e sedação (EAS) tem categorias mais detalhadas de agitação do que a escala de sedação de Ramsay (Ramsay). A EAS avalia tracionar ou morder o tubo ET. É, portanto, adequada para pacientes em ventilação mecânica. Um valor de EAS *baixo* ou *reduzido* correlaciona-se com sedação.

As escalas de sedação geralmente não são adequadas para pacientes paralisados. Sinais autonômicos como taquicardia, diaforese, hipertensão e lacrimejamento devem ser notados, já que podem sugerir sedação ou controle da dor inadequados.

Nível de resposta (7 a 1)

7. Agitação perigosa (p. ex., traciona o tubo ET, tenta remover os cateteres, tenta sair da cama, agressivo com a equipe).
6. Muito agitado (p. ex., morde o tubo ET, necessita de restrição física).
5. Agitado (ansioso ou levemente agitado, tenta sentar, acalma-se com instruções verbais).
4. Calmo e cooperativo (calmo, acorda facilmente, segue comandos).
3. Sedado (difícil de despertar; acorda com estímulo verbal ou com o contato leve, porém volta a dormir; segue comandos simples).
2. Muito sedado (desperta com estímulos físicos, mas não se comunica ou segue comandos).
1. Não responsivo (resposta mínima ou nenhuma resposta a estímulo de dor; não se comunica ou segue comandos).

Referência

Riker; medscape.com/viewarticle/587336_appendix1

GG

Níveis sanguíneos terapêuticos de fármacos selecionados

Fármaco	Nível terapêutico	Nível tóxico
Alcoóis		
Etanol	0,1 g/dL	100 mg/dL
Metanol	—	20 mg/dL
Antibióticos		
Amicacina	20-25 mcg/mL	35 mcg/mL
Unidade SI	34-43 µmol/L	60 µmol/L
Gentamicina	4-8 mcg/mL	12 mcg/mL
Unidade SI	8,4-16,8 µmol/L	25,1 µmol/L
Kanamicina	20-25 mcg/mL	35 mcg/mL
Unidade SI	42-52 µmol/L	73 µmol/L
Estreptomicina	25-30 mcg/mL	> 30 mcg/mL
Unidade SI	—	—
Tobramicina	2-8 mcg/mL	12 mcg/mL
Unidade SI	4-17 µmol/L	25 µmol/L
Anticonvulsivantes		
Barbitúricos		
Amobarbital	7 mcg/mL	30 mcg/mL
Unidade SI	30 µmol/L	132 µmol/L
Pentobarbital	4 mcg/ml	15 mcg/ml
Unidade SI	18 µmol/L	66 µmol/L
Fenobarbital	10 mcg/mL	> 55 mcg/mL
Unidade SI	43 µmol/L	> 230 µmol/L
Primidona	1 mcg/ml	> 10 µmol/L
Unidade SI	4 µmol/L	> 45 µmol/L
Benzodiazepínicos		
Clonazepam	5-70 ng/mL	> 70 ng/mL
Unidade SI	55-222 µmol/L	> 222 µmol/L
Diazepam	5-70 ng/mL	> 70 ng/mL
Unidade SI	0,01-0,25 µmol/L	> 0,25 µmol/L
Hidantoínas		
Fenitoína	10-18 mcg/mL	> 20 mcg/mL
Unidade SI	40-80 µmol/L	> 80 µmol/L

Fármaco	Nível terapêutico	Nível tóxico
Succinimidas		
Eutosuximida	40-80 mcg/mL	100 mcg/mL
Unidade SI	283-566 µmol/L	708 µmol/L
Outros		
Carbamazepina	2-10 mcg/mL	12 mcg/mL
Unidade SI	8-42 µmol/L	50 µmol/L
Ácido valproico	50-100 mcg/mL	> 100 mcg/mL
Unidade SI	350-700 µmol/L	> 700 µmol/L
Broncodilatadores		
Aminofilina/teofilina	10-18 mcg/mL	20 mcg/mL
Fármacos cardíacos		
Disopiramida	2-4,5 mcg/mL	> 9 mcg/mL
Unidade SI	5,9 µmol/L	26 µmol/L
Quinidina	2,4-5 mcg/mL	> 6 mcg/mL
Unidade SI	7-15 µmol/L	> 18 µmol/L
Procainamida	7-15 mcg/mL	> 12 mcg/mL
Unidade SI	17-35 µmol/L	> 50 µmol/L
Lidocaína	2-6 mcg/mL	> 9 mcg/mL
Unidade SI	8-25 µmol/L	> 38 µmol/L
Bretílio	5-10 mg/kg	30 mg/kg
Verapamil	5-10 mg/kg	> 15 mg/kg
Diltiazem	50-200 ng/mL	> 200 ng/mL
Nifedipina	5-10 mg/kg	90 mg/kg
Digitoxina	10-25 ng/mL	30 ng/mL
Unidade SI	13-33 nmol/L	39 nmol/L
Digoxina	0,5-2 ng/mL	> 2,5 ng/mL
Unidade SI	0,6-2,5 nmol/L	> 3,0 nmol/L
Fenitoína	10-18 mcg/mL	> 20 mcg/mL
Unidade SI	40-71 µmol/L	> 80 µmol/L
Quinidina	2,3-5 mcg/mL	> 5 mcg/mL
Unidade SI	7-15 µmol/L	> 15 µmol/L
Narcóticos		
Codeína		> 0,005 mg/dL
Unidade SI		> 17 nmol/dL
Hidromorfona		> 0,1 mg/dL
Unidade SI		> 350 nmol/L
Metadona		> 0,2 mg/dL
Unidade SI		6,46 µmol/L
Meperidina		0,5 mg/dL
Unidade SI		20 µmol/L
Morfina		0,005 mg/dL
Psiquiátricos		
Amitriptilina	100-250 ng/mL	> 300 ng/mL
Unidade SI	361-902 nmol/L	> 1.083 nmol/L
Imipramina	100-250 ng/mL	> 300 ng/mL
Unidade SI	357-898 nmol/L	> 1.071 nmol/L
Lítio	0,8-1,4 mEq/L	1,5 mEq/L
Unidade SI	0,8-1,4 µmol/L	1,5 µmol/L

Fármaco	Nível terapêutico	Nível tóxico
Salicilatos		
Aspirina	2-20 mg/dL	> 30 mg/dL
Unidade SI	0,1-1,4 mmol/L	> 2,1 mmol/L
Outros		
Acetaminofeno	0-25 mcg/mL	> 150 mcg/ml
Unidade SI	0-170 µmol/L	> 1.000 µmol/L
Bromidas	75-150 mg/dL	> 150 mg/dL
Unidade SI	7-15 mmol/L	> 15 mmol/L
Proclorperazina	0,5 mcg/mL	1,0 mcg/mL

HH
Critérios de desmame

Categoria	Exemplos	Valores
Critérios ventilatórios	Teste de respiração espontânea	Tolera 30 a 120 min
	$PaCO_2$	< 50 mmHg com pH normal
	Capacidade vital	> 10 a 15 mL/kg
	V_C espontâneo	> 5 a 8 mL/kg
	f espontânea	< 30/min
	f/V_C (índice de respiração rápida e superficial)	< 100 incursões/min/L
	Volume-minuto	< 10 L com gasometria normal
Critérios de oxigenação	PaO_2 sem PEEP	> 60 mmHg com F_IO_2 até 0,4
	PaO_2 com PEEP	> 100 mmHg com F_IO_2 até 0,4
	SaO_2	> 90% com F_IO_2 até 0,4
	Q_s/Q_T	< 20%
	$P_{(A-a)}O_2$	< 350 mmHg com F_IO_2 de 1,0
	PaO_2/F_IO_2	> 200 mmHg
Reserva pulmonar	Ventilação voluntária máxima	Ventilação 2x min com F_IO_2 até 0,4
	Pressão inspiratória máxima	> -20 a -30 cmH_2O em 20 s
Medidas pulmonares	Complacência estática	> 30 mL/cmH_2O
	Resistência das vias aéreas	Melhora da tendência
	V_M/V_C	< 60% (enquanto intubado)

Referências bibliográficas

"Apgar Scoring," Coastal Valley EMS Agency, last modified July 2006, http://www.sonoma-county.org/cvrems/resources/pdf/guidelines/9405.pdf.

"Apgar Scoring for Newborns," Childbirth.org, accessed August 4, 2011, http://www.childbirth.org/articles/apgar.html.

Banner, M., Downs, B., Kirby, R., Smith, R., Boysen, P., & Lampotang, M., "Effects on Expiratory Flow Resistance on Inspiratory Work of Breathing," *Chest Journal* 93/4 (1988): 795–799, accessed August 4, 2011, http://chestjournal.chestpubs.org/content/93/4/795.full.pdf.

Barnes, T. A., et al. (1993). *Core Textbook of Respiratory Care Practice.* St. Louis, MO: Mosby-Year Book.

Bjornson, C. L., et al. (1992). *N Engl J Med, 351,* 1306–1313.

"Blood Pressure, Neonatal Handbook" The Royal Children's Hospital, accessed August 4, 2011, http://www.rch.org.au/nets/handbook/index/cfm?doc_id=450.

"BMI Calculator-Harris Benedict Equation," accessed August 24, 2001, http://www.bmi-calculator.net/bmr-calculator/harris-benedict-equation/.

"BMR Calculator," Calculators Live, accessed August 4, 2011, http://www.calculatorslive.com/BMR-Calculator.aspx.

Burton, G. G., et al. (1997). *Respiratory Care: A Guide to Clinical Practice.* 4th ed. Philadelphia, PA: Lippincott Williams & Wilkins.

Bustin, D. (1986). *Hemodynamic Monitoring for Critical Care.* Norwalk, CT: Appleton-Century-Crofts.

Chang, D. W. (2006). *Clinical Application of Mechanical Ventilation.* 3rd ed. Clifton Park, NY: Delmar Cengage Learning.

Chatburn, R. L., et al. (2009). *Handbook for Health Care Research.* 2nd ed. Sudbury, MA: Jones & Bartlett Publishers.

Colbert, B. J. et al. (2011). *Integrated Cardiopulmonary Pharmacology.* 3rd ed. Upper Saddle River, New Jersey: Pearson.

"Croup: What You Need to Know," About.com Pediatrics, last modified June 16, 2011, http://www.pediatrics.about.com/cs/commoninfections/a/croup.htm.

Des Jardins, T. R. *Cardiopulmonary Anatomy and Physiology: Essentials for Respiratory Care.* 5th ed. Clifton Park, NY: Delmar Cengage Learning, 2007.

"Dosage Calculations," DosageHelp, accessed August 4, 2011, http://www.Dosagehelp.com.

Dubois, E. F. (1924). *Basal Metabolism in Health and Disease.* Philadelphia: Lea and Febiger.

Dupuis, Y. G. (1992). *Ventilator: Theory and Clinical Application.* 2nd ed. St. Louis, MO: Mosby-Year Book.

"Endotracheal Tube," Family Practice Notebook, last modified February 20, 2011, fpnotebook.com/lung/Procedure/EndtrchlTb.htm.

"Faculty Web Site Directory," Mount Saint Mary College, accessed January 2011, faculty.msmc.edu.

"Fagerstrom Test for Nicotine Dependences on Cigarettes," Nova Southeastern University, accessed August 4, 2011, http://nova.edu/gsc/nicotine_risk.html.

Gardenhire, D. S. (2007). *Rau's Respiratory Care Pharmacology.* 7th ed. St. Louis, MO: Mosby-Year Book.

Geelhoed, G. C. (2004). *Pediatr Pulmonol, 20:6,* 362–368.

Gross, L. J. (1985). "Setting cutoff scores on credentialing examinations: a refinement in the Nedelsky Procedure." *Evaluation and the Health Professions 8: 4,* 469–493.

Hegstad, L. N., et al. (2000). *Essential Drug Dosage Calculations.* 4th ed. Upper Saddle River, NJ: Prentice Hall.

Kacmarek, R. M., et al. (2005). *Essentials of Respiratory Care.* 4th ed. St. Louis, MO: Mosby-Year Book.

Klassen, T. P. (1998). *JAMA, 279:20,* 1629–1632.

Koff, P. B., et al. (2005). *Neonatal and Pediatric Respiratory Care.* 2nd ed. St. Louis, MO: Mosby-Year Book.

Krider, T. M., et al. (1986). *Master Guide for Passing the Respiratory Care Credentialing Exams.* Upper Saddle River, NJ: Prentice Hall, 1998.

Laing, A. S. (1992). "The Applicability of a New Sedation Scale for Intensive Care." *Int Crit Care Nurs 8*(3):149–52.

Madama, V. C. (1998). *Pulmonary Function Testing and Cardiopulmonary Stress Testing.* 2nd ed. Albany, NY: Delmar Publishers.

Malley, W. J. (1990). *Clinical Blood Gases: Application and Noninvasive Alternatives.* Philadelphia, PA: W.B. Saunders.

Nedelsky, L. (1954). "Absolute grading standards for objective tests." *Educational and Psychologic Measurement 14:* 3–19.

Noack, G. (1993). Ventilatory Treatment of Neonates and Infants. Solna, Sweden: Siemens-Elema AB Life Support Systems Division, Marketing Communications.

Pierson, D. J., et al. (1992). *Foundations of Respiratory Care.* New York: Churchill Livingston.

Ramsay, M., Savege, T., Simpson, B. R. J., et al. (1974). "Controlled sedation with alphaxalone/alphadolone." *BMF, 2:*920, 656–669.

"Richmond Agitation-Sedation Scale," Medscape, accessed August 4, 2011, http://www.medscape.com/viewarticle/587336_appendix1.

"Riker Sedation-Agitation Scale," Medscape, accessed August 4, 2011, http://www.medscape.com/viewarticle/587336_appendix1.

Rittichier, K. K. (2000). *Pediatrics, 106(6),* 1344–1348.

Ruppel, G. L. (2008). *Manual of Pulmonary Function Testing.* 9th ed. St. Louis, MO: Mosby-Year Book.

Shapiro, B. A. et al. (1994). *Clinical Application of Blood Gases.* 5th ed. St. Louis, MO: Mosby-Year Book.

Sorbini, L. A., et al. (1968). "Arterial oxygen tension in relation to age in healthy subjects." *Respiration 25:* 3–13.

Teasdale, G., & Jennett, B. (1974). "Assessment of coma and impaired consciousness: A practical scale," *The Lancet, 304,* 81–84.

Tobin, M. J., et al. (1986). "The pattern of breathing during successful and unsuccessful trials of weaning from mechanical ventilation." *Am Rev Respir Dis 134*: 1111–1118.

Tuckman, R. W. (1993). *Conducting Educational Research*. 4th ed. Boston, MA: Houghton Mifflin Harcourt.

Waisman, Y. (1992). *Pediatrics, 89*:2, 302–306.

Whitaker, K. B., et al. (2001). *Comprehensive Perinatal and Pediatric Respiratory Care*. 3rd ed. Clifton Park, NY: Delmar Cengage Learning.

White, G. C. (2004). *Equipment Theory for Respiratory Care*. 4th ed. Clifton Park, NY: Delmar Cengage Learning.

Wilkins, R. L., et al. (1) (2009). *Clinical Assessment in Respiratory Care*. 6th ed. St. Louis, MO: Mosby-Year Book.

Wilkins, R. L., et al. (2) (2008). *Egan's Fundamental of Respiratory Care*. 9th ed. St. Louis, MO: Mosby-Year Book.

Wojciechwoski, W. V. (1996). *Respiratory Care Sciences: An Integrated Approach*. 2nd ed. Albany, NY: Delmar Cengage Learning.

Wojciechowski, W. V. (2006). *Respiratory Care Sciences: An integrated Approach*. 4th ed. Clifton Park, NY: Delmar Cengage Learning.

Yang, K. L., et al. (1991). "A prospective study of indexes predicting the outcome of trials of weaning from mechanical ventilation." *N Engl J Med 324*: 1445–1450.

Índice remissivo